U0801316

"十三五"江苏省高等学校重点教材

2019-2-034

医学放射防护学教程

主 编 涂 彧
编 者 孙 亮 崔凤梅 万 骏
陈 娜 陈丹丹 许玉杰

中国原子能出版社

图书在版编目（CIP）数据

医学放射防护学教程/涂彧主编．—北京：中国原子能出版社，2019.12（2023.2 重印）

ISBN 987-7-5221-0386-0

Ⅰ.①医…　Ⅱ.①涂…　Ⅲ.①放射医学-辐射防护-教材　Ⅳ.①R14

中国版本图书馆 CIP 数据核字（2019）第 300441 号

医学放射防护学教程

出版发行　中国原子能出版社（北京市海淀区阜成路 43 号　100048）
策划编辑　刘　岩
责任编辑　刘东鹏
装帧设计　崔　彤
责任校对　冯莲凤
责任印制　赵　明
印　　刷　北京九州迅驰传媒文化有限公司
经　　销　全国新华书店
开　　本　787 mm×1092 mm　1/16
印　　张　18
字　　数　427 千字
版　　次　2019 年 12 月第 1 版　　2023 年 2 月第 2 次印刷
书　　号　ISBN 978-7-5221-0386-0　　**定　　价**　68.00 元

出版社网址：http：//www.aep.com.cn　　**E-mail：atomep123@126.com**
发行电话：010-68452845

/ 序言 /

医用电离辐射是最大的人工电离辐射应用领域，涉及地区广泛、门类繁多、人员极广，也最贴近广大民众的诊断治疗和日常生活。随着社会发展、科技进步和生活水平的提高，人们对健康的需求也不断提高，医用电离辐射的技术和利用随之得到高速发展，由此而带来的辐射防护也越来越多地受到人们的关注。为做好医用电离辐射防护，广大的医务工作人员应当了解最基本的放射防护知识，在放射诊疗过程中采取有效的防护措施，保护好患者、环境、公众和自身的健康。医学专业学生是今后放射临床诊疗的后备军，在大学本科阶段接受放射防护知识教育十分必要。为医学专业的学生开设“医学放射防护学”课程，是具有实际意义的一项课程教学改革（苏州大学的医学教育在这方面已积累了长期经验）。但是，作为课程设置的前置条件，目前还缺乏比较适合医学专业学生使用的辐射防护教科书。为此，编写一本面向医学类及相关专业本科生的“医学放射防护学”放射防护教材显得迫切而必要。

苏州大学医学部放射医学与防护学院创建于 1964 年，是隶属于原核工业部的苏州医学院放射医学系。虽然由于多种原因，20 世纪 80 至 90 年代放射医学和防护学科发展缓慢，但苏州大学仍然坚持进行放射医学和防护本科人才的培养，仍然坚持放射医学的学科建设。进入 21 世纪后，随着国家战略调整和国民经济的大发展，苏州大学的放射医学取得了巨大的进步，放射医学学科已建设成为国家重点学科。尤为可喜的是，2018 年获批建设“放射医学与辐射防护国家重点实验室”。学院已成为我国培养放射医学专业人才和开展放射医学科学研究的重要基地，为国防、核电、医疗卫生、环境保护等机构培养了大批优秀放射医学和防护专业人才。

本教材的编写成员，长期从事放射医学与防护的教学和科研，有丰富的教学实践经验和科学理论知识，该书可供医学类及相关专业本科生教学课程使用，也可以作为电离辐射医学应用从业人员、临床医务人员和辐射监督管理人员参考用书。相信这本医用放射防护教材的出版，将有益于我国放射防护的学科建设和人才培养。

中国科学院院士：

2019.12

/ 目录 /

第一章　绪　论

1895 年 11 月 8 日，德国科学家康拉德·伦琴（1845—1923 年）发现了 X 射线，同年 12 月 28 日伦琴向维尔茨堡物理医学学会递交了第一篇 X 射线的论文“一种新射线——初步报告”。第二年，法国科学家安东尼·贝可勒尔发现了铀的天然放射性现象，由此人类进入了电离辐射的时代。在接下来的时间里，人们不断地尝试用 X 射线来照射任何感兴趣的物体，伦琴公布论文两个月后，美国的一个实验室成功地用 X 射线查找到一个内战老兵体内遗留的子弹头，电离辐射的医学应用由此开创。为了纪念这一伟大发现，2012 年由北美放射学会（RSNA）、美国放射学会（ACR）及欧洲放射学会（ESR）共同决定：将 11 月 8 日这一天作为放射工作者的节日——“国际放射日”。进入 21 世纪的今天，电离辐射已经成为医学研究和诊疗过程不可或缺的手段，医疗照射业已成为最大的人工辐射类型。目前在临床医学中的应用主要在放射诊断与介入、核医学诊疗和放射治疗三个方面。

当然，任何事情都有正反两方面，电离辐射在疾病的诊断与治疗方面极大地造福人类的同时，也存在着引发电离辐射损伤的风险，这些损伤包括确定性的组织坏死和随机性的致癌、致遗传效应。因此说电离辐射是一枚双刃剑，人们在应用电离辐射诊疗疾病的同时，也要关注电离辐射导致的损伤，要采取有效的措施，避免或者降低电离辐射的有害风险。

第一节　电离辐射的医学应用

一、放射诊断

X 射线是一种电磁波，其波长范围为 0.000 6～50 nm。X 射线之所以能使人体在荧屏、胶片和显示屏上形成影像，主要是基于它的如下特性。

（1）穿透性：X 射线具有很强的穿透力，能穿透一般可见光不能穿透的多种不同密度的物质，在穿透过程中受到一定程度的吸收即衰减。

（2）荧光效应：X 射线能激发荧光物质发光，如硫化锌镉及钨酸钙等，使荧光屏产生肉眼可见的荧光。

（3）感光效应：X 射线能使胶片上的溴化银感光，产生潜影。经显、定影处理后，感光的溴化银中的银离子被还原成金属银，沉淀于胶片胶膜内，形成黑色微粒。

（4）数字平板成像：X 射线透过人体后有不同程度的衰减，作用于数字平板上的非晶硅和非晶硒阵列板上，硒或硅表面光导体按吸收 X 射线能量的强弱，产生正比例的正负电荷，对顶层电极以及电矩阵间在硅层产生电场，使 X 射线产生的正负电荷分离，正电荷移向集电矩阵，储存于薄膜晶体管内的电容器，矩阵电容器所存的电荷与X射线影像成正比。随后扫描控制器读取电路，将光电信号转换成数字信号。数字化图像数据在采集工作站内存储、处理。

人体多种组织结构具有较明显的密度和厚度的差异，显像对比理想、显示清楚。但有些组织，只依靠它们自身的密度和厚度差异不能被显示，此时，可人为地将高于或低于该组织结构的物质引入到器官或其周围间隙，使之产生对比，而得到清晰显示。X射线成像常用技术方法有透视、摄影、CT、DSA等。

1. 透视

将检查部位置于X射线管与荧光屏之间，利用X射线穿透性和荧光作用，在荧光屏上直接观察人体结构。透视下可以观察器官结构的形态，也可观察其动态变化，如心脏、大血管搏动、膈肌运动和胃肠道蠕动等。透视时检查部位可在某一位置进行观察，同时，通过转动人体行多轴位观察，可获得所观察结构的立体形象。

2. 摄影

摄影是临床放射诊断最为常用的检查方法，摄影图像特点是：1）摄影影像对比度、清晰度较好，空间分辨率高，可显示细微结构。2）摄像影像为受检部位在某一方位某一瞬间的X射线影像，为取得立体影像，需进行互相垂直的两个方位摄影，但对器官动态功能观察效果则不及透视。3）摄影影像大小受X射线焦点、受检部位和胶片三者间的几何学关系影响，若焦点固定不动，摄影影像的大小与焦片距和焦物距的关系是：放大影像的大小=焦片距离/焦物距离×实物大小。但影像放大倍数越大，图像清晰度就越差，图像失真度越大。4）摄影影像为受检部位的前后或左右组织结构的重叠影像。

3. 计算机体层成像（CT）

CT成像是计算机与X射线技术结合的产物。它利用X射线束对人体层面进行扫描，取得信息，经计算机处理而获得重建图像，其密度分辨力明显高于X射线图像。

当X射线束对人体某一定厚度的层面进行扫描，由探测器接收透过该层面的X射线，转变为可见光后，由光电转换为电信号，再经模/数转换器转为数字，输入计算机处理。计算机将所检层面分成若干个体积相同的长方体，即体数（voxel），根据上述公式通过数学方法求得每个体数的X射线吸收系数，将其排列成矩阵，然后再通过数/模转换将矩阵中的每个数字转为灰度不等的小方块，即像素（pixel），最后将这些小方块按原数字矩阵排列，即构成了CT图像。

CT利用其探测器分辨X射线量的高敏感性，对组织密度具有较高的分辨率，约为常规X射线检查的10～30倍。CT图像不仅以不同灰阶度显示其密度的高低，还可用组织对X射线的吸收系数说明其密度高低的程度。在实际工作中将吸收系数换算成CT值，用CT值说明密度，当同一扫描层面内含有2种以上不同密度横向走行而又互相重叠的组织结构时，则所得的CT值不能如实反映其中任何一种组织结构的CT值，这种现象即为部分容积效应或称部分容积现象。

4. 数字减影血管造影（DSA）

DSA是利用高性能的影像增强器（IITV），将透过人体后已衰减的非造影图像的X射线信号增强，再利用高分辨率的摄像管对IITV上的图像行序列扫描。扫描本身把整个图像按一定的矩阵分成许多小方块，即像素，所获得的各种不同的信息，输入电子计算机，先作规则而系统的放大，经模/数转换成不同的数值，储存起来。再将造影图像按上述处理，然后把造影图像的数字信息与非造影图像的数字信息相减，得到不同数值的差值信号。最后经数/模转换为各种不同灰阶等级，在阴极射线管上构成图像。由此，骨骼和软组织的影像被消除，仅留下含有造影剂的血管影像。

数字减影血管造影的方法有时间减影、能量减影、混合减影及数字体层摄影减影等。目前常用的是时间减影法，是经导管向血管内快速注入有机碘水造影剂。在造影剂达到靶血管之前，血管内造影剂浓度处于高峰和造影剂被廓清这段时间内，使检查部位连续成像。在这系列图像中，取一帧血管内不含造影剂的图像和含造影剂最多的图像，用这同一部位的两帧图像的矩阵，经计算机进行数字减影处理，使两个数字矩阵中代表骨骼及软组织的数字被抵消，而代表血管的数字不被抵消。这样，这个经计算机减影处理的数字矩阵经数字/模拟转换为图像，则消去骨骼和软组织影像，只有血管影像，达到减影目的。目前临床的介入放射学操作，基本上是在DSA技术支持下开展。

二、核医学诊疗

核医学是一门利用非密封放射性核素诊断和治疗疾病的学科。诊断方法按放射性核素是否引入受检者体内分为两类，即体外核医学和体内核医学。根据最后是否成像，体内核医学又分为显像和非显像两种。利用放射性核素实现脏器和病变显像的方法称放射性核素显像，这种显像有别于单纯形态结构的显像，是一种独特的功能显像，为核医学的重要特征之一。

1. 核医学的诊疗原理和特点

（1）体内检查法的诊断：放射性核素或其标记物在被引入人体之后，根据其化学及生物学特性表现出一定的生物学行为，或是被某一脏器的某种细胞摄取和聚集、或是经由某一脏器的某种细胞清除和排出、或是参与某一代谢过程、或是简单的在某一生物区间通过和积存等。由于它们发射能穿透组织的射线，用放射性探测器可以很容易地在体表定量探测到它们的所在位置和强度，从而把上述种种过程定位定量地用显像方式或非显像方式显示出来。

（2）体外检查法的诊断：是一种利用放射性标记的配体为示踪剂，以竞争结合反应为基础，在试管内完成的微量生物活性物质检测技术。最有代表性且应用最广泛的是放射免疫分析。它的原理是：利用定量放射性标记的被测物和血液、尿液或其他体液内的被测物共同与有限的定量被测物抗体竞争结合，用放射性探测器测得标记被测物被结合的量，根据结合量与被测物量的反比例函数关系曲线，可计算出样品内被测物的量。

（3）放射性核素治疗：其原理是通过高度选择性聚集在病变部位的放射性核素或其标记物所发射出的射程很短的β粒子或α粒子，对病变进行集中照射，在局部产生足够的电离辐射剂量，达到抑制或破坏病变组织的目的，而邻近的正常组织和全身辐射吸收剂量很低。放射性核素治疗的疾病不多，但疗效较好，方法简便、副反应小，较高的实用价值。

2. 核医学诊疗的必备条件

核医学的必备条件包括放射性药物、核医学仪器和工作场所。

（1）放射性药物

凡需引入体内的放射性核素和放射性标记物称作放射性药物，须符合药用要求，即安全、有效、性能稳定。按不同用途分为诊断用放射性药物和治疗用放射性药物两种。

1）诊断用放射性药物

诊断用放射性药物用于显像检查的称显像剂，用于非显像检查的称示踪剂。这一类药物种类繁多，除各自应具有特殊的化学性质、纯度、生物学行为并符合无菌、无热源、化学毒性小等安全要求外，其发射的射线种类、能量和半衰期还必须适当。射线中只有 γ 光子适用于体内检查法，因其穿透力较强，引入体内后能在体表探测到；同时它在体内的电离密度较低，引起的电离辐射损伤较小。1964 年 ^{99m}Tc 问世，由于它是纯 γ 光子发射体，能量为 141 keV，$T_{1/2}$ 为 6.02 小时，且能标记多种化合物，几乎可用于所有脏器显像，因此成为目前最理想和最常用的诊断用放射性核素。

2）治疗用放射性药物

利用放射性药物治疗疾病主要依赖于其发射的射线在病变组织中产生的电离辐射生物学效应，以半衰期较长的 β 粒子为宜。β 粒子在组织中的电离密度大，在局部组织中所产生的生物学效应一般比相同物理当量的 X 射线和 γ 光子大得多；同时由于它在组织内具有一定的射程，能保证有一定的作用范围，而对稍远的正常组织不造成明显损伤。^{32}P 和 ^{131}I 是多年来最常用于治疗的放射性核素。α 粒子和能量太弱的 β 粒子的有效照射范围太小，同时难以控制 α 粒子可能造成的局部过度损伤，目前一般不采用。

（2）核医学仪器

核医学诊疗工作中需用的各种放射性探测仪器，称为核医学仪器。为了不同的目的，需用各种不同类型的核医学仪器，但其基本部件大多是 γ 闪烁探测器，由它对体内和样品中的放射性进行探测，形成脉冲信号，输送给电子测量装置和（或）计算机进行计数和运算处理，最后做出符合需要的显示。

1）γ 照相机

γ 照相机是核医学科最基本和很重要的显像仪器。由直径 300～600 mm 的 γ 闪烁探测器、探测器支架、计算机操纵运算台和显示器等部件组成。体内放射性由 γ 闪烁探测器探测到，形成定位脉冲信号由计算机采集和处理，最后以不同的灰度或颜色和不同的方式显示出脏器和病变的影像。若附有特殊装置可以进行全身显像。

2）单光子发射计算机断层照相机（SPECT）

有多种类型，最常用的是旋转型 γ 照相机，由 γ 闪烁探测器围绕躯体作 180° 或 360° 自动旋转，对体内的 γ 光子进行多角度的探测，众多的信息由计算机采集。利用特殊软件和快速阵列处理机重建成各种断层影像。当探测器不旋转时，可作一般 γ 照相机用，也可进行全身显像，因此是一机三能，是性能最为全面的核医学显像仪器。

3）正电子发射计算机断层照相机（PET）

PET 是专为探测体内正电子发射体湮没辐射而同时产生的方向相反的两个 γ 光子而设计的显像仪器。数十个直至上百个小 γ 闪烁探测器环行排列，在躯体四周同时进行探测，其他部件基本同 SPECT。PET 是进行肿瘤、心、脑代谢显像不可缺少的设备，但因价格昂贵，正电子发射体及其标记物价格也高，近阶段难在临床广泛应用。

（3）核医学工作场所

在医疗机构内部区域选择核医学场址，应充分考虑周围场所人员的安全，不应邻接产科、儿科、食堂、医院超市等部门，这些部门选址时也应避开核医学场所。尽可能做到相对独立布置或集中设置，宜有单独出、入口，出口不宜设置在门诊大厅、收费处等人群稠密区域。

核医学工作场所从功能设置可分为诊断工作场所和治疗工作场所。其功能设置要求如下：对于单一的诊断工作场所应设置给药前患者或受检者候诊区、放射性药物贮存室、分装给药室（可含质控室）、给药后患者或受检者候诊室（根据放射性核素防护特性分别设置）、质控（样品测量）室、控制室、机房、给药后患者或受检者卫生间和放射性废物储藏室等功能用房；对于单一的治疗工作场所应设置放射性药物贮存室、分装及药物准备室、给药室、病房（使用非密封源治疗患者）或给药后留观室、给药后患者专用卫生间、值班室和放置急救设施的区域等功能用房；诊断工作场所和治疗工作场所都需要设置清洁用品储存场所、员工休息室、护士站、更衣室、卫生间、去污淋浴间、抢救室或抢救功能区等辅助用房；对于综合性的核医学工作场所，部分功能用房和辅助用房可以共同利用；正电子药物制备工作场所至少应包括回旋加速器机房工作区、药物制备区、药物分装区及质控区等。

核医学工作场所应划分为控制区和监督区。控制区一般包括使用非密封源核素的房间（放射性药物贮存室、分装及（或）药物准备室、给药室等）、扫描室、给药后候诊室、样品测量室、放射性废物储藏室、病房（使用非密封源治疗患者或受检者）、卫生通过间、清洁用品储存场所等。监督区一般包括控制室、员工休息室、更衣室、医务人员卫生间等。

核医学工作场所的布局应有助于开展工作，避免无关人员通过。治疗区域和诊断区域应相对分开布置。根据使用放射性药物的种类、形态、特性和活度，确定核医学治疗区（病房）的位置及其放射防护要求，给药室应靠近病房，尽量减少放射性药物和已给药治疗的患者或受检者通过非放射性区域。

3. 放射性核素显像的特点

（1）放射性核素显像是以脏器、组织和病变内、外放射性差别和脏器内局部放射性差别为基础的显像方法，而脏器、组织和病变内放射性的高低直接取决于显像剂的聚集量，聚集量的多少又与血流量、细胞功能、细胞数量、代谢率和排泄引流等因素有关；因此，放射性核素影像不仅显示脏器和病变的位置、形态、大小等解剖结构，更重要的是同时提供有关脏器、组织和病变的血流、功能、代谢和引流等方面的信息。放射性核素显像有助于疾病的早期诊断，并广泛应用于脏器代谢和功能状态的研究。

（2）放射性核素显像具有多种动态显像方式，使脏器、组织和病变的血流和功能等情况得以动态而定量的显示，给出很多功能参数，与静态显像配合常能提供疾病更为早期的表现。

（3）放射性核素多因脏器、组织或病变特异性聚集在某一显像剂而显影，因此影像常具有较高的特异性，可显示诸如受体、肿瘤、炎症、异位、组织等的影像，而这些组织单靠形态学检查常常是难以确定，甚至是根本不可能显示的。

核素显像基本上皆为静脉注射显像剂，属无创性检查。显像剂化学量多为几个毫克，过敏和其他毒副反应极少见。受检者的辐射吸收剂量较低，因此是一种很安全的检查。

三、肿瘤放射治疗

放射治疗的对象分为良性疾病和恶性肿瘤两大方面。由于对良性疾病的放疗在学术界持有不同的看法，一度在放射治疗中退居次要地位，而将放射治疗的重点放在了恶性肿瘤的治疗上。因此，放射治疗学改称为肿瘤放射治疗学或肿瘤放射学（Radiation Oncology）。肿瘤放射治疗与外科手术治疗、内科药物治疗一起成为肿瘤治疗的三大常规。近年来，放疗在良性病治疗中的地位再度受到学术界的重视。

肿瘤放射治疗学是建立在放射物理学、临床放射生物学、临床肿瘤学和放疗技术学基础上的学科。作为一名肿瘤放射治疗医师除应具备必需的普通医学基础知识（如生理、解剖、病理、药理等）和一般的临床医学知识（如内科、外科、妇科等）外，还必须具备上述四个方面的基本知识，并以此来指导临床实践。

我国的放射治疗始于 20 世纪 30 年代，始建于 1931 年的上海镭锭医院（现上海复旦大学附属肿瘤医院）和 1932 年的北京协和医院（拥有 200 mg 镭针以及 200 kV、120 kV X 射线治疗机各一台），开展了我国最早的放射治疗。苏州大学附属第一医院前身博习医院也在 1934 年开始进行 X 射线治疗，1948 年开展了用镭管腔内和镭针组织间插入的近距离放疗。在 20 世纪 50 年代后期，我国引进了第一台 ^{60}Co 远距离外照射治疗机，1968 年引进了第一台电子感应加速器，1975 年引进第一台直线加速器。进入 21 世纪以来，开展放射治疗的医院越来越多，分布在各地各级医疗机构甚至乡镇医院，购置的设备已经与世界先进水平同步。

有的恶性肿瘤可单独经放疗治愈，某些则可用手术或（和）化疗+放射综合治疗治愈，对一些晚期肿瘤可以用放疗取得较满意的姑息疗效。当前，对于恶性肿瘤的治疗，倾向于多种方法的综合治疗。据 2010 年代的情况，以放疗为主的治疗结果，在各种疗法中还是比较满意的，恶性肿瘤约 55%可以治愈，其中 27%为手术治愈，放疗的贡献约占 22%，化疗和其他疗法约占 6%。

1. 肿瘤放射治疗类型

根据肿瘤的不同状态和患者的情况，肿瘤放射治疗的目的不尽相同，通常分为以下三种类型。

（1）根治性放疗

根治性放疗是以放射治疗为主要治疗手段达到治愈肿瘤的目的。但在放疗过程中，若有病情变化（如出现血行转移）、治疗反应过重或与预计的放射敏感性不符时，可改为综合治疗或姑息治疗方案。根治性放射治疗主要用于皮肤癌、鼻咽癌、声门癌、较早期的食管癌和非小细胞肺癌、霍奇金病、子宫颈癌和某些脑肿瘤等。

（2）姑息性放疗

姑息性放疗分高度姑息和低度姑息两种。前者是为延长生命，经治疗后可能带瘤存活多年甚至正常工作。后者主要是为了减轻痛苦，往往达不到延长生命的目的，用于消除或缓解压迫症状（如上腔静脉压迫症、脊髓压迫等）、缓解梗阻（如食管癌）、出血（如宫颈癌出血）、骨转移疼痛以及脑转移的定位症状等。

（3）综合治疗

综合治疗必须有计划地进行，对能用放射或手术/化疗单独根治的，则不应勉强综合治疗，因有时可导致疗效降低或发生不应发生的并发症，对综合治疗最佳方案目前还正在不断探索和总结之中。

1）与手术的综合治疗

a. 术前放疗：术前放疗可以提高切除率、降低远处转移率和降低局部复发率，并可提高生存率。大量的临床和实验研究证明：① 术前放疗使肿瘤缩小，形成假性包膜使手术易于进行，从而提高切除率；② 在放疗过程中，有时出现其他部位的转移，这可能是在诊断前早已存在的隐匿性转移病灶继续增大的缘故；③ 对于较小面积的低剂量放射，大量实验和临床资料证明不会引起免疫功能的明显下降；④ 术前放疗可使肿瘤细胞的活力降低，肿瘤细胞活力降低可使手术过程中的局部种植率降低，并降低了因手术操作挤压引起的血行播散率，术前照射也可杀灭大部分亚临床病灶。术前放疗常用于食管癌、中晚期的头颈部肿瘤、子宫体癌、直肠癌和局部晚期的乳癌等。

b. 术后放疗：从放射生物学角度来说，肿瘤切除后，局部疤痕形成，血运不佳，放射敏感性变差，原则上不主张用术后放疗。若有明显的残留肿瘤或手术可能不彻底者，又具有一定放射敏感性的则可考虑行术后放疗，但应在术后尽早进行，最好不要超过 2～4 周。术后及早放疗，一是赶在术区纤维疤痕形成之前，二是为了避免因残留细胞再增殖而发生肉眼可见的肿瘤复发，术后照射对残留的亚临床病灶的效果远比对临床可检出的复发肿瘤的效果更佳。有些情况下，要求放疗与手术的间隔时间比较严格：如肾母细胞瘤术后不要超过 10 天放疗，最好在 48 小时内。

c. 术中放疗：在手术过程中一次性大剂量照射，受照靶区有相对高的放射生物效应而又可对正常组织的损伤减低到最小限度。但本方法要求有一定的设备条件（机器输出剂量率高）。关于照射剂量，通常一次照射剂量为 15～20 Gy，对敏感性差者，可在照射 20 Gy 后缩野加 10 Gy。开展了三维立体定向放射治疗后，术中放疗的地位有所下降。

2）与药物的综合治疗

与化疗药物的配合主要有两方面：① 增强局部作用，即动脉插管介入化疗加区域性放疗，如用于头颈部肿瘤、肺癌和消化道肿瘤等；② 全身化疗和放疗，可在放疗前、放疗中、放疗后或交替进行，用于恶性淋巴瘤、头颈部肿瘤、肺癌等。抗癌药物一方面与放疗起协同抗瘤作用，另一方面某些药物有放射增敏作用。放疗前化疗的目的是缩小肿瘤、提高放射敏感性，也可消除潜在的远处转移灶。放疗前的化疗一般仅给 1～3 个周期。放、化疗联合应用需注意毒性反应，除了全身反应外，特别要尽量避免使用对放射靶区内器官毒性较强的化疗药物，如易发生心脏毒性的阿霉素，易造成肺纤维化的博莱霉素、环磷酰胺等。

3）与加温治疗（热疗）配合

高温（≥43 ℃）可杀伤肿瘤细胞，对放射较不敏感的 S 期细胞对加温最为敏感，高温也能杀伤对放射抗拒的乏氧细胞，故可与放疗协同治癌，用加温与放疗的综合治疗可使肿瘤完全缓解率增加 1 倍左右，并可使放疗剂量减少。加温的主要作用机制是抑制瘤细胞的 DNA 和 RNA 的合成，降低瘤细胞放射亚致死损伤及潜在致死损伤的修复能力。因肿瘤内的血流量仅为周围正常组织的 2%～22%而不易散热，故加温时，瘤体内的温度可高于周围组织 5～9.5 ℃，不至于造成正常组织的过热损伤。

2. 临床常用放射治疗设备

（1）千伏级 X 射线治疗机：是最古老的外照射治疗方法，可用于浅表肿瘤和皮肤病的治疗，在高能射线治疗机问世前，也用于较深肿瘤的治疗。但由于 X 射线其能量较低，对乏氧细胞及非增殖期细胞（G0 期）不敏感，疗效差、对皮肤、骨骼的损伤大。

（2）钴－60 治疗机：钴－60 治疗机的投入使用，使肿瘤放疗的 5 年生存率提高了一倍。由于钴－60 治疗机价格便宜，维修方便，现仍在国内外不少医院使用。钴－60 的能量基本上满足了深部肿瘤的治疗需要，与千伏级 X 射线比较，具备了高能射线的优点。

（3）医用电子直线加速器：是利用微波电场对电子进行加速，产生高能射线，用于远距离外照射放射治疗活动的大型医疗设备，它能产生高能 X 射线和电子线，具有剂量率高、照射时间短、照射野大、剂量均匀性和稳定性好，以及半影区小等特点，广泛应用于各种肿瘤的治疗，特别是对深部肿瘤的治疗。在肿瘤治疗中，以电子直线加速器使用最为广泛。

（4）质子/重离子加速器：是当前放射治疗的一大前沿热点，是放疗方法的一个新的质的飞跃。其治疗的基本原理是当粒子束射入组织时，在表面能量损失较慢，随着深度增加，粒子运动速度逐渐减慢，粒子能量损失率增加，接近射程最后一段距离时，粒子能量很小而运动速度很慢，能量损失率突然增加，形成电离吸收峰，即布喇格（Bragg）峰。Bragg 峰区一般较窄，质子峰区半宽度约为射程的 1/10，但是可采取一些措施加宽峰区范围，保证肿瘤在峰区内，从而达到保护肿瘤前和肿瘤后正常组织。

第二节　医用电离辐射的射线来源

一、放射诊断与介入操作中的射线来源

放射诊断包括普通 X 射线诊断、CT、CR、DR 技术，以及专科用的乳腺 X 射线摄影、牙科 X 射线摄影等。射线装置产生的 X 射线主要用来形成可供诊断的影像，同时又成为可能导致放射危险的来源。放射诊断机房工作场所存在的 X 射线辐射场，一般是由有用射线、泄漏射线、杂散射线等三种构成。有用射线是指从 X 射线管头的窗口出射的，用于透射人体形成影像进行诊断检查的射线；泄漏射线指由 X 射线管头组装体（含有屏蔽防护套，过去俗称 X 射线球管）透射出的射线，现在产品性能符合相应标准规定并且验收合格的设备，一般泄漏射线都不会存在问题；而杂散射线则是有用射线和泄漏射线在诊断床、受检者身体以及机房内物体与墙壁上产生的散射线。对于接受 X 射线诊断检查的受检者，泄漏射线和杂散射线是没有任何价值而只会增加辐射风险的照射，当然要尽量避免接受；有用射线虽然是 X 射线诊断所需要的，但必须注意掌握控制在临床诊断所需要的尽可能合理低的限度内。对于医学放射工作人员而言，出于本职工作需要，为了保证 X 射线诊断的顺利进行，在施行各种 X 射线诊断检查时，不可避免会受到一定量（一般都远小于职业照射年个人剂量限值）的职业照射。只要机房放射防护设施与设备安装调试，符合相关国家法规与标准规定，工作人员基本上不会受到超额的 X 射线照射。但是有些特殊检查，例如骨科整复以及需要近台操作或者用手按压的检查等可能难免受到稍多的职业照射，工作人员必须注意

掌握相应的放射防护与安全技术措施。

施行介入放射学时，通常利用 DSA、CT 等设备，借助 X 射线成像的方法导引而施行。因此介入放射学操作过程存在着上面叙述的 X 射线危险来源。不仅情况基本相似，而且其潜在放射危险性还要大些。这是因为介入放射学必须在较长时间的透视状态下往患者体内紧要部位插进介入器材并进行实时监控，有关医务工作人员只能近台操作，因而医务工作人员和介入放射学患者均要受到比 X 射线诊断大得多的 X 射线照射。ICRP 在其第 85 号出版物《避免来自介入放射学操作的放射损伤》中指出，“在一些介入放射学操作中，患者皮肤剂量可以接近某些癌症分次放射治疗的剂量水平”。“其中一些患者出现了皮肤的放射性损伤，而较年轻患者将来罹患癌症的危险性也有所增加”。“患者皮肤出现放射损伤通常是由于使用了不适当的设备，更常见的是由操作技术较差造成的。临床上也已经观察到了介入放射学医师及相关操作人员受到放射损伤的案例”。因此，介入放射学的放射防护与安全问题必须受到足够重视。

二、核医学实践中的放射线来源

核医学实践中的放射线来源主要是各种放射性药物，即非密封源，也称为开放源或非密封放射性物质，其特点是容易扩散，并污染工作场所表面及环境介质。操作开放源的场所存在 γ 射线、β 射线等引起的外照射，也存在由于放射性污染导致放射性核素进入机体内而引起的内照射。随着近年来国内 PET/CT 中心在一些重点医疗单位逐步建立，放射线的来源更为复杂，它既有 PET 使用的发射正电子的放射性核素及其标记药物产生的外照射和内照射，也有 CT 产生的 X 射线外照射，更有小型回旋加速器生产放射性核素时产生的外照射、感生放射性以及放射性核素污染的内照射。

1. *非密封放射性物质外照射*

核医学实践过程中，职业人员受到的外照射来源包括：在给患者用药前的放射性药物准备、标记与配制过程中受到 γ 射线、β 射线的外照射；在给患者使用放射性药物时受到 γ 射线、β 射线的外照射；患者使用放射性药物后其本身成为辐射源而产生外照射。

目前，我国已经有一百多个 PET 中心投入运行，在用小型回旋加速器生产正电子发射药物时，加速器有可能产生漏射线以及感生放射性；同时在生产发射正电子放射性药物时，由于停机导致放射性核素通过真空系统回流而产生放射性污染，也能使工作人员受到外照射。PET/CT 在运行时，除了放射性药物产生的外照射，还有 CT 本身产生的各种外照射，可能对职业人员、患者和公众产生危害。

小型回旋加速器产生的高能质子束轰击任何靶物质（如加速器的靶材料、遮线器、均整器、室内的空气以及人体等）的原子核时，其能量足够大到引起核碎裂，产生感生放射性。在加速器的使用过程中，某些部件需要维修或更换，而这些部件在受到高能粒子的长期照射后，某些半衰期较长的感生放射性核素可能有所积累，必然会对维修工作人员形成照射危害，需要引起高度重视。

2. *表面放射性污染*

非密封放射性物质容易扩散，通过挥发、蒸发、溢出、洒落、泄漏等使工作场所的地面、墙面、设备、工作服、工作台面、人体的皮肤等受到一定程度的放射性物质污染，称为表面污染。表面污染的另一个原因是交叉污染，包括将污染区的物品拿到清洁区使用，或是工作人员从污染区进入清洁区前没有执行消洗程序和卫生间通过制度，从而使清洁区受到污染。表面污染存在两种形式，即固定性表面污染和非固定性表面污染。

一般的表面污染会产生外照射，但人体皮肤的表面污染除了在污染局部产生外照射，还会通过皮肤的吸收而渗透到体内，或者通过进食、呼吸和结膜等途径进入体内。

3. 工作场所的放射性空气污染

非密封放射性物质挥发、蒸发扩散可导致放射性空气污染，放射性液体搅拌和高压消毒时也可导致放射性空气污染，液体非密封源核衰变时发出反冲核导致自然扩散当然可以造成放射性空气污染，非固定表面污染在外力作用下飞扬到空气中而造成污染。小型回旋加速器生产正电子发射药物时，由于停机导致放射性核素通过真空系统回流而产生放射性污染，并可以向空气中扩散。气载放射性污染物与空气中的有形物结合，体积逐步变大而逐步落到地面和物体表面，造成污染的扩散。核医学场所内由于操作 ^{125}I 和 ^{131}I 药物形成的放射性碘蒸气则易形成放射性气溶胶，如果非规范操作，更容易引起严重的放射性污染。

三、肿瘤放射治疗中射线来源

肿瘤放疗过程中，对放射治疗职业人员而言，在正常的工作条件下，受到医用放射源及射线装置发出的主射束照射的可能性基本上不存在，相关职业人员更多的是面临散射线、漏射线、感生放射性以及放射性气溶胶的内外照射影响。

1. 散射线

在概念上，散射线定义为一切离开原发射线方向的辐射。无论何种射线类型（电子、光子、中子），只要从射线出口发出，便会经由与物质的各种相互作用过程发生能量和运动方向的改变，即散射。从致散射对象上讲，可以是出束口构件、空气、治疗设备（治疗床、相关辅助设施等）和治疗室内的墙壁、地板、顶棚，甚至受照患者的身体都可以成为散射线的来源。虽然，原则上散射线是经过了一次或多次相互作用后的原射线，其能量一般远远低于初始射线。但散射线的方向往往很难准确确定，这对职业人员和公众的防护而言是个不利因素。

2. 漏射线

漏射线是指从医用射线装置的射线出口或防护套中泄漏出的非可控射束。漏射线的数量及其漏射方向由射线装置的相关设计和构件的加工组合所决定。与散射线不同的是，漏射线能量与初始射束相差不大，对职业人员危害较大。但一般可通过实际测量确定漏射线的主要方向。

3. 感生放射性

加速器产生的高能粒子（如质子、电子或 α 粒子等）轰击任何靶物质（如加速器的靶材料、遮线器、均整器、治疗室内的空气以及人体等）的原子核时，它们之间发生的核物理过程包括：入射粒子仅仅改变方向；入射粒子损失一部分能量；入射粒子完全被靶核吸收并放出其他粒子或 γ 射线；入射粒子将靶核击碎。在后两种过程中，靶核将变成一种新的原子核，这种反应称之为核反应，生成的新核称之为反冲核。反冲核往往是不稳定的，需要经过β衰变或γ衰变等才能变成稳定核。伴随衰变过程中产生的β射线和γ射线等现象被人们称之为感生放射性。

第三节 放射防护简史

1895年11月德国科学家康拉德·伦琴发现了X射线，1896年5月法国科学家安东尼·贝克勒尔发现了铀的天然放射性，1898年7月和12月法国科学家皮埃尔·居里夫妇从沥青铀矿中分离出元素钋和镭，从此人类社会进入了辉煌的核与辐射技术时代。迄今为止，核与辐射技术在人类社会的方方面面得到了广泛的应用。

然而，伴随着X射线与放射性物质的发现和应用，逐渐也开始出现了人员的辐射损伤，1896年英国医学期刊（British Medical Journal）首次报道了当时X射线研究人员眼睛疼痛和皮肤出现红斑的现象。1902年出现了因射线照射所致的皮肤癌患者死亡的病例，这一年Rollins首先提出放射线危险界限的概念。由此，对辐射损伤的关注与研究也就应运而生，放射防护的概念也由此提出。当时将辐射危险界限的确定方法定为：当时的照相胶片照射7分钟而未感光的X射线量有可能对人体是无害的。据推算这个剂量约为100 mSv/d。其后X射线和镭的应用日益广泛，癌症和恶性贫血等损伤病例不断增多，但当时尚无任何组织就辐射损伤问题开展实质性研究。直到1915年英国放射学会发表了“对X射线操作者进行防护的建议”。1921年美英两国合作在英国设立了“X射线与镭防护委员会”，该组织的建立很快波及到德国、法国等其他工业化国家。1925年在伦敦召开的第一届国际放射学大会上，提出了用于放射防护的第一个建议书，并建议建立国际组织。1928年在斯德哥尔摩举行第二届国际放射学大会时，正式成立了“国际X射射线与镭防护委员会（IXRPC）”，它也是“国际放射防护委员会（ICRP）”的前身。

1925年Mutscheller提出了耐受剂量（tolerance dose）的概念。他选择若干有代表性的医院为调查对象，调查了X射线技师的工作时间和工作内容，研究了电离室测量结果与皮肤红斑量的关系。将工作30天出现的红斑量的1/100作为耐受剂量，约相当于0.2 R/d。该耐受剂量限值分别在1931年、1934年被美国和“国际X射线与镭防护委员会（IXRPC）”所采用。但是随着高管电压X射线装置的制造与普及，射线对造血器官的影响较之以往的皮肤损伤更受重视，美国X射线与镭防护委员会在1936年将耐受剂量降低为0.1 R/d。第二次世界大战后，核与辐射技术和平利用得到蓬勃发展，其应用领域日益扩大，1950年国际X射线与镭防护委员会更名为国际放射防护委员会（International Commission on Radiological Protection，ICRP）。ICRP要求将放射防护作为一项重要课题开展范围广泛的研究，除了过去已知的对皮肤及造血器官的影响外，还要求开展对恶性肿瘤、白内障、肥胖、妊娠损伤、寿命缩短、遗传影响等方面进行研究。但是以当时的研究水平还不能明确回答在耐受剂量以下能否保证照射终生也不会产生损伤的问题，所以过去称为耐受剂量并不确切，于是改称作最大允许剂量（maximum permissible dose，MPD），其定义为“根据现有知识一生中任何时期都不会引起可以感知的躯体损伤的量”。其值建议为：空气照射量不超过0.3 R/周；造血器官不超过0.3 R/周，对体内照射也提出了建议值。

1958年ICRP整理出版了第1号出版物。出版物对职业照射提出了剂量限值，具体表现为，性腺、造血器官、眼晶体的最大允许剂量为 3 rem/13 周（30 mSv/13 周），增加了累积剂量允许值，为 5（$N-18$）rem，（N：年龄；100 rem = 1 Sv）。此外，经常出入管理区域的非放射工作者的最大允许剂量为 1.5 rem/a，管理区域周围一般居民的最大允许剂量为 0.5 rem/a（5 mSv/a）。1965 年 ICRP 出版的第 9 号出版物给出了职业照射成人性腺和红骨髓的最大允许剂量为 5 rem（50 mSv）/a，公众照射剂量限值为职业照射限值的 1/10，即 0.5 rem（5 m Sv）/a。

1977 年 ICRP 分析并吸收了近 10 年有关辐射损伤和防护方面的研究成果，对原来的建议进行了大幅度的修改，出版了第 26 号出版物。26 号出版物提出了一些新的概念，指出辐射的生物效应可分为随机性效应和非随机性效应，辐射防护的目的在于防止有害的非随机性效应的发生，并限制随机性效应的发生率使之达到被认为可以接受的水平。该出版物提出的对职业人员和一般公众的年剂量当量限值分别为 50 mSv/a 和 5 mSv/a。当时包括中国在内的世界上多数国家的放射卫生防护法规及标准都是根据这个建议书制定的。

1990 年 ICRP 发表的第 60 号出版物，是基于 1977 年以来，放射防护领域的研究出现了新进展，特别是对日本广岛和长崎两地原子弹受害者受照剂量的重新评价结果，发现原有的危险系数低估了辐射致癌的危险性。以此为契机，ICRP 将职业性照射的有效剂量限值降低为每年平均 20 mSv，连续 5 年内为 100 mSv，并且任何一年不得大于 50 mSv；公众限值为每年 1 mSv，在特殊情况下单独一年内可以高于 1 mSv，但 5 年的平均值不得大于 1 mSv。ICRP 第 60 号出版物还提出或明确了一些其他概念。

2007 年底出版的第 103 号出版物，基于物理学、生物学、流行病学、管理学等新进展与发展趋势，以及从改善制定防护与安全准则的需要出发，更新、整合和发展了控制各种电离辐射照射的基本原则和方法，提出了放射防护新基本方针。

2011 年 4 月，ICRP 发布了关于组织反应的说明，其中为职业照射建议的眼晶体当量剂量的剂量限值按五年限定时间内平均计算为一年 20 mSv，且任何单一年份的剂量不超过 50 mSv。此前，该剂量限值一直是每年 150 mSv。

医用电离辐射是电离辐射应用的最大领域，它由放射工作人员的职业照射、患者的医疗照射和与该医用电离辐射实践无关人员的公众照射共同组成，其中突出的意义表现在医疗照射。几乎任何一位社会成员，在其从小到大再到老的一生中，至少因体检或疾病诊断都需要主动去接受多次医疗照射。随着社会经济发展和科技进步，近数十年来的放射诊疗技术突飞猛进并迅速广泛普及，加上全民医疗保健需求日益高涨，因而医疗照射已经成为公众最大的又是不断增加的人工电离辐射照射来源。全社会强烈达成共识，在更好从放射诊疗谋取利益的同时，能够合理控制和有效防止潜在的放射风险。这就使得医疗照射防护成为近代放射防护领域的突出重点，放射防护领域的新进展理所当然应充分重视与所有公众都密切相关的医疗照射防护。

放射诊疗在临床医学中的地位不可或缺。1895 年发现的 X 射线被赞誉为“使医学发生了革命”；20 世纪 70 年代发明 X 射线 CT 开创了医学影像数字化的新时代；20 世纪 90 年代快速发展的介入放射学更紧密关联到精准医疗。2000 年以来的现代医学无论是利用多种医学成像方法力求准确诊断，还是借助其来选择治疗方案，或者施行有正当需要的放射治疗以及各种介入放射学诊治手术，一直延伸到疗效评估及预后判断等，已经越来越依赖于各种各样放射诊疗技术。随着21世纪20年代的到来，带来的革命性的机遇就是人工智能的全方位渗透，今后更清晰更准确的影像资料和精准放疗必将成为可能，但可能会带来的影响就是要付出更高的受照剂量为代价。由此势必会不断增加受检者与患者个体以及公众群体的医疗照射，当然不可避免地面临严峻的挑战——必须严防潜在的放射风险以追求实现趋利避害。

必须大力加强医疗照射的放射防护最优化。医疗照射应用频率的急剧增加凸显了加强医疗照射防护最优化的迫切性和重要性。伴随着医疗照射应用频率的持续增加，更亟须强化医疗照射的正当性判断，积极引导正确合理应用各类医疗照射；注重认真贯彻执行依据现行放射防护体系所制定的新放射防护标准；尤其必须落实放射防护最优化措施以有效严控事故照射与不必要照射；并通过建立放射诊断的受检者剂量参考（指导）水平，以强化推动合理减少每次放射诊断检查的医疗照射剂量；同时努力追求实现精准放射治疗。医疗照射放射防护最优化的精髓就是尽量避免一切不必要照射（ALARA原则），这是一个覆盖放射诊疗的设备、操作、技术、观念、管理等诸多方面因素，并且迫切需要诸多部门、诸多学科与专业人员大力协同的综合性系统工程。

思考题

1. 电离辐射的临床应用有哪些？
2. 医用电离辐射的射线来源有哪些？
3. 散射线、漏射线、感生放射性是如何产生的？
4. 了解ICRP放射防护历史。

本章编者：涂　彧

第二章　电离辐射的防护基础

电离辐射对生物体的作用过程，首先是物理过程，然后是化学过程和生物过程。因此，要了解电离辐射危害要从物理基础开始。人类认识放射性从1895年伦琴发现X射线开始，对放射性的认识过程伴随着原子物理和原子核物理的发展。目前公众对电离辐射的认识主要是来自于人工辐射（医学应用和核武器）。其实放射性就存在于地球形成之时，公众所受的电离辐射主要来自于天然环境。本章内容涵盖了电离辐射相关的物理和生物基本概念，包括核物理基本概念（原子、原子核与放射性）、剂量学（射线与物质的作用）、放射生物学基础（电离辐射生物学效应）以及电离辐射来源（天然和人工辐射源）。

第一节　射线的产生

早在古希腊时期人们就有了朴素的原子思想，他们认为原子是构成了万物的最小不可分割的物质粒子。近代科学原子论由1803年英国化学家道尔顿（J. Dalton，1766—1844年）提出，随着原子物理和核物理的发展，原子论模型由最初的实心球模型到目前熟知的原子核和核外电子模型，而放射性现象与原子核更密切相关。

一、原子、原子核

1. *原子内部结构*

卢瑟福（E Rutherford）1911年用α粒子束轰击金属薄膜，发现存在大角度α粒子散射。通过对实验结果的理论分析，确定原子中存在一个带正电的核心，此即原子核（nucleus）。原子核的尺寸在10^{-12} cm的数量级，仅是原子大小的万分之一，质量却占整个原子质量的99.9%以上。卢瑟福α散射实验奠定了现代原子模型的基础。由于原子整体上呈中性，因此原子核的电量必定与核外的电子总电量相等，符号相反。

后经过研究，原子核由中子（neutron）和质子（proton）组成，质子和中子统称为核子（nucleon）。不同的原子核所含的核子数目不同，核子数也称为原子核的质量数A（mass number），等于原子序数Z（atomic number，即原子核的质子数）与原子核中子数N之和。中子不带电，质子电荷量与电子电荷量相等，都为一个电荷单位e，不同的是质子带正电荷，而电子带负电荷。一个原子核的总电荷为Ze。原子结构示意图如图2－1所示。

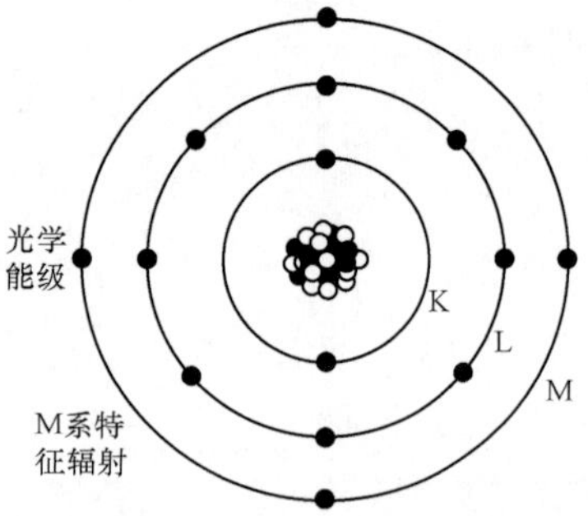

图2－1　原子结构示意图

任何原子的核外电子数称为该原子的原子序数。由于原子是电中性的，核内质子数必等于核外电子数，因此原子序数同时表示了核外电子数、核内质子数和核电荷数。具有确定质子数和中子数的原子的总体称为核素。具有相同原子序数（质子数）的原子的总体称为元素。到目前为止，天然的和人工合成的元素共有 109 种，它们组成一个元素周期表。原子序数相同而质量数不同的核素，它们在元素周期表中处于同一个位置，故互称同位素。

一个原子的基本特征可以用符号 ${}^{A}_{Z}X$ 表示，其中 X 是元素符号，Z 是原子序数，A 是原子的质量数，也是原子核内的核子数。

2. 原子核能级

电子在原子核库仑场中所具有的势能主要由主量子数 n 和轨道量子数 l 决定，并随 n 和 l 的增大而提高。习惯上规定当电子与原子核相距无穷远时，这种势能为零，因此当电子位于原子核外某一个壳层时，势能为负。n 和 l 的变化就构成了分立的原子能级。电子填充壳层时按照从低能级到高能级的顺序以保证原子处于能量最低状态，这种状态称为基态。

当一个自由电子填充壳层时，会以发射一个光子的形式释放能量，能量值的大小等于壳层能级能量的绝对值，这些能量称为相应壳层的结合能。由于壳层能级能量随主量子数 n 和轨道量子数 l 的增大而增大，并且是负值，因此轨道电子的结合能随 n 和 l 的增大而减小。以钨原子为例，由于 K、L、M 层能级的能量分别是 −70 000 eV、−11 000 eV 和 −2 500 eV，因此 K、L、M 层电子的结合能分别是 70 000 eV、11 000 eV 和 2 500 eV（图 2−2）。同样地，由于高原子序数的能级能量更低，并且是负值，因此对于同一个能级，结合能将随原子序数增大而增加。以 K 层电子为例，当原子是氢、碳、氧和钨时，结合能依次是 13.6 eV，285 eV，528 eV 和 70 000 eV。

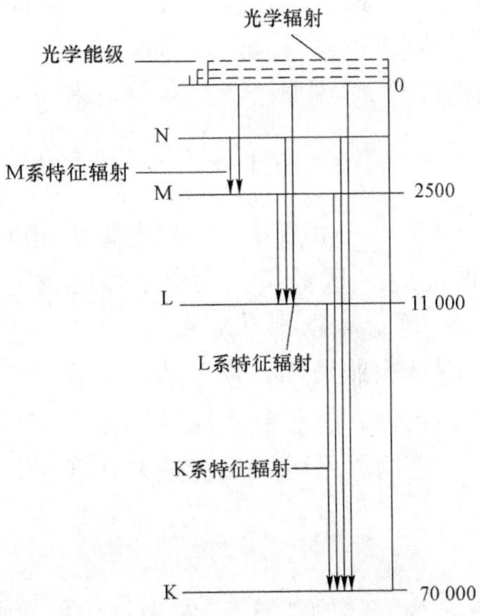

图 2−2　钨原子的能级示意图（能量单位：eV）

当电子获得能量，从低能级跃迁到高能级而使低能级出现空位时，称原子处于激发态。处于激发态的原子很不稳定，高能级电子会自发跃迁到低能级空位上而使原子回到基态。两能级能量的差值一种可能是以电磁辐射的形式发出，这种电磁辐射称为特征辐射，当特征辐射的能量足够高，进入 X 射线能量范围时，又称为特征 X 射线；另一种可能是传递给外层电子，获得能量的外层电子脱离原子束缚而成为自由电子，这种电子称俄歇电子，它的能量等于相应跃迁的 X 射线的能量减去该电子的结合能。

原子核内部也存在类似原子的壳层结构和能级。每个壳层只能容纳一定数量的质子和中子。核子填充壳层的顺序也遵从低能级到高能级的顺序。当核获得能量，可以从基态跃迁到某个激发态。当它再跃迁回基态时，以 γ 射线形式辐射能量，能量值等于跃迁能级值之差。跃迁回基态的过程可以是一步完成，也可首先跃迁到其他较低的能级，再经数步回到基态。

一个微观粒子能量很微小，通常不是以能量的国际单位制（SI）单位焦耳（J）表示，而是采用电子伏特（eV）或千电子伏特（keV）或兆电子伏特（MeV）。1 eV 是一个电子在真空中通过 1 V 电位差所获得的动能，它与其他三个单位的转换关系是：

$$1\ \text{eV} = 1.0 \times 10^{-3}\ \text{keV} = 1.0 \times 10^{-6}\ \text{MeV} = 1.602\ 192 \times 10^{-19}\ \text{J}$$

3. 原子、原子核的质量

由于一个原子的质量很微小（10^{-24}～10^{-22} 数量级），因此，通常不是以 g 或 kg 为单位，而是采用原子质量单位 u 表示；当原子的质量以 u 为单位时测量得数，称之为相对原子质量。原子质量单位定义为

$$1\ \text{u} = \frac{1}{12}\ {}^{12}_{6}\text{C原子质量} \tag{2-1}$$

按阿伏加德罗定律，1 摩尔任何元素的物质包含有 $6.022\ 045 \times 10^{23}$ 个原子，此数称为阿伏加德罗常数 N_A。由于 1 摩尔物质的质量（即摩尔质量）在数值上与相对原子质量相等，单位是克每摩尔（g/mol），故 ${}^{12}_{6}\text{C}$ 的摩尔质量是 12 g/mol。由阿伏加德罗常数和 ${}^{12}_{6}\text{C}$ 的摩尔质量可计算得到原子质量单位 u 和 g 或 kg 之间的关系

$$1\ \text{u} = \frac{12}{N_A} \times \frac{1}{12} = 1.660\ 565\ 5 \times 10^{-24}\ \text{g} = 1.660\ 565\ 5 \times 10^{-27}\ \text{kg} \tag{2-2}$$

由于一个电子的质量只有 0.000 548 u，而质子质量为 1.007 277 u，中子质量为 1.008 665 u，因此可认为原子核质量近似等于原子质量。

4. 质量和能量的关系

质量和能量都是物质的基本属性。根据相对论，这两个属性是相互联系的。具有一定质量的物体具有相应的能量，当它的质量发生了变化，则其能量也发生相应变化，反之亦然。两者的关系可用质能关系式表示，即

$$E = mc^2 \tag{2-3}$$

$$\Delta E = \Delta mc^2 \tag{2-4}$$

式中 E 为物体的能量，ΔE 为物体能量的变化，m 为物体的质量，Δm 为物体质量的变化，c 为光速，等于 $2.997\ 924\ 580 \times 10^8$ m/s。

对应于 1 g 质量的能量是

$$E = mc^2 = 10^{-3}\ \text{kg} \times (2.997\ 924\ 580 \times 10^8\ \text{m/s})^2 = 8.987\ 551\ 79 \times 10^{13}\ \text{J}$$

这是一个巨大的能量，相当于 2 800 t 煤的燃烧热。

一个原子质量单位的能量是

$$\begin{aligned} E = mc^2 &= 1.660\ 565\ 5 \times 10^{-27}\ \text{kg} \times (2.997\ 924\ 580 \times 10^8\ \text{m/s})^2 \\ &= 1.492\ 441\ 8 \times 10^{-10}\ \text{J} = 931.501\ 6\ \text{MeV} \end{aligned}$$

类似地，可计算得到电子、质子和中子的静止质量能量分别是 0.511 003 4 MeV，938.279 6 MeV 和 939.573 1 MeV。

相对论还指出，运动物体的质量 m 随其运动速度 v 的变化而变化

$$m = \frac{m_0}{\sqrt{1 - v^2 / c^2}} \tag{2-5}$$

式中 m_0 为物体静止时的质量，即物体的静止质量；m 为物体速度为 v 时的质量。

上式表明，物体的质量随它的运动速度增大而增大；任何物体的运动速度不可能超过真空中的光速。

在相对论中，运动物体的动能 E_k 等于其总能量 E 与静止质量能量 m_0c^2 之差，即

$$E_k = E - m_0c^2 \tag{2-6}$$

对于光子，由于其静止质量 m_0 为零，因此光子的总能量就是其动能。

二、放射性

1. 原子核的稳定性

实验上已发现的核素约有 2 000 种，其中只有近 300 种是稳定的，不稳定核素都会自发地放出射线，最终变为稳定核素。影响核稳定性的因素如下。

（1）中子数与质子数之间的比例关系　对于轻核，中子数和质子数相等的核素较稳定。对于重核，由于核内质子数增多，相互间的库仑斥力增大，要保证原子核稳定，就需要有更多的中子来增加相互间的核吸引力。

（2）核子数的奇偶性　如果将近 300 种稳定核素按质子数和中子数的奇偶性分类，就会发现大多数是偶偶核，奇偶核和偶奇核各占约 20%，剩下的不到 2%是奇奇核，这表明质子数和中子数各自成对时，原子核较稳定。

（3）重核的不稳定性　原子序数小于 82 的元素至少存在一种稳定核素，而原子序数大于 82 的元素都不稳定，会自发地放射出 α 粒子或自发裂变而成为铅（$Z=82$）的稳定同位素。

2. 衰变的类型

不稳定核素自发地放出射线，转变为另一种核素，这种现象称为放射性，这个过程称为放射性衰变，这些核素称为放射性核素。发出的射线种类可能有α射线、β射线、γ射线，还可能有正电子、质子、中子等其他粒子。发生衰变前的核称为母核，发生衰变后的核称为子核，衰变过程中释放的能量称为衰变能。一个衰变过程既可以用反应式表示，也可以用衰变纲图表示，衰变纲图比反应式更直观。

（1）α衰变

原子核自发地放射出α粒子（也就是氦的原子核）的转变过程称为α衰变，衰变后质量数减少 4，电荷数减少 2。反应式可表示为

$$^{A}_{Z}X \rightarrow {}^{A-4}_{Z-2}Y + {}^{4}_{2}He + Q \tag{2-7}$$

式中 X 表示母核，Y 表示子核，A 和 $A-4$ 表示衰变前后的质量数，Z 和 $Z-2$ 表示衰变前后的电荷数，Q 表示衰变能。由于衰变能等于母核的静止质量减去子核及α粒子静止质量之差所对应的能量，因此只有母子核静止质量之差大于α粒子静止质量时，才能保证衰变能大于零，衰变才可能发生。

重核易发生α衰变，发生衰变后原子核的质子数和中子数都将减少 2，镭（$^{226}_{88}Ra$）是

典型的α衰变核素。它可能通过发射 4.78 MeV 的α粒子直接衰变到氡（${}^{222}_{86}Rn$）的基态，也可能通过发射 4.60 MeV 的α粒子先衰变到氡的激发态，后者再放射 0.18 MeV 的γ射线而跃迁到基态。在两种衰变方式中，前一种方式的分支比（即发生的概率份额）是 94.5%，后一种方式的分支比是 5.5%（图 2－3）。

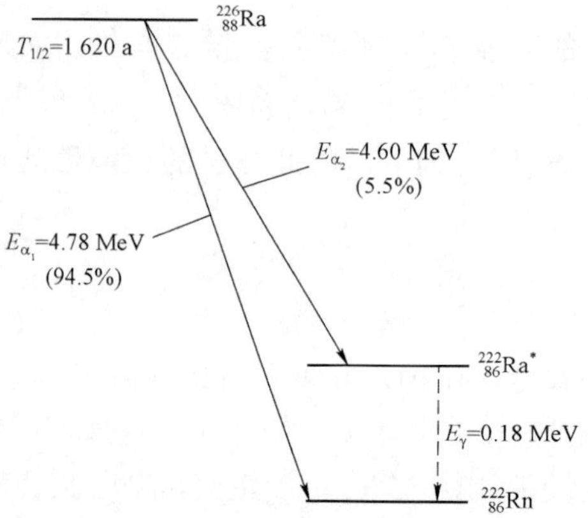

图 2－3　从镭到氡的衰变纲图

（2）β 衰变

原子核自发地放射出电子 e^-或正电子 e^+或俘获一个轨道电子的转变过程称为 β 衰变。为示区别，放射电子的称为 β^-衰变，发射出的电子称为 β^-粒子；放射正电子的称为 β^+衰变，发射出的正电子称为 β^+粒子；俘获轨道电子的称轨道电子俘获。如果俘获的是 K 层电子，则称 K 俘获；如果俘获的是 M 层电子，则称 M 俘获。衰变后子核与母核质量数相等，电荷数相差 1。三种类型 β 衰变的反应式可分别表示为

$$
\begin{aligned}
{}^{A}_{Z}X &\rightarrow {}^{A}_{Z+1}Y + e^- + \bar{\nu} + Q \\
{}^{A}_{Z}X &\rightarrow {}^{A}_{Z-1}Y + e^+ + \nu + Q \\
{}^{A}_{Z}X + e^- &\rightarrow {}^{A}_{Z-1}Y + \nu + Q
\end{aligned}
\qquad (2-8)
$$

式中 ν 和 $\bar{\nu}$ 表示中微子和反中微子，其他符号的含义见式（2－7）。

（3）γ 跃迁和内转换

α 和 β 衰变后的子核很可能处于激发态，会以 γ 射线形式释放能量跃迁到较低的能态或基态，这种跃迁的过程称 γ 跃迁。例如，放疗中常用的钴－60 源、铯－137 源和铱－192 源均既具有 β 放射性，同时也具有 γ 放射性。原子核能级的间隔一般在 10^{-3} MeV 以上，故 γ 射线能量低限是 10^{-3} MeV，高端可达到 MeV 能量级。

处于激发态的原子核还有另外一种释放能量的方式，即将跃迁的能量直接转移给一个轨道电子而将后者发射出原子，这种现象称为内转换，发射出的电子称为内转换电子。根据能量守恒定律，内转换电子的动能等于跃迁的能量减去轨道电子的结合能。由于 K 层电子最靠近原子核，因此只要能量足够，K 层内转换的概率最大。应注意的是，不能将内转换过程理解为内光电效应，即不能认为是原子核先放出光子，然后光子再与核外的轨道电子发生光电效应，原因是发生内转换的概率要比发生内光电效应的概率大得多。

无论是电子俘获过程还是内转换过程，由于原子的内壳层缺少了电子而出现空位，外层电子将会来填充这个空位，因此两个过程都会伴随着特征 X 射线和俄歇电子的发射。

3. 放射性度量

实验发现，在时间间隔 $t \to t+\mathrm{d}t$ 出内发生衰变的原子核数目 $\mathrm{d}N$ 和 t 时刻的原子核数目 N 以及时间间隔长度 $\mathrm{d}t$ 成正比，即

$$-\mathrm{d}N=\lambda N\mathrm{d}t \tag{2-9}$$

式中 λ 称衰变常数，表示单位时间内每个原子核衰变的概率；其数值大小因核素而异，值越大，衰变越快。

利用初始条件 $t=0$ 时，$N=N_0$，求解式（2-9）得

$$N=N_0\mathrm{e}^{-\lambda t} \tag{2-10}$$

上式说明放射性衰变服从指数规律。

放射性活度是指一定量的放射性核素在一个很短的时间间隔内发生的核衰变数除以该时间间隔之商，可用公式表示为

$$A=-\frac{\mathrm{d}N}{\mathrm{d}t}=\lambda N=\lambda N_0\mathrm{e}^{-\lambda t}=A_0\mathrm{e}^{-\lambda t} \tag{2-11}$$

式中 A 和 A_0 分别是 t 时刻和初始时刻的放射性活度。

活度的国际单位制单位是贝可勒尔（Bq），衍生单位有 MBq，GBq 和 TBq。在此之前，放射性活度单位是居里（Ci）。这些单位之间的关系可表示为

$$1\ \mathrm{Ci}=3.7\times10^{10}\ \mathrm{Bq}=3.7\times10^{4}\ \mathrm{MBq}=3.7\times10\ \mathrm{GBq}=3.7\times10^{-2}\ \mathrm{TBq} \tag{2-12}$$

放射性核素其原子核数目衰减到原来数目一半所需的时间称放射性核素的半衰期（$T_{1/2}$）。将 $N=N_0/2$ 代入式（2-11），得半衰期与衰变常数的关系为

$$T_{1/2}=\frac{\ln 2}{\lambda}=\frac{0.693}{\lambda} \tag{2-13}$$

$T_{1/2}$ 的单位是秒（s），对半衰期长的核素可以用分（min）、天（d）、年（a）。经过一个半衰期后，放射性活度衰减到初始值的 1/2，两个半衰期后衰减到初始值的 1/4，依次类推，在经过 n 个半衰期后衰减到初始值的（1/2）^{n}。

平均寿命 τ 是指放射性原子核平均生存的时间。由式（2-9）知，在时间间隔 $t \to t+\mathrm{d}t$ 内有 $\mathrm{d}N$ 个原子核发生衰变，这些原子核的寿命是 t，t 可以从 0 变化至∞，故 N_0 个原子核的平均寿命可表示为

$$\tau=\frac{\int_0^{\infty}(-\mathrm{d}N)t}{N_0}=\int_0^{\infty}\lambda t\mathrm{e}^{-\lambda t}\mathrm{d}t=\frac{1}{\lambda}=1.44T_{1/2} \tag{2-14}$$

放射性比活度是指单位质量放射源的放射性活度，其单位是 Bq/g。放射性比活度是衡量放射性物质纯度的指标。任何核素的放射源不可能全部由该种核素组成，而是被浓度大得多的相同元素的稳定同位素所稀释，还可能含有与放射性元素相化合的其他元素的一些稳定同位素，还会有衰变子核。含其他核素少的，放射性比活度就高，反之则低。

4. 递次衰变

放射性核素转变为稳定核素时往往需要多次衰变才能完成，这种衰变称递次衰变，衰

变过程中形成的核素系列称衰变系列，如${}^{90}_{36}Kr$转变为${}^{90}_{40}Zr$需经4次β^-衰变，

$$ {}^{90}_{36}Kr \xrightarrow{14\ s} {}^{90}_{37}Rb \xrightarrow{2.9\ min} {}^{90}_{38}Sr \xrightarrow{28\ a} {}^{90}_{39}Y \xrightarrow{64\ h} {}^{90}_{40}Zr \tag{2-15} $$

式中14 s，2.9 min，28 a，64 h分别是四次衰变的半衰期。

递次衰变时任一子体随时间的变化不仅与本次衰变的衰变常数有关，而且与前面所有衰变的衰变常数有关。

5. 人工放射性核素

人工放射性核素在医学中有着广泛的应用，如钴－60、铱－192、锝－99、锶－90等。利用核反应堆生产是人工放射性核素的主要来源，制备的途径有两种：① 利用反应堆中的强中子束照射靶核，靶核俘获中子而生成放射性核；② 利用中子引起重核裂变，从裂变碎片中提取放射性核素。这样制备出来的核素是丰中子核素，通常具有β^-衰变。高能加速器也可用来生产放射性核素，这样制备出来的核素是缺中子核素，通常具有β^+衰变，但多数是短寿命的。

第二节　射线与物质的作用

辐射剂量学是研究电离辐射能量在受照物质中转移和吸收的规律，剂量分布与照射条件的联系，辐射剂量测算方法和辐射剂量与辐射效应关系。电离辐射剂量学在本章第二节和第三节均有讨论，前者着重阐述剂量产生过程，后者着重介绍剂量学量。剂量是电离辐射和物质相互作用的结果，因此它既与电离辐射性质也与作用物质性质有关。电离辐射根据是否带电，分为带电射线和不带电射线。带电射线如电子、质子、α粒子等，受物质原子核外电场影响与电子发生碰撞沉积能量产生电离。不带电射线通过间接作用，先产生次级带电粒子再由这些带电粒子进一步产生电离。本节将讨论电离辐射与物质相互作用的直接和间接过程。

一、带电粒子与物质的相互作用

1. 带电粒子与物质相互作用的主要方式

具有一定能量的带电粒子入射到靶物质中，与物质原子发生作用，作用的主要方式有：① 与核外电子发生非弹性碰撞；② 与原子核发生非弹性碰撞；③ 与原子核发生弹性碰撞；④ 与原子核发生核反应。

（1）带电粒子与核外电子的非弹性碰撞

当带电粒子从靶物质原子近旁经过时，入射粒子和轨道电子之间的库仑力使电子受到吸引或排斥，从而获得一部分能量。如果轨道电子获得足够的能量，就会引起原子电离，则原子成为正离子，轨道电子成为自由电子。如果轨道电子获得的能量不足以电离，则可以引起原子激发，使电子从低能级跃迁到高能级。处于激发态的原子很不稳定，跃迁到高能级的电子会自发跃迁到低能级而使原子回到基态，同时释放出特征X射线或俄歇电子，X射线能量或俄歇电子动能等于高低能级能量的差值。如果电离出来的电子具有足够的动能，能进一步引起物质电离，则称它们为次级电子或δ电子。由次级电子引起的电离称为

次级电离。

带电粒子因与核外电子的非弹性碰撞，导致物质原子电离和激发而损失的能量称为碰撞损失或电离损失。线性碰撞阻止本领（linear collision stopping power）（用符号 S_{col} 或 $\left(\frac{dE}{dl}\right)_{col}$ 表示）和质量碰撞阻止本领（mass collision stopping power）（用符号 $\left(\frac{S}{\rho}\right)_{col}$ 或 $\frac{1}{\rho}\left(\frac{dE}{dl}\right)_{col}$ 表示）是描述电离（碰撞）损失的两个物理量。线性碰撞阻止本领是指入射带电粒子在靶物质中穿行单位长度路程时电离损失的平均能量，其 SI 单位是 $J \cdot m^{-1}$，还常用到 $MeV \cdot cm^{-1}$ 这一单位。质量碰撞阻止本领等于线性碰撞阻止本领除以靶物质的密度，其 SI 单位是 $J \cdot m^2 \cdot kg^{-1}$，还常用到 $MeV \cdot cm^2 \cdot g^{-1}$。

（2）带电粒子与原子核的非弹性碰撞

当带电粒子从原子核附近掠过时，在原子核库仑场的作用下，运动方向和速度发生变化，此时带电粒子的一部分动能就变成具有连续能谱的 X 射线辐射出来，这种辐射称为轫致辐射。与线性碰撞阻止本领、质量碰撞阻止本领类似，用线性辐射阻止本领（linear radiative stopping power）（用符号 S_{rad} 或 $\left(\frac{dE}{dl}\right)_{rad}$ 表示）和质量辐射阻止本领（mass radiative stopping power）（用符号 $\left(\frac{S}{\rho}\right)_{rad}$ 或 $\frac{1}{\rho}\left(\frac{dE}{dl}\right)_{rad}$ 表示）来描述单位路程长度和单位质量厚度的辐射能量损失。根据量子电动力学理论，可推得下面的关系式

$$\left(\frac{S}{\rho}\right)_{rad} \propto \frac{z^2 Z^2}{m^2} NE \tag{2-16}$$

式中 z 为带电粒子的电荷数；Z 为靶原子的原子序数；N 为单位质量靶物质中的原子数；m 为带电粒子的静止质量；E 为带电粒子的能量。

由式（2－16）可以得出如下三点结论。

① 辐射损失与入射带电粒子的 m^2 成反比，轻带电粒子的辐射损失比重带电粒子的辐射损失大得多（如相同能量的电子的辐射损失要比质子大一百万倍），重带电粒子的轫致辐射引起的能量损失可以忽略；

② 辐射损失与 Z^2 成正比，说明重元素物质中的轫致辐射损失比轻元素物质大；

③ 辐射损失与粒子能量成正比，这与电离损失的情况不同。

（3）带电粒子与原子核的弹性碰撞

当带电粒子与靶物质原子核库仑场发生相互作用时，尽管带电粒子的运动方向和速度发生了变化，但不辐射光子，也不激发原子核，则此种相互作用满足动能和动量守恒定律，属弹性碰撞，也称弹性散射。碰撞发生后，绝大部分能量由散射粒子带走。重带电粒子由于质量大，与原子核发生弹性碰撞时运动方向改变小，散射现象不明显，因此它在物质中的径迹比较直。相反，电子质量很小，与原子核发生弹性碰撞时运动方向改变可以很大，而且还会与轨道电子发生弹性碰撞。经多次散射后，电子的运动方向偏离原来的方向，最后的散射角可以大于 90°，甚至可能是 180°，因此它在物质中的径迹很曲折。散射角小于

90°、接近 90°、大于 90° 时的多次散射分别称为前向散射、侧向散射和反向散射。

弹性碰撞发生的概率与带电粒子的种类和能量有关。只有当带电粒子的能量很低，其速度比玻尔轨道的电子速度 v_0（2.183×10^8 cm/s）小很多时，才会有明显的弹性碰撞过程。与速度 v_0 对应的 α 粒子、质子和电子的能量分别是 0.1 MeV，0.025 MeV 和 0.013 5 keV。通常情况 α 粒子和质子的能量比上述能量高得多，因此，对重带电粒子，发生弹性碰撞的概率很小。对于能量在 10^4～10^6 eV 范围的电子，发生弹性碰撞的概率也仅占 5%。当电子能量高出这个范围时，弹性碰撞发生的概率进一步减小。

（4）带电粒子与原子核发生核反应

当一个重带电粒子具有足够高的能量（约 100 MeV），并且与原子核的碰撞距离小于原子核的半径时，如果有一个或数个核子被入射粒子击中，它们将会在一个内部级联过程中离开原子核，其飞行方向主要倾向于粒子入射方向。失去核子的原子核处于高能量的激发态，将通过发射所谓的“蒸发粒子”（主要是一些较低能量的核子）和γ射线而退激。当核反应发生时，入射粒子的一部分动能被中子和γ射线带走，而不是以原子激发和电离的形式被局部吸收，因此这将影响吸收剂量的空间分布。

除上面介绍的作用方式以外，当一个粒子与其反粒子发生碰撞时，它们的质量可能转化为了辐射的能量，这种辐射称为湮没辐射。例如，当一个正电子与一个负电子碰撞时，产生两个能量为 0.511 MeV 的γ光子。当高速带电粒子在透明介质中以高于光在该介质的传播速度运动时，还能产生契伦科夫辐射，即带电粒子的部分能量以蓝色光的形式辐射出来。

2. 总质量阻止本领

总质量阻止本领（total mass stopping power）定义为带电粒子在密度为 ρ 的介质中穿过路程 dl 时，一切形式的能量损失 dE 除以 ρdl 而得的商，用符号 $\frac{1}{\rho}\left(\frac{\mathrm{d}E}{\mathrm{d}l}\right)$ 或 $\frac{S}{\rho}$ 表示。对于电子，在常规的能量范围内，总的能量损失可认为就是电离损失和辐射损失之和，其他作用过程的能量损失可以忽略不计，因此

$$\frac{S}{\rho}=\left(\frac{S}{\rho}\right)_{\mathrm{col}}+\left(\frac{S}{\rho}\right)_{\mathrm{rad}} \tag{2-17}$$

对于重带电粒子，辐射损失可以忽略，式（2－17）可改写为

$$\frac{S}{\rho}=\left(\frac{S}{\rho}\right)_{\mathrm{col}} \tag{2-18}$$

3. 射程

带电粒子在与物质的相互作用过程中，不断地损失其动能，最终将损失所有的动能而停止运动（不包括热运动）。粒子从入射位置至完全停止位置沿运动轨迹所经过的距离称为路径长度；沿入射方向从入射位置至完全停止位置所经过的距离称为射程。由于粒子的运动轨迹是曲折的，因此射程总是小于路径长度。粒子与物质的相互作用是一个随机过程，每个相同能量的入射粒子的路径长度和射程均可能不一样，整个粒子束的路径长度和射程将构成统计分布。平均路径长度用来描述路径长度的分布特点，而平均射程和外推射程等概念用来描述射程分布特点。

重带电粒子因其质量大，与核外电子的一次碰撞只损失很小一部分能量，运动方向也改变很小，并且与原子核发生弹性散射的概率小，其运动路径比较直，因此粒子数随吸收块厚度变化曲线表现为开始时的平坦部分和尾部的快速下降部分。电子因其质量小，每次碰撞的电离损失和辐射损失比重带电粒子大得多，同时运动方向改变大，并且与原子核发生弹性碰撞概率大，其运动路径曲折，粒子的射程分布在一个很宽范围，也就是说电子的射程发生了较严重的歧离，因此粒子数随厚度变化曲线呈逐渐下降趋势（图 2－4）。

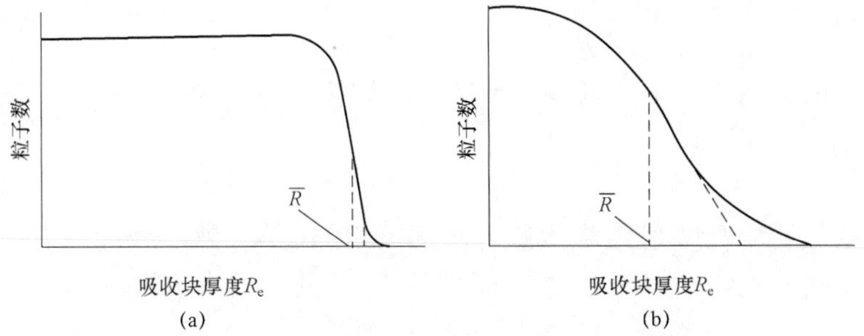

图 2－4　粒子数随吸收块厚度变化曲线

（a）重带电粒子；（b）电子

外推射程（R_e）定义为粒子数随吸收块厚度变化曲线最陡部分做切线外推与横坐标相交，相交位置对应的吸收块厚度。

4. 比电离

带电粒子穿过靶物质时使物质原子电离产生电子—离子对，单位路程上产生的电子—离子对数目称为比电离，它与带电粒子在靶物质中的碰撞阻止本领成正比。从理论上分析，由于碰撞阻止本领近似与带电粒子速度平方成反比，因此当粒子接近其路程的末端时，碰撞阻止本领和比电离达到最大值，越过峰值以后，由于粒子能量几乎耗尽，碰撞阻止本领和比电离很快下降到零。从实验测量结果看，重带电粒子束的比电离曲线和百分深度剂量曲线尾部均可以观察到明显的峰值，此峰值称为布喇格峰，而在电子束的比电离曲线和百分深度剂量曲线尾部均观察不到峰值，这是由于电子束的能量歧离和射程歧离现象严重。所谓能量歧离和射程歧离是指一束相同能量的入射粒子，当它们穿过相同厚度的靶物质后，它们的能量和射程并不完全相同的现象。利用重带电粒子束（主要是质子和负π介子）实施放疗，可以通过调整布喇格峰的位置和宽度使其正好包括靶区，从而达到提高靶区剂量和减少正常组织受照剂量的目的，这正是重带电粒子束相对光子、电子和中子束等所具有的剂量学优点。

5. 传能线密度

传能线密度（linear energy transfer，LET）是描述辐射品质的物理量，定义为 dE 除以 dl 而得的商，即

$$L_{\Delta}=\left(\frac{\mathrm{d}E}{\mathrm{d}l}\right)_{\Delta} \qquad (2-19)$$

式中 L_{Δ} 是传能线密度，dE 是特定能量的带电粒子在物质中穿行出距离时，由能量转移

小于某一特定值Δ的历次碰撞所造成的能量损失。上述定义中的Δ是能量截止值，即凡由能量转移值小于Δ值的碰撞所造成的能量传递均认为是在局部授予物质的。Δ值常以“电子伏特”为单位。至于Δ值的大小，很大程度上取决于有关授予能量微观分布的那个质量元的大小。通常传递给次级电子的能量超过 100 eV 时就认为构成一条独立的δ径迹。

由定义可知，当Δ值很小时，L_Δ会明显小于$\left(\dfrac{dE}{dl}\right)_{col}$，随Δ值增大，$L_\Delta$与$\left(\dfrac{dE}{dl}\right)_{col}$差别逐渐减小；当$\Delta \to \infty$时，$L_\infty = \left(\dfrac{dE}{dl}\right)_{col}$。

重带电粒子的能量损失沿其径迹的分布，要比电子的密集得多，因而它们具有较高的L_Δ值和$\left(\dfrac{dE}{dl}\right)_{col}$值。

生物效应依赖于电离辐射微观体积内局部授予的能量。就一级近似而言，L_∞相等的辐射预期能产生相同的生物效应，L_∞高的辐射比L_∞低的辐射有着更高的生物学效能。

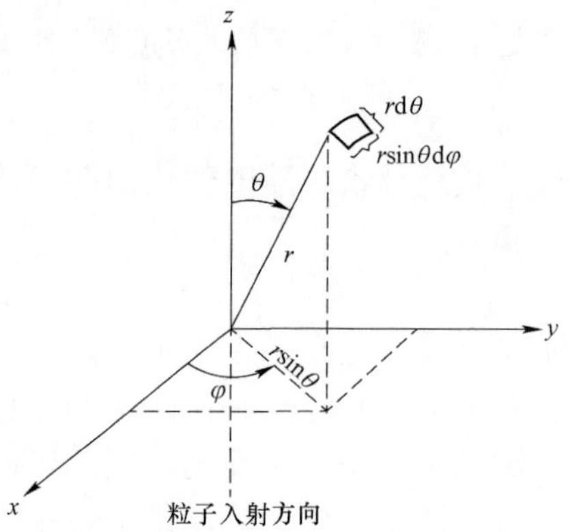

图 2－5　描述粒子入射的球坐标系示意图

二、X(γ) 射线与物质的相互作用

X(γ) 射线与无线电波、红外线、可见光、紫外线一样，都是电磁辐射，但波长比紫外线更短，在干涉、衍射、偏振这些现象上表现出波动性；同时，X(γ) 射线也是一种粒子，即 X(γ) 光子，在与物质相互作用过程中的大多数情况又表现出其粒子性。如果电磁波的频率为ν，波长为λ，则一个光子的能量$E = h\nu = hc/\lambda$，其中h是普朗克常数，c是光在真空中的速度。与带电粒子相比，X(γ) 射线与物质的相互作用表现出不同的特点：① X(γ) 光子不能直接引起物质原子电离或激发，而是首先把能量传递给带电粒子；② X(γ) 光子与物质的一次相互作用可以损失其能量的全部或很大一部分，而带电粒子则是通过许多次相互作用逐渐损失其能量；③ X(γ) 光子束入射到物体时，其强度随穿透物质厚度近似呈指数衰减，而带电粒子有确定的射程，在射程之外观察不到带电粒子。X(γ) 射线与物质相互作用的主要过程有光电效应、康普顿效应和电子对效应；其他次要的作用过程有相干散射、光致核反应等。本章将重点讨论三个主要作用，以及它们对 X(γ) 射线能量在介质中的转移

和吸收的相对重要性，并对其他次要过程做扼要介绍。

1. 光子与物质相互作用系数

（1）截面和微分截面

截面（cross section）是描述粒子与物质相互作用概率的物理量，定义为一个入射粒子与单位面积上一个靶粒子发生相互作用的概率，用符号 σ 表示。靶粒子可以是原子、原子核或核外电子，相应的截面称原子截面、原子核截面或电子截面。σ 的 SI 单位是 m^2，专用单位是靶恩（barn，b），$1\ b=10^{-24}\ cm^2=10^{-28}\ m^2$。

如果一个入射粒子与物质的相互作用有多种相互独立的作用方式，则相互作用总截面等于各种作用截面之和

$$\sigma=\sum_j \sigma_j \tag{2-20}$$

如果以粒子的入射方向为 z 轴建立图 2－5 所示的球坐标系，则当作用发生后，入射粒子、靶粒子或作用过程中产生的新粒子将沿以 (θ,φ) 表示的某方向飞行，并且同一种粒子沿不同方向飞行的概率可能各不相同，因此需要有一个物理量——微分截面（differential cross section）来描述相互作用后某种粒子的角分布特征。微分截面的物理含义是一个入射粒子与单位面积上一个靶粒子发生相互作用，并且作用后粒子飞行在某方向单位立体角内的概率，用 $\frac{d\sigma}{d\Omega}$ 表示，在球坐标系中 $d\Omega=\sin\theta d\theta d\varphi$。以康普顿效应为例，当入射光子与原子核外层电子发生相互碰撞后，入射光子改变运动方向，被称为散射光子，电子离开原来的位置，被称为反冲电子，因此散射光子和反冲电子都有各自的微分截面。

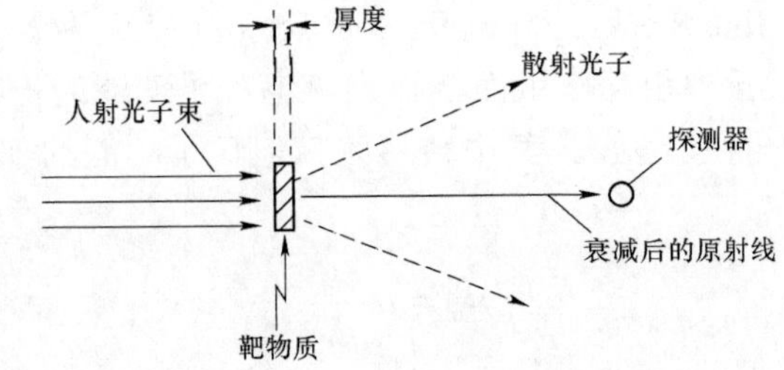

图 2－6　单能平行 X(γ) 光子束被物质衰减示意图

（2）线性衰减系数与截面的关系

考虑一单能平行 X(γ) 光子束水平入射到物质中，其穿射情况见图 2－6。设靶物质单位体积的靶粒子数为 n，密度为 ρ；在厚度 $t=0$ 处，与 X(γ) 光子束入射方向垂直的单位面积上的光子数为 I_0；在厚度 t 处，单位面积上的光子数为 I；穿过 dt 薄层时，有 dI 个光子与物质发生了相互作用。从前面的介绍可知，X(γ) 光子与靶物质可能发生光电效应、康普顿散射、电子对效应等形式的相互作用。一旦发生这些相互作用，X(γ) 光子或者损失其全部能量而消失，或者损失部分能量并偏离入射方向，或者不损失能量仅偏离方向。如果散射光子不会照射到探测器，则探测器测量到的就是未与物质发生相互作用的光子，因而测量到的光子数目变化就是（$-dI$）。根据截面定义可得到如下的微分方程

$$-dI=\sigma In dt \tag{2-21}$$

根据初始条件 $t=0$ 时，$I=I_0$，解微分方程得

$$I=I_0\mathrm{e}^{-\sigma nt}=I_0\mathrm{e}^{-\mu t} \tag{2-22}$$

$$\mu=\sigma n \tag{2-23}$$

式（1－23）表明 μ 表示 X(γ) 光子与每单位厚度物质发生相互作用的概率，称为线性衰减系数（linear attenuation coefficient），单位是 m^{-1} 或 cm^{-1}。另一方面，由式（2－21）和式（2－23）可得 $\mu=\frac{-\mathrm{d}I}{I}/\mathrm{d}t$，因此线性衰减系数也表示 X(γ) 光子束穿过靶物质时在单位厚度上入射 X(γ) 光子数减少的百分数。

对于每一种相互作用形式，可以定义相应的线性衰减系数，总线性衰减系数等于各种相互作用的线性衰减系数之和

$$\mu(E)=\sum_j \mu_j(E) \tag{2-24}$$

质量衰减系数 $\frac{\mu}{\rho}$（mass attenuation coefficient）表示 X(γ) 光子与每单位质量厚度物质发生相互作用的概率，等于线性衰减系数除以物质密度之商，单位是 m^2/kg 或 cm^2/g。

任何物质都会热胀冷缩，并且有气、液和固的三相变化，也就是说物质密度会随温度和（或）气压的变化而变化，因此线性衰减系数也将随温度和（或）气压的变化而变化。由定义知，质量衰减系数与物质密度无关，不管物质的热力学状态如何，它的质量衰减系数都是相同的，因此在许多情况，使用质量衰减系数比线性衰减系数方便。

（3）线性能量转移系数和质能转移系数

线性能量转移系数（linear energy transfer coefficient）定义为 X(γ) 光子在物质中穿行单位距离时，其总能量由于各种相互作用而转移为带电粒子动能的份额，用符号 μ_{tr} 表示，单位为 m^{-1} 或 cm^{-1}。设光子能量为 $h\nu$，其中转移为带电粒子动能的部分为 E_{tr}，则 μ_{tr} 和 μ 的关系可表示为

$$\mu_{\mathrm{tr}}=\mu\frac{E_{\mathrm{tr}}}{h\nu} \tag{2-25}$$

对于 X(γ) 光子与物质相互作用的每一种形式，如果相互作用时有能量转移，就可以定义相应的线性能量转移系数，总转移系数等于各转移系数之和

$$\mu_{\mathrm{tr}}=\sum_j \mu_{\mathrm{tr,j}} \tag{2-26}$$

质能转移系数（mass energy transfer coefficient）$\frac{\mu_{\mathrm{tr}}}{\rho}$ 定义为 $\mathrm{d}E_{\mathrm{tr}}/EN$ 除以 $\rho\mathrm{d}l$ 而得的商，即

$$\frac{\mu_{\mathrm{tr}}}{\rho}=\frac{1}{\rho EN}\times\frac{\mathrm{d}E_{\mathrm{tr}}}{\mathrm{d}l} \tag{2-27}$$

式中 ρ 为物质密度，$\mathrm{d}E_{\mathrm{tr}}/EN$ 是该能量的入射 X(γ) 光子穿过“质量厚度”为 $\rho\mathrm{d}l$ 的物质层时，其总能量中，因相互作用而转移为带电粒子动能的份额，E 是入射 X(γ) 光子的能量，N 是入射 X(γ) 光子数。

质能吸收系数定义为 X(γ) 光子在物质中穿过单位质量厚度时，其能量真正被受照物质吸收的那部分所占的份额。X(γ) 光子转移给次级电子的动能，有一部分通过韧致辐射和湮没辐射而损失掉，真正被物质所吸收的能量应等于 X(γ) 光子转移给次级电子的动能减去因辐射而损失的能量，因此质能吸收系数（mass energy absorption co efficient）$\frac{\mu_{\mathrm{en}}}{\rho}$ 和质能转移系数之间的关系可表示为

$$\frac{\mu_{\mathrm{en}}}{\rho}=\frac{\mu_{\mathrm{tr}}}{\rho}(1-g) \tag{2-28}$$

式中，g 为次级电子的动能因辐射而损失的份额。

质能转移系数和质能吸收系数均与质量衰减系数具有相同的量纲，即它们的单位也是 $\mathrm{m^2/kg}$ 或 $\mathrm{cm^2/g}$。

（4）半价层

半价层（HVL）定义为 X(γ) 射线束流强衰减到其初始值一半时所需的某种物质的衰减块厚度，它与线性衰减系数 μ 的关系可表示为

$$\mathrm{HVL}=\ln 2/\mu=0.693/\mu \tag{2-29}$$

与 μ 的意义一样，HVL 亦是 X(γ) 光子能量和衰减物质材料的函数，当指明衰减材料后，HVL 表示该种物质对 X(γ) 光子的衰减能力。

（5）平均自由程

平均自由程（l）定义为 X(γ) 光子与物质发生相互作用前平均的自由运动距离。l 与 μ 的关系类似 τ 与 λ 的关系：$l=1/\mu$。

2. 光电效应

（1）作用过程

能量为 $h\nu$ 的 X(γ) 光子与物质原子的轨道电子发生相互作用，把全部能量传递给对方，X(γ) 光子消失，获得能量的电子挣脱原子束缚成为自由电子（称为光电子）；原子的电子轨道出现一个空位而处于激发态，它将通过发射特征 X 射线或俄歇电子的形式很快回到基态，这个过程称为光电效应（见图 2－7）。

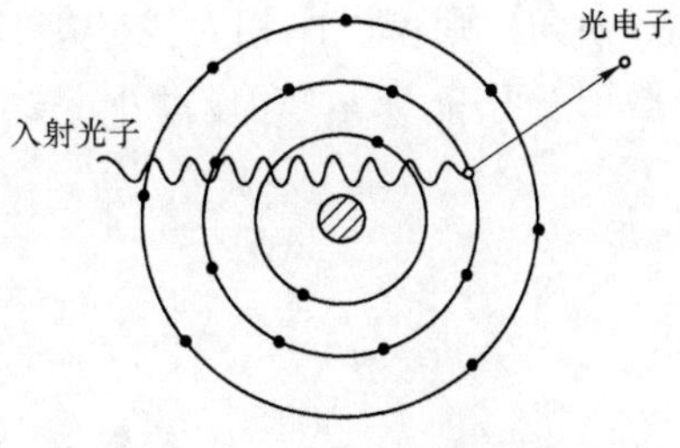

图 2－7　光电效应示意图

由能量守恒定律知，发生光电效应时，入射 X(γ) 光子能量 $h\nu$ 和光电子的动能 E_{e} 满足关系

$$h\nu=E_{\mathrm{e}}+B_i \tag{2-30}$$

式中 B_i 为原子第 i 层电子的结合能，与原子序数和壳层数有关。

（2）作用系数

K 层和 L 层电子发生光电效应的概率最大，如果入射 X(γ) 光子的能量大于 K 层电子结合能，则 K 层电子光电效应截面占原子总截面的 80%以上。当入射 X(γ) 光子能量大于 K 层电子结合能时，每个原子的光电效应总截面 σ_τ 与原子序数、X(γ) 光子能量之间的关系可表示为

$$\sigma_\tau \propto Z^n/(h\nu)^3 \qquad (2-31)$$

式中 n 是原子序数的函数，对低原子序数材料，n 近似取 4，对高原子序数材料 n 近似取 4.8。

原子的光电效应总截面和光电线性衰减系数与 Z 的 4～4.8 次方成正比，光电质量衰减系数与 Z 的 3～3.8 次方成正比；随原子序数的增大，光电效应发生的概率迅速增加，也就是说，电子在原子中束缚得越紧，其参与光电效应的概率越大。随能量增大，光电效应发生的概率迅速减小。于是，入射 X(γ) 光子的能量最终转化为两部分，一部分为次级电子（光电子和俄歇电子）的动能，另一部分为特征 X 射线能量。

（3）光电子的角分布

相对于 X(γ) 光子的入射方向，光电子沿不同角度方向运动概率不同，形成所谓的角分布。在 90° 和 180° 方向没有光电子，而在某一角度光电子出现概率最大；当入射 X(γ) 光子能量很低时，垂直入射方向出现概率最大；随入射 X(γ) 光子能量增加，角分布逐渐倾向沿光子入射方向。

3. 康普顿效应

当入射 X(γ) 光子和原子内一个轨道电子发生相互作用时，光子损失一部分能量，并改变运动方向，电子获得能量而脱离原子，此种作用过程称为康普顿效应。损失能量后的 X(γ) 光子称散射光子，获得能量的电子称反冲电子。考虑到相对康普顿效应占优势的光子能量范围，轨道电子的结合能很小，因此在推导有关的计算公式时，往往忽略结合能的作用，把康普顿效应看做是光子和处于静止的自由电子之间的弹性碰撞（图 2－8）。

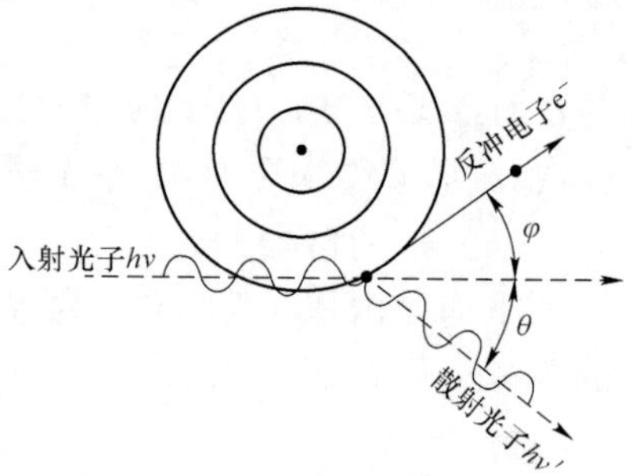

图 2－8　康普顿效应示意图

设散射光子与入射方向成 θ 角，反冲电子与入射方向成 φ 角，则可以由相对论的能量和动量守恒定律，推导出散射光子能量 $h\nu'$ 和反冲电子动能 E 的计算公式

$$h\nu' = \frac{h\nu}{1+\alpha(1-\cos\theta)}$$

$$E = h\nu - h\nu' = \frac{\alpha(1-\cos\theta)}{1+\alpha(1-\cos\theta)}h\nu \qquad (2-32)$$

式中 α 为入射 X(γ) 光子能量 $h\nu$ 和电子的静止能量 $m_e c^2$ 的比值，$m_e c^2 = 0.511$ MeV。

反冲角 φ 和散射角 θ 之间的关系为

$$\mathrm{ctg}\varphi = (1+\alpha)\mathrm{tg}(\theta/2) \qquad (2-33)$$

式（2－33）说明，在入射 X(γ) 光子能量一定的情况，散射光子能量随散射角增大而减小，相应地反冲电子动能将增大。在散射角一定的情况下，散射光子能量随入射 X(γ) 光子能量增大而增大，但增大的速度逐渐减慢；反冲电子动能随入射 X(γ) 光子能量增大而同速增大。

每个原子的康普顿效应总截面、转移截面和散射截面均与原子序数成正比。康普顿效应线性衰减系数 μ_c、线性能量转移系数 $\mu_{c,tr}$ 分别近似等于电子截面 ${}_e\sigma$、${}_e\sigma_{tr}$ 与物质电子密度 n_e 的乘积。由于所有物质的每克电子数均十分接近（氢除外），故康普顿效应的质量衰减系数和质能转移系数与原子序数近似无关，也就是说，所有物质的这些系数值都基本相等。

4. 电子对效应

当 X(γ) 光子从原子核旁经过时，在原子核库仑场的作用下形成一对正负电子，此过程称电子对效应（见图 2－9）。与光电效应类似，电子对效应除涉及入射 X(γ) 光子和轨道电子以外，还需要有原子核参加，才能满足动量守恒定律。因原子核质量大，它获得的能量可忽略，因此可认为 X(γ) 光子能量的一部分转变为正负电子的静止能量 $2m_ec^2$，另一部分作为正负电子的动能 E_+ 和 E_-

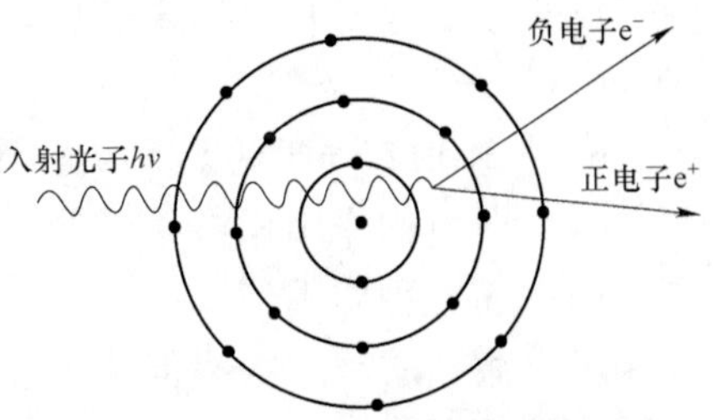

图 2－9　电子对效应示意图

$$h\nu = E_+ + E_- + 2m_ec^2 \tag{2-34}$$

由式（2－34）知，只有当入射 X(γ) 光子能量大于 $2m_ec^2 = 1.02$ MeV 时，才能发生电子对效应。对一定能量的入射 X(γ) 光子，电子对的动能之和为常数，但单个电子的动能可以取 0～$(h\nu - 2m_ec^2)$ 之间的任意值，例如，对于 20 MeV 的 X(γ) 光子，正或负电子的动能分布在 0～18.98 MeV 范围，但出现在整个范围中间部分的电子数目比两端多。正负电子的角分布与 X(γ) 光子能量的关系和光电子与能量的关系相似，即随入射 X(γ) 光子能量的增加正负电子的角分布趋向于光子的入射方向。

获得动能的正负电子在物质中通过电离或辐射的方式损失能量。当正电子停止下来时，它和一个自由电子结合而转变为两个光子，此过程称电子对湮没，湮没时放出的光子属湮没辐射。根据能量和动量守恒定律，两个光子的能量均为 0.511 MeV，飞行方向正好相反。由上可知，经电子对湮没后，入射 X(γ) 光子的能量最终将转化为两部分，一部分是正负电子的动能，其份额是 $(1 - 2m_ec^2 / h\nu)$，另一部分是次级光子的能量，其份额是 $2m_ec^2 / h\nu$。

电子对效应的质量衰减系数与原子序数成正比；当能量较低时，随 X(γ) 光子能量线性增加；高能时，随 X(γ) 光子能量的变化逐渐变慢。质能转移系数随原子序数和光子能量的变化情况也是如此。

5. 光子与物质的其他相互作用过程

（1）相干散射

X(γ) 光子具有波粒二象性，既是粒子也是电磁波。当入射电磁波从原子附近经过时，引起轨道电子共振，振荡电子将发射波长相同但方向不同的电磁波，不同轨道电子发射的电磁波具有相干性，故称此过程为相干散射，又称瑞利散射。在相干散射过程中，X(γ) 光子仅改变运动方向而没有能量转移。

（2）光核反应

X(γ) 光子与原子核作用引起的核反应称光核反应。常见的反应类型有（γ，p）、（γ，n）。光核反应是有阈能的反应。当 X(γ) 光子能量大于阈能时，反应截面随 X(γ) 光子能量增加而增大，当 X(γ) 光子能量大于阈能数个 MeV 时反应截面达到最大，此后随 X(γ) 光子能量增加而减小。

由于光核反应截面很小，在剂量学考虑中往往忽略光核反应的贡献。但在机房防护设计时，如果加速器 X 射线能量大于 10 MeV，则需要考虑（γ，n）反应，这是因为一方面中子比光子更容易从迷道中逸出，另一方面反应后的核素具有短寿命的 β^+ 衰变（半衰期约 10 min）。

6. 各种相互作用的总系数和相对重要性

（1）单质的作用系数

在上述五种作用形式中，光电效应、康普顿效应和电子对效应是主要作用形式，相干散射对总截面的贡献很小但不可忽略，光核反应的贡献可以忽略。故光子与物质相互作用的原子总截面

$$\sigma=\sigma_{\tau}+\sigma_{e}+\sigma_{p}+\sigma_{coh} \tag{2-35}$$

得总线性衰减系数

$$\mu=\mu_{\tau}+\mu_{e}+\mu_{p}+\mu_{coh} \tag{2-36}$$

相应地，总质量衰减系数

$$\frac{\mu}{\rho}=\frac{\mu_{\tau}}{\rho}+\frac{\mu_{e}}{\rho}+\frac{\mu_{p}}{\rho}+\frac{\mu_{coh}}{\rho} \tag{2-37}$$

相干散射过程中没有能量转移，故总线性能量转移系数

$$\mu_{tr}=\mu_{\tau,tr}+\mu_{e,tr}+\mu_{p,tr} \tag{2-38}$$

相应地，总质能转移系数

$$\begin{aligned}\frac{\mu_{tr}}{\rho}&=\frac{\mu_{\tau,tr}}{\rho}+\frac{\mu_{e,tr}}{\rho}+\frac{\mu_{p,tr}}{\rho}\\&=\frac{\mu_{\tau}}{\rho}\left(1-\frac{\delta}{h\nu}\right)+\frac{\mu_{e}}{\rho}\frac{E}{h\nu}+\frac{\mu_{p}}{\rho}\left(1-\frac{2m_{e}c^{2}}{h\nu}\right)\end{aligned} \tag{2-39}$$

由式（2－28）和式（2－39）知，总质能吸收系数

$$\frac{\mu_{en}}{\rho}=\left(\frac{\mu_{\tau,tr}}{\rho}+\frac{\mu_{e,tr}}{\rho}+\frac{\mu_{p,tr}}{\rho}\right)(1-g) \tag{2-40}$$

（2）化合物或混合物的作用系数

对于已知元素的原子构成的化合物或其混合物，其质量衰减系数和质能转移系数分别为

$$\frac{\mu}{\rho}=\left(\frac{\mu}{\rho}\right)_{1}w_{1}+\left(\frac{\mu}{\rho}\right)_{2}w_{2}+\cdots \tag{2-41}$$

$$\frac{\mu_{tr}}{\rho}=\left(\frac{\mu_{tr}}{\rho}\right)_{1}w_{1}+\left(\frac{\mu_{tr}}{\rho}\right)_{2}w_{2}+\cdots \tag{2-42}$$

式中下标 1，2，…分别表示一种构成元素；$\omega_1,\omega_2,\cdots$ 分别表示构成元素原子的质量份额。

质能吸收系数

$$\frac{\mu_{en}}{\rho}=\frac{\mu_{tr}}{\rho}(1-g) \qquad (2-43)$$

式中 g 表示化合物或混合物原子中次级带电粒子动能因辐射而损失的份额

$$g=1-w_1g_1-w_2g_2-\cdots \qquad (2-44)$$

（3）化合物或混合物的有效原子序数

X(γ) 光子与化合物或混合物的相互作用可以等效为 X(γ) 光子与某种单质的相互作用，这种单质的原子序数称为化合物或混合物的有效原子序数（effective atomic number），可用符号 Z 表示。在 X(γ) 光子与物质相互作用的三种主要形式中，原子序数对光电效应影响最大，因此有效原子序数一般针对光电效应计算

$$\overline{Z}=\sqrt[m]{a_1Z_1^m+a_2Z_2^m+\cdots+a_nZ_n^m} \qquad (2-45)$$

式中 $\alpha_1,\alpha_2,\cdots,\alpha_n$ 是构成元素原子的电子数份额；m 可以在 3～3.8 的范围取值，在这个范围内取不同的值对结果的影响很小。

对于化合物，电子数份额可直接由分子结构式确定。对于混合物，电子数份额可根据下面的公式由质量份额计算得到

$$a_j=(w_jZ_j/M_j)/\sum_{i=1}^{n}(w_iZ_i/M_i) \qquad (2-46)$$

式中 j 表示某一种构成元素，α_j 和 ω_j 表示某种构成元素原子在混合物中所占电子数份额和质量份额，Z_j 和 M_j 表示某种构成元素的原子序数和原子量；n 是构成元素的种类数；i 是构成元素编号，取值可以从 1 到 n。

（4）各种相互作用的相对重要性

X(γ) 光子与物质相互作用的三种主要形式与 X(γ) 光子能量、吸收物质原子序数的关系各不相同，表现为对不同原子序数在不同能量范围，它们的作用截面占总截面的份额有变化。如图 2－10 所示，左侧曲线表示光电效应和康普顿效应截面相等，右侧曲线表示康普顿效应和电子对效应截面相等。在 10 keV～100 MeV 能量范围的低端部分光电效应占优势，中间部分康普顿效应占优势，高端部分电子对效应占优势；例如对于水，三种效应占优势的能量范围依次是 10～30 keV，30 keV～25 MeV，25～100 MeV。

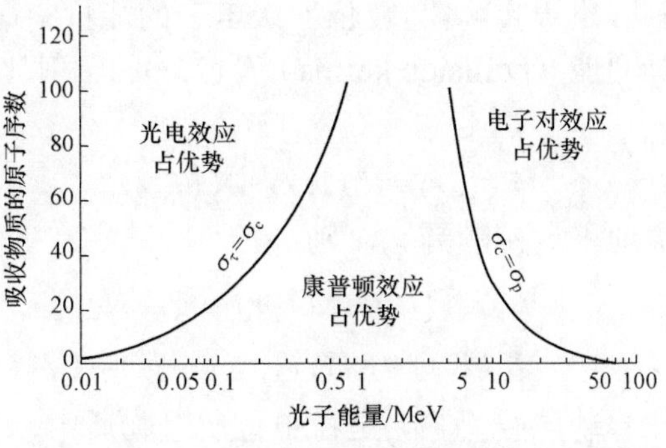

图 2－10　X(γ) 光子与物质相互作用的三种主要形式与 X(γ) 光子能量、吸收物质原子序数的关系

第三节　电离辐射剂量

电离辐射对生物产生损伤是因为在其中沉积能量，对能量定量描述用到剂量概念。剂量的大小也可以用不同方式表达，本节介绍基本剂量学量和防护量。

一、基本剂量学量

基本的剂量学量，是指一段时间（T）内，电离辐射向单位质量物质转移或授予的辐射能量，它们的单位都是：J/kg。其专门名称戈瑞（gray）。

1. 比释动能 K

比释动能：不带电粒子（中子、光子）在相互作用过程中，向次级带电粒子转移的能量。

比释动能（kerma）$K(T, r)$，定义为：

$$K(T, r) = \mathrm{d}\,E_{\mathrm{tr}}(T, r)/\mathrm{d}m \qquad (2-47)$$

这里，$\mathrm{d}E_{\mathrm{tr}}(T, r)$是 T 时间内，辐射场 r 点处，不带电粒子在质量为 dm 的物质中，因相互作用过程释出的所有带电粒子初始动能的总和。

比释动能 K 为：

$$K(T, r) = \eta_{\mathrm{u,\,c}}(T, r) \qquad (2-48)$$

其中，$\eta_{\mathrm{u,\,c}}(T, r)$是：$T$ 时间内相关位置上，单位质量物质中，因相互作用，由不带电粒子（u，中子或光子）释出的所有次级带电粒子 c（中子情况下，为重带电粒子；光子情况下，为电子）的初始动能的总和。

2. 碰撞比释动能

已经了解，带电粒子的能量损失，同时存在两种可能：碰撞损失和辐射损失。

对于中子，其次级带电粒子（重带电粒子）能量的辐射损失，几乎可略。然而，对于光子，宜同时考虑其次级电子能量的碰撞损失和辐射损失，特别是光子能量很高时，其次级电子能量的辐射损失会十分明显。

因为受光子照射的物质中，寄于关注的一点处，物质吸收的辐射能量，直接依赖次级电子能量的碰撞损失。因此，出于实际需要，依次级电子的能量归宿，光子的比释动能 $K(T, r)$ 分为两个组分：碰撞比释动能（collision kerma）$K_{\mathrm{c}}(T, r)$和辐射比释动能（radiative kerma）$K_{\mathrm{r}}(T, r)$。

$$K(T, r) = K_{\mathrm{c}}(T, r) + K_{\mathrm{r}}(T, r) \qquad (2-49)$$

若次级电子能量辐射损失的平均份额为 $\bar{g}$，则：

$$K_{\mathrm{r}}(T, r) = K(T, r) \cdot \bar{g} \qquad (2-50)$$

$$K_{\mathrm{c}}(T, r) = K(T, r) \cdot (1 - \bar{g}) \qquad (2-51)$$

所以，光子的碰撞比释动能 $K_{\mathrm{c}}(T, r)$是：单位质量物质中，光子释出的所有次级电子的初始动能，而后以电离、激发方式损失的能量总和。

必须注意的是，比释动能、碰撞比释动能乃至辐射比释动能，只用于不带电的电离辐射（中子和光子）。

3. X、γ 射线的照射量

X、γ 射线的照射量（exposure）X，是指：X、γ 射线的光子在单位质量空气中释出的所有次级电子，当它们完全被阻止在空气中时，在空气中产生的同一种符号的离子的总电荷量。

假若，在空气中某点，X、γ 射线的光子在质量为 dm 的空气中释出的所有次级电子完全被阻止在空气中，在空气中产生的同一种符号的离子的总电荷量为 d Q，则所关注的位置上，由 X、γ 射线造成的照射量，便为：

$$X = \mathrm{d}Q/\mathrm{d}m \qquad (2-52)$$

由此可见，照射量 X 的 SI 单位，应该是：C/kg（库仑每千克）。

照射量，是辐射剂量学历史上，提出的第一个辐射量（1928 年），当时称之为“剂量”，专用单位是“伦琴（符号：R）”，后来更名为“照射量”。

照射量的专用单位 R，与其 SI 单位 C/kg 的数值关系是：

$$1\ \mathrm{R} = 2.58 \times 10^{-4}\ \mathrm{C/kg} \qquad (2-53)$$

尽管，辐射剂量学历史上，以 R 为单位的照射量，曾起到重要的作用，由于采用了 SI 单位后，数值上，以 Gy 为单位的空气比释动能，要比以 C/kg 表示的照射量应用起来更方便，故照射量的应用已日渐淡化，取而代之的，则是空气比释动能。

4. 辐射平衡

（1）“辐射平衡”概念

辐射平衡（radiation equilibrium）是辐射场特定位置存在的一种状态。

若由每一种给定能量、特定类型的电离粒子从辐射场某点一个无限小体积内带走辐射能的期望值，与相同能量、同类粒子带进该体积的辐射能的期望值正好相等，则称：辐射场这一点存在了“辐射平衡”。

（2）辐射平衡条件

① 完全辐射平衡的条件

所谓“完全辐射平衡”，就是：每一种辐射成分，带进辐射场某点一个无限小体积的辐射能，能够充分补偿同类辐射成分从该体积带走的辐射能；于是，所关心的体积内，便同时存在各类辐射成分的平衡。

为达到“完全辐射平衡”，要求：无限大均匀物质内，均匀地分布了辐射源。

此时，只要离开物质边界的距离，不小于带电粒子的最大射程，那么，物质中每一点处，都将同时存在：带电粒子平衡、δ 粒子平衡和部分的 δ 粒子平衡。

内照射情况下，如果器官、组织内均匀分布了 α、β 放射性核素，那么，相关器官、组织内，将会有相当好的完全辐射平衡情况；除非所关心的位置，离开器官、组织边界太近，距离小于 α、β 粒子的最大射程。

② 受到外照射的物质中存在某种辐射平衡的条件

通常，受到外照射的有限大小的物质中，不会有全部的辐射平衡。但是，仍可能出现一种或几种辐射平衡的情况。

一般，在物质中，不带电粒子在接连的两次相互作用间穿行的平均路程（称“平均自由程 λ”，数值上等于不带电粒子“线衰减系数 μ”的倒数：$\lambda=1/\mu$。例如，在水中，1 MeV 的光子，线衰减系数是 0.070 7 cm^{-1}，相应的平均自由程 λ 约 14 cm），要比它所产生的次级电子的最大射程 R（约 0.4 cm）大许多（即：$\mu R \ll 1$），以致可以认为，在次级电子的最大射程范围内，入射光子几无衰减。

由上述可见，受到均匀外照射的有限大小的均匀物质中，给定一点 r 处，存在某种次级电离粒子平衡的条件是：其一，r 点离开物质边界的距离，不小于次级电离粒子的最大射程；其二，离开 r 点，距离不小于次级电离粒子最大射程范围内，入射辐射应无明显衰减，以致能均匀地释出次级的电离粒子。用更严格的语言表达，即要求：离开所关注的 r 点，距离不小于次级电离粒子的最大射程范围内，对于次级电离粒子出射的每一个方向Ω，次级电离粒子的注量率 $\dot{\Phi}_{\Omega}$ 应有相同的能量分布。显然，上述的第二个条件，一般难以充分满足。因为，在物质中，入射辐射或多或少总有衰减。只是，某些情况下，入射辐射衰减甚微，因而会有相当好的近似平衡情况。

表 2－1 表示，假如水为受照物质，对于不同能量的光子和中子，为建立次级电离粒子的近似平衡，需要的水层厚度，以及在这一厚度水层中，入射的光子、中子衰减的程度。可见，如果认为小于 1% 的衰减可予忽略，那么，对于平均光子能量低于 1.5 MeV（激发 X 射线的电子能量约 3 MeV）的 X、γ 射线，在水中确实会有良好的次级电子平衡。对于中子，建立次级带电粒子平衡，似非难事。即使中子能量高达 30 MeV，在受照射物质中，依然会有相当不差的次级带电粒子平衡。

表 2－1　对于不同能量的 X 射线和中子辐射，为在水中建立近似的次级电离粒子平衡，需要的水层厚度，及入射辐射在其中的衰减程度（J R Greening）

入射辐射	激发 X 射线的电子能量或中子能量/MeV	为建立次级电离粒子平衡需要的水层厚度/mm	入射辐射在平衡水层中的衰减程度/%
X 射线	0.3	0.1	0.03
	0.5	0.4	0.1
	1	0.8	0.3
	2	2.5	0.8
	4	8	2
	6	15	4
	8	20	6
	10	30	7
	15	50	9
	20	60	11
	30	80	13
中　子	0.1	0.008	0.005
	1	0.02	0.04
	10	1.5	0.5
	30	10	1.5

所以，受到外照的物质中，寄于关注的一点处，只要存在入射辐射的次级粒子平衡，则入射辐射的吸收剂量，就等于同一点处入射辐射向单位质量物质转移的能量。亦即，吸收剂量等于关注一点处，入射辐射的粒子注量或能量注量，与相应的相互作用系数的乘积；从而可以不问其次级粒子对辐射能量迁移的后续过程。

5. 吸收剂量

吸收剂量，与辐射效应程度关系密切；它关注受照物质特定体积内，单位质量物质吸收的辐射能量。这些能量有来自“本地（相关体积内）”的，也有来自“外地（相关体积外）”的；来自“外地”的，势必涉及考察吸收剂量的体积在受照物质中的位置，甚至涉及周边物质的性质。所以，吸收剂量与受照物质的形状、大小以及关注的位置密切相关。离开了这些细节，吸收剂量值会变得毫无意义。

吸收剂量（absorbed dose），$D(T, r)$，定义为

$$D(T, r) = \mathrm{d}\bar{\varepsilon}(T, r)/\mathrm{d}m \tag{2-54}$$

其中，$\mathrm{d}\bar{\varepsilon}(T, r)$是 T 时间内，电离辐射授予 r 点处质量为 $\mathrm{d}m$ 的物质的平均辐射能量。

受照射物质中，每一点处都有其特定吸收剂量值。因此，在某一点处考察物质吸收剂量时，所取体积必须充分地小，以便显示因辐射场或物质不均匀所致吸收剂量值的变化。同时，该体积又要足够地大，以保证考察吸收剂量的时间内，其中有相当多的相互作用过程，使得因为作用过程的随机性，造成授予能的统计不确定性可予忽略。受照射物质中，吸收剂量越大，其中的辐射效应越甚。

二、放射防护量

放射防护量（radiological protection quantity）是国际放射防护委员会（ICRP）为评估照射水平、控制健康危害，对受照人体规定的一类辐射量，简称“防护量”。

1. 器官剂量，D_T

虽然受照物质中每一点都有其特定的吸收剂量值，然而，为放射防护目的，作为可以接受的近似方法，常取一段时间内，较大组织体积中吸收剂量的平均值。

一个器官、组织 T 范围内的平均吸收剂量 $\bar{D}_T$，定义为该器官或组织吸收的总辐射能量与质量的商，单位为 Gy。

虽然器官剂量描述的相应组织吸收辐射能量的情况，但本身还不足以评价辐射照射造成的危害。因为不同类型、能量的辐射，具有不同的生物学效能，不同器官、组织的辐射敏感性未必相同。因此，为确立放射防护用到的剂量指标与随机性健康危害的定量关系，还需用辐射权重因子 w_R、组织权重因子 w_T，对平均吸收剂量作进一步修正。

2. 当量剂量，H_T

器官、组织 T 的当量剂量（equivalent dose）H_T是以各自辐射权重因子 w_R 修正后，相关辐射对特定器官、组织 T 的剂量总和，亦即

$$H_T = \sum_R w_R \cdot D_{T,R} \tag{2-55}$$

其中，$D_{T,R}$是器官、组织 T 或其特定靶区范围内，由辐射 R 产生的平均吸收剂量；

w_R是与入射到人体或滞留于人体的放射性核素发出的第 R 种辐射相应的，辐射权重因

子（radiation weighting factor）。其实 w_R 是依据第 R 种辐射的生物学效能，对器官、组织的平均剂量 $D_{T,R}$ 施加修正的一个因子。

在放射生物学，用 RBE 表征辐射生物学效能的差异。特定辐射的 RBE 是，相同照射条件下，参考辐射（通常是 X、γ 射线）的吸收剂量，与为产生相同程度的效应，特定辐射所用吸收剂量的比值。

一种辐射的 RBE 值，取决于所观察的生物效应种类，涉及的组织、细胞类型，剂量和剂量率，剂量的分次给予方案。因此，对于给定类型的辐射，会有许多 RBE 值。

在低剂量率、小剂量情况下，RBE 将趋于一个平稳的最大值（RBE_M）；此时，RBE_M 已不随剂量、剂量率的变化而改变。不同的效应，有不同的 RBE_M 值。例如，关于随机性效应，裂变中子相对于 ^{60}Co γ 射线的 RBE_M 值，如表 2-2 所示。

表 2-2　关于随机性效应，裂变中子相对于 ^{60}Co γ 射线的 RBE_M 值

效应	RBE_M	效应	RBE_M
肿瘤诱发	15～60	染色体畸变	40～50
肿瘤所致寿命缩短	15～45	哺乳动物遗传效应	10～45
细胞转化	35～70	微核	6～60

放射防护应用的辐射权重因子 w_R 值（见表 2-3），是从一系列随机性效应的 RBE_M 中，凭经验挑选的一些典型值，即 w_R 值只是低剂量率、小剂量情况下，$(RBE)_{随机性效应}$的粗略代表。对于给定的第 R 种辐射，w_R 已不再与特定组织、特定随机性效应相关，w_R 可用于任何器官和组织；在放射防护关心的低剂量范围内，w_R 与剂量、剂量率无关，仅用于随机性健康危害的评价。

表 2-3　辐射权重因子 w_R（ICRP 2007）

辐射种类	辐射权重因数，w_R
光子	1
电子和 μ 介子	1
质子和带电 π 介子	2
α 粒子，裂变碎片，重离子	20
中子	中子能量的连续函数参见图 2-11 和式 2-56

注：所有值适用于入射到人体上的辐射，或者在内辐射源情况下，由滞留在体内的放射性核素所发射的辐射。

当量剂量 H_T 的实质就是，为与特定辐射对器官 T 造成的辐射影响程度相仿，低 LET 辐射需要的吸收剂量。

放射防护评价中，当量剂量 H_T 的意义在于，对于特定器官 T，无论对它造成照射的是何种辐射，只要当量剂量 H_T 值相同，该器官蒙受随机性效应的影响程度大致相仿。

中子能量的连续函数：

$$w_R=\begin{cases}2.5+18.2e^{-[\ln(E_n)]^2/6}, E_n<1\,\text{MeV}\\5.0+17.0e^{-[\ln(2E_n)]^2/6}, 1\,\text{MeV}\leqslant E_n\leqslant 50\,\text{MeV}\\2.5+3.25e^{-[\ln(0.04E_n)]^2/6}, E_n>50\,\text{MeV}\end{cases} \tag{2-56}$$

不同能量中子的辐射权重因数见图 2-11。

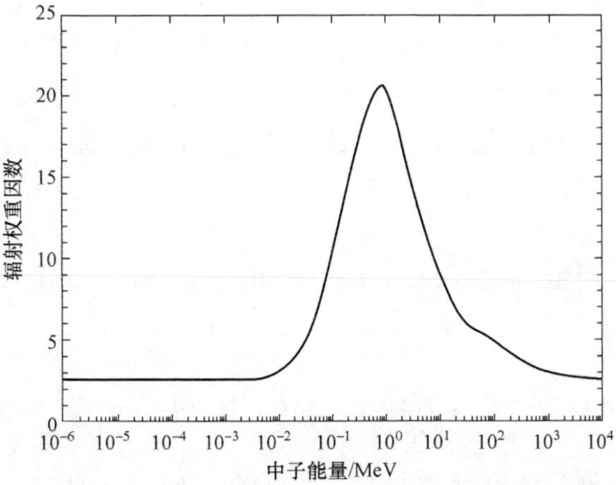

图 2-11　不同能量中子的辐射权重因数

3. 有效剂量，E

实际上，受照人体各个器官、组织的当量剂量不一定相同；即使器官、组织的当量剂量相同，它们给人体带来的随机性健康危害的程度也会不同，因为不同的器官或组织，随机性效应的敏感性有差异。因此，为综合反映受照的各个器官或组织，给人体带来随机性健康危害的总和，提出了有效剂量（effective dose）E。

有效剂量 E 是，以各自组织权重因子（tissue weighting factor）w_T 计权修正后，人体相关器官、组织当量剂量的总和，亦即

$$E=\sum_T w_T\cdot H_T=\sum_T w_T\cdot\sum_R w_R\cdot D_{T,R} \tag{2-57}$$

其中，w_T 是与器官、组织 T 相应的组织权重因子；它是依器官、组织随机性效应的辐射敏感性，对器官当量剂量施加修正的一个因子。表 2-4 是 ICRP1991 年给出的组织权重因子值。

有效剂量 E 的单位，同当量剂量，也取 Sv。

表 2-4　组织权重因子 w_T（ICRP 2007）

组织	w_T	$\sum w_T$
骨髓（红），结肠，肺，胃，乳腺，其余组织[1]	0.12	0.72
性腺	0.08	0.08
膀胱，食道，肝，甲状腺	0.04	0.16
骨表面，脑，唾腺，皮肤	0.01	0.04
	总计	1.00

注：1）其余组织：肾上腺，外胸（ET）区，胆囊，心脏，肾，淋巴结，肌肉，口腔粘膜，胰腺，前列腺（♂），小肠，脾，胸腺，子宫/子宫颈（♀）。

其实，有效剂量 E 就是与全身不均匀照射所致随机性健康危害程度相仿的全身均匀照射的当量剂量。

放射防护评价中，有效剂量 E 的意义在于：放射防护关注的低剂量率、小剂量范围内，无论哪种照射情况（外照射、内照射、全身照射抑或局部照射），只要有效剂量值相等，人体蒙受的随机性健康危害，程度大致相仿。

4. 待积量，H_T（τ）和 E（τ）

为评价内照射危害，需了解一段时间内放射性核素对器官或组织产生的累积剂量，于是提出“待积量”概念。内照射情况下，任一时刻器官、组织的当量剂量率 $\dot{H}_T(t)$ 与器官、组织内所含放射性核素的数量呈正比。单次摄入后，器官、组织内放射性核素的数量，会因核素的物理衰变、人体的生理代谢而减少，所以，器官、组织的当量剂量率也因时间的推延而降低。

器官、组织的待积当量剂量（committed equivalent dose）H_T（τ）是，单次摄入放射性核素后，τ 时间内，器官、组织 T 当量剂量的累计值：

$$H_T(\tau)=\int_{t_0}^{t_0+\tau}\dot{H}_T(t)\cdot\mathrm{d}t \qquad (2-58)$$

其中，$\dot{H}_T(t)$ 是 t_0 时刻摄入放射性核素，在此后的 t 时刻，对器官、组织 T 所致的当量剂量率；剂量的累计时间 τ 取：成人 50 年、儿童 70 年。

待积有效剂量（committed effective dose）E（τ）是经组织权重因子 w_T 计权修正后，受照人体相关器官、组织的待积当量剂量值的总和

$$E(\tau)=\sum w_T\cdot H_T(\tau) \qquad (2-59)$$

内照射情况下，人体蒙受的随机性健康危害的程度，与待积有效剂量成正比。

待积量的单位，依然是 Sv。

包括有效剂量在内，放射防护量，都无法直接测量，只能根据外照射的辐射场量、内照射的放射性核素摄入量进行计算，或者通过其他可以测量的那些量来加以估计。

5. 集体量，S_T 和 S_E

以上论及的放射防护量，都是与受照个体关联的。

为评估特定辐射实践对受照群体造成的影响，便于放射防护的代价—利益分析，作为放射防护最优化的工具，放射防护领域引用了“集体量”。

对于同一辐射实践，由于所处地理位置不同、生活习惯差异，受照群体中，不同个体未必都会受到相同水平的照射。例如，特定 Δt 时间内，受照群体中，有效剂量介于 E 至 $E+\mathrm{d}E$ 的个体人数是 $\mathrm{d}N/\mathrm{d}E$，则相关时间内群体的集体有效剂量（collective effective dose）S_E（E_1，E_2；Δt）定义为

$$S_E(E_1,E_2;\Delta t)=\int_{E_1}^{E_2}E\cdot(\mathrm{d}N/\mathrm{d}E)\cdot\mathrm{d}E \qquad (2-60)$$

其中，E_1、E_2 是集体剂量累加的剂量范围。需注意，计算中，剂量累加的下限 E_1 不得低于 10 μSv/a。

Δt 时间内，有效剂量处于 $E_1 \sim E_2$ 剂量段的人数为：

$$N(E_1, E_2; \Delta t) = \int_{E_1}^{E_2} (\mathrm{d}N / \mathrm{d}E) \cdot \mathrm{d}E \tag{2-61}$$

不难看出，集体剂量是受照群体中，以人数计权后个体剂量的总和。

集体剂量的单位是：man · Sv（人 · 希）。

应该强调，给出集体剂量数值时，必须同时说明：相关的辐射实践，涉及的时间范围 Δt 和该时间范围内群体的人数 N。

6. 剂量负担，$H_{c,T}$ 和 E

释入环境的放射性废弃物，可能经吸入、食入、外照途径，造成对人的照射。

环境污染的放射性水平，会因放射性核素衰变、环境介质的稀释而降低。环境污染对受照个体所致的剂量率，也因污染的水平降低而减小。

为评价当今的实践，在未来的时间内产生的辐射影响，放射防护引用了“负担量（commitment quantities）”。

（1）器官当量剂量负担 $H_{c,T}$、有效剂量负担 E_c

器官当量剂量负担（organ equivalent dose commitment）$H_{c,T}$、有效剂量负担（effective dose commitment）E_c 分别是：因特定辐射实践造成的人均器官当量剂量率 $\dot{H}_T(t)$ 或人均有效剂量率 $\dot{E}(t)$ 在无限长时间内的积分值

$$H_{c,T} = \int_0^\infty \dot{H}_T(t) \cdot \mathrm{d}t \tag{2-62}$$

$$E_c = \int_0^\infty \dot{E}(t) \cdot \mathrm{d}t \tag{2-63}$$

负担量的单位，是 Sv。

（2）截尾的器官当量剂量负担 $H_{c,T}(\tau)$、截尾的有效剂量负担 $E_c(\tau)$

环境辐射影响评价中，更有实用价值的是：截尾的当量剂量负担（truncated equivalent dose commitment）$H_{c,T}(\tau)$ 和截尾的有效剂量负担（truncated effective dose commitment）$E_c(\tau)$，它们分别是：因特定辐射实践造成的人均当量剂量率 $\dot{H}_T(t)$ 或人均有效剂量率 $\dot{E}(t)$，截止到某一时刻 τ 的积分值：

$$H_{c,T}(\tau) = \int_0^\tau \dot{H}_T(t) \cdot \mathrm{d}t \tag{2-64}$$

$$E_c(\tau) = \int_0^\tau \dot{E}(t) \cdot \mathrm{d}t \tag{2-65}$$

第四节　电离辐射生物学效应

电离辐射诱发的生物效应，就其对人体健康的危害程度可分 3 等，即：“变化（change）”“损伤（damage）”和“损害（harm）”。“变化”的含意是，辐射引发的效应，可能有害，

也可能无害。“损伤”则指，某种程度的有害变化；例如，对细胞，但未必对受照人体有害。“损害”的意味是：有害效应，已到临床可见的程度。电离辐射的生物效应，按类型分为随机性效应和确定性效应两类，在接下来的两节中分别阐述这两种效应。

一、电离辐射的随机性效应

随机性效应指效应的发生机率与受照剂量的大小呈正比，但效应的严重程度与受照剂量无关。一般认为，只要存在电离辐射，就有可能会发生随机性效应，这种效应的发生不存在阈值剂量。照射剂量越大，该效应的发生率就越高。由于电离辐射击中靶的概率是随机性的，所以引发随机性效应实际上是体细胞和生殖细胞突变的结果，最终可导致致癌效应、基因突变和遗传性疾病。

1. 电离辐射致癌效应

辐射诱发肿瘤（radiation induced neoplasm），指接受电离辐射后发生的与所受该照射具有一定程度病因学联系的恶性肿瘤，是照射后重要的远后效应之一，包括实体瘤、白血病、骨肉瘤等，属于随机性效应。电离辐射致癌性是得到确认的致命性健康危害因素，致癌效应是制定放射防护标准的重要依据之一，因此，放射致癌效应的评价是辐射危害评价的核心内容。

放射性损伤可引起细胞遗传物质变化。若 DNA 分子受损，并进行修复，则细胞仍能继续生存并保持正常分裂增殖能力；若修复缺陷或错误修复，则可能导致细胞死亡或发生基因突变。体细胞突变会导致细胞异常增殖，细胞恶性转化，出现辐射致癌效应。辐射致癌效应，已经通过体外诱发细胞恶性转化、大量动物实验研究和人群的流行病学调查所证实。

辐射诱发的肿瘤，具有以下几个特点：1）与放射性损伤的部位具有一致性，即肿瘤易发部位多是放射损伤的主要部位；2）与化学致瘤相比，具有多发性和广谱性，即同一机体可有几个器官或组织同时发生同类型或不同类型的肿瘤；3）病理类型多是上皮组织的各种癌、间叶组织的肉瘤和造血组织的白血病；4）兼有始动和促进作用，是完全致癌因子；5）在一定内照射剂量范围内，肿瘤的发生率随剂量的增大而增加；但似乎有一最适致癌剂量，和一最低致癌剂量。但总的说来，辐射诱发的癌症，与一般人群发生的同种癌症的临床、病理学特征相同，无特异性，很难用一般医学检查手段予以判别。为解决辐射致癌病因的判断与赔偿裁决，我国《放射性肿瘤诊断标准》提供计算病因概率（probability of causation，PC）的方法和参数，PC≥50%者可判断为放射性肿瘤，便于解决一些实际问题。

2. 辐射致癌的剂量－效应关系

经过大量实验研究和人群流行病学调查证实，辐射诱发不同肿瘤与受照剂量、射线性质、照射条件和照射对象的特点不同，可有不同类型的剂量－效应曲线，它反映了辐射作用于机体不同组织器官的复杂过程。典型的曲线是随剂量增加，首先为上升型曲线，达到顶峰后呈下降的图形。即在较低剂量阶段，肿瘤的诱发占优势，随着剂量的增加，杀死细胞的概率比肿瘤转化的概率大得多，所以大剂量时癌变细胞的灭活占优势，顶峰时的剂量是二者持平的剂量。

3. 辐射致癌的影响因素

影响电离辐射诱发人类各种恶性疾病，除了来自辐射源方面的因素外，还有关于受照机体方面的影响因素。

（1）器官敏感性　人体不同组织对辐射致癌效应明显不同（表 2－5），敏感性最高的组织是甲状腺和骨髓，以白血病发生率最高（特别是髓性白血病），而前列腺、睾丸和子宫颈几乎不被诱发。从组织器官特点可见，辐射致癌敏感性与组织更新速度不一致，如高敏感性的甲状腺，却是细胞更新低的组织，而低敏感性的小肠，细胞增殖却很快。辐射敏感

表 2－5　不同组织和器官对辐射致癌的敏感性

癌的部位和类型	癌的自发程度	辐射致癌的相对敏感性	备　注
较高的辐射致癌率			
乳腺	非常高	高	青春期增加敏感性
甲状腺	低	非常高，特别是女性	低死亡率
肺（支气管）	很高	中等	吸烟的定量影响不确知
白血病	中等	很高	尤其是骨髓性白血病
消化道	高	中到低	特别是在结肠发生
较低的辐射致癌率			
咽	低	中	—
肝和胆道	低	中	—
胰腺	中	中	—
淋巴瘤	中	中	淋巴肉瘤和多发性骨髓瘤可致何杰金氏病
肾和膀胱	中	低	
大脑和神经系统	低	低	
唾液腺	很低	低	
骨	很低	低	
皮肤	高	低	低死亡率，需高剂量
辐射致癌不确知的部位和组织			
喉	中	低	
鼻窦	很低	低	
副甲状腺	很低	低	
卵巢	中	低	
结缔组织	很低	低	
未观察到辐射致癌的部位和组织			
前列腺	很高		
子宫和子宫颈	很高		
睾丸	低		
系膜和间皮	很低		
慢性淋巴性白血病	低		

性与肿瘤自发率无密切关系，如甲状腺癌和皮肤癌自发率低，却很易由辐射所诱发。辐射致癌发病率与癌死亡率不平行，二者不能相互代替，如甲状腺癌发病率高而死亡率低；由于随访观察期不同，各种肿瘤的危险系数不同，如白血病潜伏期短，相对危险系数高，但随观察时间延长，白血病危险系数下降，实体瘤的死亡率上升。

（2）年龄因素　年龄是影响自发癌的重要因素，在易发年龄段受照可增加辐射致癌危险。

（3）性别因素　辐射诱发人类乳腺癌只在女性中增多，而甲状腺癌女性高于男性3倍。有人认为白血病男性略高于女性。其他类肿瘤在性别上差别不大。

（4）其他因素　辐射致癌还受遗传因素和环境因素的影响，如吸烟可使铀矿工肺癌的发生率增高。

4. 电离辐射遗传效应

决定生物体遗传性状的基本单位是基因，而基因是染色体 DNA 链上具有一定功能的一段核苷酸序列，这个序列作为密码指导 mRNA 和蛋白质的合成。电离辐射是一种诱变剂，辐射遗传效应是通过电离辐射对生殖细胞遗传物质 DNA 的损害而导致突变，并向受照者的后代传递，使受照者的后代发生遗传性异常或遗传性疾病，它是表现于受照者后代的随机性效应。

电离辐射遗传效应（radiation – induced genetic effects）是指电离辐射对受照者后代产生的随机性效应，它是通过损伤亲代的生殖细胞（精子和卵子）的遗传物质（DNA）造成的，是其遗传物质在子代中表现出来，通常具有终生性特性。以下目前根据人类辐射遗传学调查的结果。

图 2 – 12 给出了辐射引起随机性效应的一般剂量效应关系。由 X 或 γ 射线引起的癌症频率会随剂量的增加而增加，效应频率达到最大值后，剂量 – 效应曲线趋于平稳，剂量再高，曲线又有下降。在曲线的最低点，当剂量为 100～200 mGy 时，不易测到任何潜在的效应，这是由于统计学不确定度造成的，因为存在大量自发癌症和混杂因素的影响，但在低剂量区（＜200 mGy），随机性效应的概率会随剂量成比例增加。对非照射居民偶然接触到放射线的照射，由于这种随机性效应也存在着自发频率（图 2 – 12 基线），辐射引起的致癌效应与未受照个体有相同的形态学、生物化学和临床等特征，所以很难把它们与电离辐射引起的效应定量的区分开来。

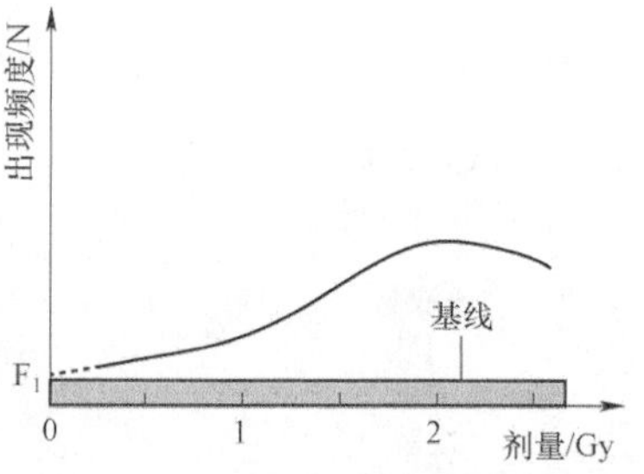

图 2 – 12　辐射引起的随机性性效应

阴影表示非受照人群的对照发病率；虚线部分表示向低剂量的外推，此处没有相应效应的可靠证据

二、电离辐射的确定性效应

确定性效应指电离辐射照射生物机体产生的效应通常存在剂量阈值，确定性效应的阈剂量是 0.1～0.2 Gy，每个器官和组织以及每个人引起效应的阈值存在一定的差异，超过阈值时电离辐射效应的发生率和严重程度随剂量的增加而增大。确定性效应的发生基础是器官或组织的细胞死亡，确定性效应包括除了癌症、遗传和突变以外的所有躯体效应和胚胎效应及不育症等。

在 ICRP 最近的建议案中，又提出了“组织反应（tissue reactions）”的概念，组织反应是从组织损伤反应的动态过程等综合因素来考虑，在组织吸收剂量不超过 0.1 Gy 的范围内，组织不会表现出这样的效应，它既适用于单次急性照射，又适于长期受小剂量照射（如每年反复照射），组织反应有取代确定性效应的可能性。

1. 出生前照射效应及疾病

胚胎发育过程中受到电离辐射作用，称为胎儿照射或宫内照射。胎内受照精子和卵子结合后经过植入前期、器官形成期和胎儿期任何一段时间受射线照射，辐射效应的严重程度和特点除了取决于受照剂量、剂量率、照射方式、射线种类和能量外，与胚胎发育的阶段密切相关。妊娠初期（3 周前），当胚胎处于细胞数很少而且功能尚未分化，这些细胞受到损伤导致不能着床或不易察觉的胚胎死亡；而 3 周后受照则会使正在发育中的器官诱发各种畸形，一般认为妊娠 6 周前的辐射敏感性比 6 周后高。胎内照射效应可分为致死性效应、畸形和发育障碍等 3 类。

2. 出生后确定性效应

出生后确定效应包括放射性白内障，血液系统疾病，放射性不育症，全身性放射损伤，皮肤的电离辐射效应，以及对寿命的影响。

（1）放射性白内障

放射性白内障（Radiation cataract）是指由 X 射线、γ 射线、中子及高能 β 射线等电离辐射所致的晶状体混浊。一般是眼部有明确的一次或短时间（数日）内受到大剂量外照射，或者长期反复超过剂量限值的外照射史，累积剂量在 2.0 Gy 以上，晶体从小的混浊点到全部混浊，逐渐影响到视力，一直发展成视力完全丧失的临床过程。

（2）血液系统疾病

造血组织对辐射损伤是比较敏感的，处于分化阶段的细胞尤为敏感。多能造血干细胞是造血系统最原始成分，并决定着辐射作用后机体造血恢复情况。辐射损伤后可引起高色素性贫血、白细胞与血小板数减少和再生障碍性贫血（aplastic anemia）等疾病。

（3）放射性不育症

性腺受到电离辐射作用可引起生育障碍，称为放射性不育症（radiation induced infertility）。根据受照剂量大小可表现为暂时性不育症和永久性不育症。表 2–6 是人睾丸受照剂量与精子数量、恢复时间的关系。

表 2–6　人睾丸受照剂量与精子数量、恢复时间的关系

受照剂量/Gy	精子数量变化（受照 46 d 后出现）	精子开始恢复时间/月	全愈时间
0.15	轻度减少	6	
1.0	减少	7	9～18 个月
2～3	减少或缺乏	11	30 个月以上
4～5	缺乏	24	5 年以上
5～9	永久性缺乏	—	不能恢复

（4）全身性放射损伤

出生后受电离辐射照射，当达到一定剂量后可引起急性放射病、慢性放射性损伤等，电离辐射除可以引起上述全身损伤外，还可因局部受到外照射和放射性核素进入体内选择性的蓄积在某些器官或组织，以及进入或排出途径引起局部放射损伤。急性放射病（acute radiation disease）是机体在短时间内受到大剂量（＞1 Gy）电离辐射引起全身性疾病。

（5）皮肤的电离辐射效应

身体局部受到一次或短时间内（数日）多次受到大剂量（X、γ和β射线）外照射引起的急性放射性皮炎及放射性溃疡。皮肤受照后的主要临床表现因射线种类、照射剂量、剂量率、射线能量、受照部位、受照面积和身体情况等而异。皮肤受照射后最早出现的皮肤变化是红斑，可在暂时消退后再次反复出现；随红斑之后可以出现脱毛、干性脱屑、湿性脱屑和表皮坏死；大剂量照射后出现皮肤脱屑的时间（照射后2～3周）与从基底细胞分化到角化层所需的时间大体一致。皮肤照射的远期后果为表皮、汗腺、皮脂腺及毛囊萎缩，真皮纤维化，血管扩张，皮肤溃疡和皮肤癌等。

（6）其他器官的损伤效应

不论是大剂量急性全身意外照射还是大剂量局部放疗照射，都可以引起体内其他重要功能系统例如消化、呼吸、循环、泌尿、神经系统器官的损伤，出现相应的功能障碍，这些器官的损伤进展缓慢，机制复杂，既有照射引起的实质细胞、支持细胞和成纤维细胞损伤及减少的结果，也与照射时该器官出现的血管损伤及营养障碍有关，放射治疗时有可能使单一器官或少数器官受到超过阈值的很大剂量的照射。2002年ICRP指导手册（执业医师指南）给出了产生确定性效应的近似吸收剂量阈值（表2－7）。

表2－7　产生确定性效应的近似吸收剂量阈值

器官/组织	效　应	吸收剂量阈值/Gy	
		短期照射（单次剂量）	长期照射（年剂量，迁延多年）
睾丸	暂时不育	0.15	0.4
	永久不育	3.5～6	2
卵巢	不育	2.5～6	＞0.2
眼晶体	可检出的混浊	0.5～2	＞0.2
	视力障碍（白内障）	5	＞0.2
骨髓	造血功能抑制	0.5	＞0.2
皮肤	红斑（干性脱屑）	2	—
	湿性脱屑	18	—
	表皮和深部皮肤坏死	25	—
	皮肤萎缩伴并发症及毛细血管扩张	10～12	1
全身	急性放射病（轻度）	1	—

图2－13给出了吸收剂量与确定性效应之间的关系，低于阈剂量就诊断不出效应，随着剂量的增加，损伤程度就会明显加重，在某种情况下是急剧加重，但当达到一定剂量发生频率不再增加。

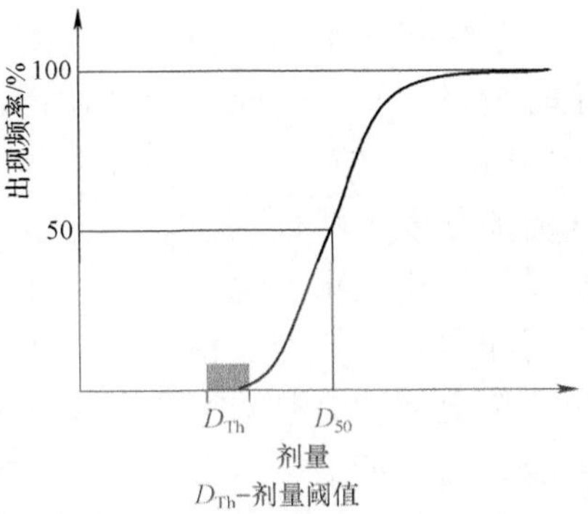

图 2－13　辐射引起确定性效应（杀死细胞）的一般剂量效应关系。

第五节　电离辐射来源

地球上一切生物进化繁衍过程受到天然环境的辐射场影响。自 1895 年伦琴发现 X 射线以后的 100 多年人类开始在各个领域应用人工辐射。目前公众受到的总辐射中 80%仍来自于天然辐射，而仅 20%来自于人工辐射，其中包括医疗照射，核电站，核武器等。本节具体讨论天然辐射源和人工辐射源。

一、天然辐射源

天然辐射源包括来自大气层外的宇宙辐射和来自地壳物质中存在的天然放射性核素产生的地球辐射。天然辐射源对地球上人类的辐射照射，称为天然本底照射。在天然放射性核素中有些核素的半衰期之长可以与地球的年龄相当，如 ^{238}U，加上宇宙辐射连续不断地投向地球表面，所以人类一直在接受着天然辐射源的照射。受照水平的高低受地磁纬度、海拔高度、居室条件、膳食习惯、年龄和生理代谢等诸因素的影响。

1. 宇宙辐射

所谓宇宙射线（cosmic ray），指的是来自于宇宙中的一种具有相当大能量的带电粒子流。1912 年，德国科学家韦克多·汉斯带着电离室在乘气球升空测定空气电离度的实验中，发现电离室内的电流随海拔升高而变大，从而认定电流是来自地球以外的一种穿透性极强的射线所产生的，于是有人为之取名为“宇宙射线”。

（1）初级宇宙射线

能够到达地球的初级宇宙射线基本上来自地球所在的银河系。今天，人类仍然不能准确说出宇宙射线是由什么地方产生的，但普遍认为它们可能来自超新星爆发、来自遥远的活动星系。宇宙射线主要是由质子、氦核、铁核等裸原子核组成的高能粒子流，也含有中性的 γ 射线和能穿过地球的中微子流。它们在星系际银河和太阳磁场中得到加速和调制，其中一些最终穿过大气层到达地球。

银河宇宙射线在进入地球大气层顶部时，这些高能粒子的能量在 10^8～10^{20} eV 之间，能达到地面的主要是次级宇宙射线。在初级宇宙射线中，太阳粒子辐射占很大比重。太阳粒子辐射大部分是能量不足 10^8 eV 的质子辐射，极少数质子的能量大于 10^9 eV。在极高的海拔高度处，太阳粒子辐射产生的剂量率很高，但在地平面处只有少数高能质子辐射对剂量有贡献。

虽然当宇宙射线到达地球的时候，会有大气层来阻挡住部分的辐射，但射线流的强度依然很大，很可能对空中交通产生一定程度的影响。比方说，现代飞行器上所使用的控制系统和导航系统均由相当敏感的微电路组成。一旦在高空遭到带电粒子的攻击，就有可能失效，从而可能给飞行带来相当大的麻烦和威胁。

入射到地球大气层中的宇宙高能粒子与大气中的原子或分子相互作用产生的带电的和不带电的次级粒子，包括质子、中子、π介子和一些低原子序数的原子核。这些次级粒子在大气层中再与某些原子或分子发生核子级联反应，生成更多的核子，称为宇宙射线簇射，见图 2－14。

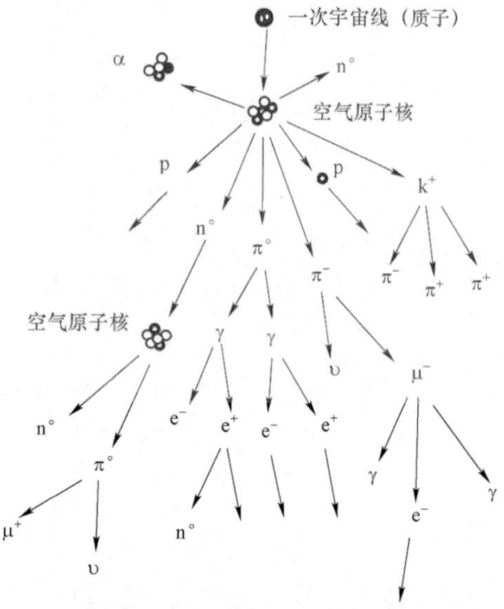

图 2－14　大气中宇宙线簇射模式图

地磁场对进入地球外围的宇宙射线有抑制作用，于是高能带电粒子运动方向趋向于地球南北磁极。即宇宙射线的地磁纬度效应：在同一海拔高度，地磁赤道处的宇宙射线强度和剂量率最小，而接近地磁两极处的宇宙射线强度和剂量率最大。因此，影响宇宙射线强度和剂量率的主要因素有海拔高度、地磁纬度和建筑物的屏蔽。

（2）次级宇宙射线

对地球而言，初级宇宙射线进入大气层后，与大气层中的原子核相互作用发生级联效应或次级反应，产生大量的新的辐射粒子，即次级宇宙射线。几乎所有外来的高能宇宙线，除中微子外在穿过大气层时都要与大气中的氧、氮等原子核发生碰撞，并转化出次级宇宙线粒子，而超高能宇宙线的次级粒子又将有足够能量产生下一代粒子，如此下去，将会产生一个庞大的粒子群；这一现象是 1938 年由法国人奥吉尔在阿尔卑斯山观测发现的，并取名为“广延大气簇射”。次级宇宙射线成分中有 2/3 以上是介子，它的穿透本领很大，甚至可穿过 1 000 米的深水；另外主要是电子和光子，穿透能力较小。在海平面上所观察到的次级宇宙射线由介子（约 70%）、核子和电子（约 30%）组成。其强度在不同纬度和海拔高度有所不同。

初级宇宙射线与大气层、土壤、水中的某些原子核相互作用生成的放射性核素，称为宇生放射性核素（cosmogenic radionuclide）有 20 余种，其中具有代表性的有 ^{14}N（n，T）^{12}C 反应产生的氚，^{14}N（n，P）^{14}C 反应产生的 ^{14}C。天然性的氚，有 1/4 是由宇宙射线中的中子与 ^{14}N 作用产生的，其余的是大气中原子核被宇宙射线中的高能粒子击碎后形成的。天然存在的 ^{14}C 是宇宙射线中的中子和天然存在的 ^{14}N 作用得到的核反应产物。对人类健康有意义的宇生放射性核素主要有四种，它们是：^{3}H（氢）、^{7}Be（铍）、^{14}C（碳）和 ^{22}Na（钠）。

2. 陆地辐射

陆地上的各种物质中和生物体内存在着的天然放射性核素统称为原生放射性核素。主要的原生核素是 ^{238}U 系和 ^{232}Th 系的各级子代放射性核素及 ^{40}K。它们的半衰期，^{238}U 为

4.47×10^{10} 年，^{232}Th 为 1.41×10^{10} 年，^{40}K 为 1.28×10^{9} 年。原生放射性核素核衰变释放出的 β 射线和 γ 射线对人体产生外照射。在人体内存在的痕量原生核素，核衰变释放出的 α 粒子、β 粒子和 γ 射线对人体产生内照射。

（1）外照射

室外的外照射除了来自宇宙射线以外，主要来自土壤中存在的痕迹量原生核素核衰变释放的 γ 射线的外照射。人身受到的外部源照射主要是由于 ^{238}U 和 ^{232}Th 系中核素放出的 γ 辐射以及 ^{40}K 的照射。这些核素也在体内存在并通过 α 和 β 粒子以及 γ 射线照射各种器官。一些其他的陆地放射性核素，包括 ^{238}U 系的各核素，^{87}Rb、^{138}La、^{147}Sm 和 ^{176}Lu，在自然界存在，但水平很低，它们对人体的剂量贡献很小（表 2－8）。

表 2－8 由土壤中原生核素不同活度浓度计算的外照射剂量率

原生核素	土壤中活度浓度/Bq·kg^{-1}		剂量转换系数/（nGy·h^{-1}/Bq·kg^{-1}）	空气吸收剂量率/nGy·h^{-1}	
	中值	人口加权平均值		中值	人口加权平均值
钾－40	400	420	0.041 7	17	18
铀－238 系核素	35	33	0.462	16	15
钍－232 系核素	30	35	0.604	18	27
总计				51	60

世界上有少数地区的陆地 γ 辐射空气吸收剂量率非常明显地高于世界大多数地区的 γ 本底水平，称为高本底地区。一般认为，当地的陆地 γ 辐射水平、空气中氡浓度和水中氡浓度高于正常本底水平的 3～5 倍以上时，这些地区称为高本底地区。

（2）除氡以外的原生核素内照射

通过吸入、食入途径以及皮肤进入人体的原生核素产生内照射。吸入产生的剂量是由悬浮在空气中的土壤颗粒内含的 ^{40}K、铀系和钍系核素贡献的。食入产生的剂量主要是食物和水中所含的原生核素引起的。人体内 ^{40}K 的含量可以通过全身计数装置在体外直接测量获得，而铀系和钍系中的放射性核素在人体内的含量在体外直接测量可能有些困难。但是，可以借助于对食品和对水中原生核素的分析测量，或通过某些生物样品（如对尸体组织）的分析测量给出结果，再结合已有的有关核素在体内分布代谢参数经过合理的计算，能够提供出原生核素在体内的含量，给出它们产生的年有效剂量。

（3）氡及其子体的内照射

1）氡的来源与危害

氡的主要三个同位素，即 $^{222}_{86}Rn$、$^{220}_{86}Rn$、$^{219}_{86}Rn$；分别是 ^{238}U 系的 ^{226}Ra、^{232}Th 系的 ^{224}Ra 和 ^{235}U 系中的 ^{223}Ra 衰变产生的。自然界存在的铀称为天然铀。天然铀是由 99.28%的 ^{238}U、0.714%^{235}U 和 0.005 6%的 ^{234}U 组成的。由于 ^{235}U 的天然丰度很低，^{219}Rn 的半衰期（3.05 秒）很短，所以 ^{219}Rn 的卫生学意义不大，故不加讨论。陆地物质中广泛地存在着 ^{238}U 和 ^{232}Th，^{226}Ra 和 ^{224}Ra 也伴随存在，所以人类到处都会受到氡及其衰变子体的照射。摄入氡及其子体产生的内照射剂量约占天然辐射源对人体照射总剂量的 1/2。在铀矿开采实践中人们认识到氡及其子体是致肺癌的重要病因之一。

2）氡对人体产生的年平均有效剂量

由物理剂量学方法和由辐射流行病学的调查资料推导出的吸入氡产生的有效剂量分别为 15 nSv/Bq·hm^{-3} 和 6 nSv/Bq·hm^{-3}。而 UNSCEAR 1993 年给出的值是 9 nSv/Bq·hm^{-3}。考虑到辐射流行病学近年来对 11 个地下矿井的辐射流行病学的队列调查结果的更新和补充以及其后完成的计算，都表明每单位浓度的氡的危险概率系数增高了，以及目前的浓度与剂量转换系数的范围，所以 UNSCEAR 在其 2000 年的报告认为，吸入单位浓度氡产生的有效剂量仍然采用 9 nSv/Bq·hm^{-3} 是合理的。在考虑一系列因素后，$^{222}R_n$ 和 $^{220}R_n$ 对人体产生的有效剂量共计为 1.25 mSv·a^{-1}。

3. 天然本底照射的平均年有效剂量

来自宇宙空间和地球本身的电离辐射线通过各种渠道对全世界成年人产生辐射照射的平均年有效剂量见表 2－9。

表 2－9　人类受天然辐射源照射的全世界年平均有效剂量

辐射源	年有效剂量/mSv	
	平均值	典型范围
宇宙射线		
直接电离成分和光子成分	0.28（0.30）[1]	
中子成分	0.10（0.08）	
宇生放射性核素	0.01（0.01）	
总计	0.39	0.3～1.0[2]
陆地辐射外照射		
室外	0.07（0.07）	
室内	0.41（0.39）	
总计	0.48	0.3～0.6[3]
吸入照射		
铀、钍系放射性核素	0.006（0.01）	
氡（$^{222}R_n$）	1.15（1.2）	
氙（$^{220}R_n$）	0.10（0.07）	
总计	1.26	0.2～10[4]
食入照射		
^{40}K	0.17（0.17）	
铀、钍系放射性核素	0.12（0.06）	
总计	0.29	0.2～0.8[5]
总计	2.4	1～10

注：1）括号内的是以前的结果；

2）由海平面到高海拔地区的整个范围；

3）与土壤和建筑材料中放射性核素含量有关；

4）与氡在室内的累积有关；

5）与食品和水中放射性核素含量有关。

二、人工辐射源

根据联合国辐射效应科学委员会（UNSCEAR）2000 年报告，在人工辐射源所致的世界人口年平均剂量中，X 射线诊断为 0.4 mSv、大气层核试验为 0.005 mSv、切尔诺贝利核事故为 0.002 mSv、核能生产为 0.000 2 mSv，总计为 0.41 mSv。比较天然辐射源照射量（2.4 mSv）和人工辐射源照射量（0.4 mSv）数字人们可以看出，天然辐射是人类受照射的最大辐射源，约占人类总受照剂量的 85%。氡及其子体的剂量约占天然辐射照射剂量的 50%。而医疗辐射照射是最大的人工辐射源，其剂量贡献约占人工辐射的 98%，约占人类总受照剂量的 14%。

1. 人工辐射源对公众产生的照射剂量

人类的辐射实践活动已经涉及医药卫生、工农业生产、国防、能源等方面，在这些辐射实践过程中，都会有不同量的放射性物质向环境排放，并按照规模的不同对居民导致不同的影响。

（1）核武器试验

人类第一枚成功的核武器试验是 1945 年 7 月 16 日在美国新墨西哥州阿拉莫戈多市的沙漠里进行的，此后一直延续到 2006 年的 10 月。核武器的爆炸方式分为：大气层核爆、地面核爆、地下核爆、水下核爆。大气层核试验是人工辐射源之一，是环境中人工辐射源对全球公众照射剂量的主要贡献者。

（2）核能发电

自 1956 年核能发电产业形成以来，核能发电量一直稳定增长。1970 年至 1985 年之间，核能发电量快速增长，年增长率超过 20%，之后发展速度放缓，1990 至 1996 年的年平均增长率只有 1%多一点。至 2006 年底，全球共有 443 座运行核电站，分布在 31 个国家，总装机容量达 352 GW，核发电量约占世界发电总量的 16%，这一百分比自 1986 年以来保持稳定，表明近 20 年来的世界核电发展一直与全球电力市场的稳定增长保持同步，估计将来核能发电量继续占世界用电量的 17%，见表 2－10。

表 2－10 核燃料循环的放射性释放对局部和区域公众的集体有效剂量

年度	发电量/GWa	归一化集体有效剂量/［人·Sv（GWa）$^{-1}$］			集体有效剂量/人·Sv		
		矿山、水冶、燃料生产和运输	反应堆运行	燃料后处理	矿山、水冶、燃料生产和运输	反应堆运行	燃料后处理
1970年前	28.8	0.24	3.9	8.4	7	110	240
1970—1974	87.7	0.24	6.7	84	21	590	740
1975—1979	276.6	0.24	2.0	8.4	66	550	2 330
1980—1984	513.7	0.24	0.9	1.9	120	460	990
1985—1989	936.0	0.24	0.4	0.2	220	390	150
1990—1994	1 146.7	0.24	0.4	0.1	280	490	150
1995—1997	767.2	0.24	0.4	0.1	180	320	100
总和					900	2 900	4 700

（3）同位素生产和应用对公众所致的剂量

放射性同位素被广泛地应用于工业、医学和科学研究中，在放射性同位素生产过程中少量的放射性排放、同位素应用过程或含放射性核素产品的处置等过程都可能引起照射。对于寿命非常长的放射性核素，如：^{14}C，最终都会释放到环境中去。而对于短寿命的放射性核素，如大部分放射性药物，将其贮存起来、在排放前让放射性衰变是主要的处理方法。在医学检查和核医学程序中使用最为广泛的核素是 ^{131}I 和 ^{99m}Tc。

由于商用放射性同位素生产以及在其生产和使用过程中的放射性释放量的数据有限，对放射性同位素的生产和应用所产生的剂量估算具有相当大的不确定性。在这方面关心的重要核素是 ^{3}H、^{14}C、^{125}I、^{131}I 和 ^{133}Xc，这类实践的年集体有效剂量的估计值大约在 100 人 •Sv 的水平。全球在核医学诊断疾病中，^{131}I 的用量约为 600 TBq。在核医学诊断中，^{131}I 活度剂量转换系数为 0.3 人 • Sv/TBq，^{131}I 生产过程的释放比例为 0.01%。于是，全球 ^{131}I 的生产和应用产生的年集体有效剂量为 0.02～2 人 • Sv。包括医院废物贡献的剂量。就 ^{131}I 全球医学应用而言，总用量为 600 TBq。应用中 ^{131}I 的释放比例为 5×10^{-4}，^{131}I 随液体流出物排放时活度剂量转换系数为 0.03 人 • Sv/TBq。于是，^{131}I 在医学诊断应用阶段对公众产生的年集体剂量只有 0.009 人 • Sv。由于其他放射性同位素有些是借助于贮存容器而被应用的，所以像 ^{99m}Tc 等同位素的释放量很少，因而对公众产生的剂量减少到可忽略的水平。

（4）医疗照射中 X 线诊断对公众产生的剂量

所谓医疗照射，就是患者进行疾病诊断或治疗受到的辐射照射、扶持患者接受诊断和治疗的志愿者受到的照射，或接受医学诊断研究的志愿者受到的照射，或接受医学健康检查的人员受到的照射。人工辐射源对全球人口因疾病 X 线诊断产生的年人有效剂量在 0.04～1.0 mSv 之间，平均值为 0.4 mSv。

（5）核事故对公众产生的剂量

在核安全和放射防护范畴内，包括设备故障和操作失误在内的凡是能导致或可能导致不可忽视的后果或潜在后果的任何意外事件，称为事故。1986 年 4 月 26 日发生在位于乌克兰境内的，距白俄罗斯国境线南部 20 km 处的苏联切尔诺贝利核电站，其 4 号发电机组的反应堆事故，是迄今为止，核能发电史上最严重的核事故。

表 2－11 中给出了全球人口由天然辐射源和人工辐射源照射剂量的比较。对于恒定源或仅仅由于天然过程引起变化的源，采用全球人年均有效剂量；而对那些可能在短时间内授予所有照射剂量的源给出随时间变化的趋势。没有必要给出任何一位个人受到的剂量，因为个人受到的照射剂量受其所处的位置、生活习惯和饮食习惯不同而变化较大。由表 2－11 中的数据比较中可以明显地看出，人工辐射源的 X 线医学诊断照射对全球公众产生的年平均有效剂量最大；随着国家的发展，包括诊断放射学、放射治疗学、核医学和介入放射学也会有较大的发展。人们普遍认为，唯一可以明显减少医疗照射剂量的则是 X 线医学诊断的照射剂量，办法是减少那些对受检者没有任何利益的医学诊断检查。

表 2-11 2000 年天然源和人工源致年均个人有效剂量

源	年人均有效剂量/mSv	剂量范围和趋势
天然本底	2.4	
医学 X 线诊断	0.4	低医疗保健水平国家为 0.04 mSv，高医疗保健水平国家为 1.0 mSv
大气层核试验	0.005	
切尔诺贝利核事故	0.002	
核能发电	0.000 2	将随技术完善而降低

2. 人工辐射源对职业人员产生的照射剂量

在核燃料循环、辐射工业应用、辐射医学应用、国防活动、教育和兽医学活动中的职业人员受到了不同程度的辐射照射。这种照射称为职业照射。在 20 世纪 90 年代早期，人工源的职业照射集体剂量的估算值为 2 700 人 · Sv，比 20 世纪 70 年代的集体剂量大约低 1/2，现在全球范围的职业人员年平均有效剂量则由 1.9 mSv 降到 0.6 mSv，见表 2-12。

表 2-12 人工源对全球职业人员的照射水平

实践	受监测人数/千人	年均有效剂量/mSv
核燃料循环	800	1.8
辐射工业应用	700	0.5
国防活动	420	0.2
辐射医学应用	2 320	0.3
教育和兽医活动	360	0.1
总计	6 500	0.6

思考题

1. 什么叫放射性？衰变的主要类型有哪些？
2. 如何定性定量的描述带电粒子与物质的相互作用？
3. 如何定性定量的描述光子与物质的相互作用？
4. 基本的放射防护量有哪些？
5. 电离辐射生物学效应有哪些特点？
6. 影响电离辐射生物学效应的主要因素有哪些？
7. 电离辐射的来源分为哪两大类？
8. 天然辐射源的主要分类是什么？
9. 天然和人工辐射源中哪些方面对人类造成的剂量最大？
10. 试述人类活动对辐射水平提高的影响。

本章编者： 陈丹丹

第三章　放射防护体系

电离辐射是能量的一种表现方式，它在传播过程中能使物质发生电离。电离辐射的作用对象如果是人体，则会对人体产生辐射危害，这种危害可以发生在受照的个体，也可出现在其后代。人类在应用电离辐射的时候，始终伴随着发生辐射健康危害的可能，所以，电离辐射的应用和放射防护应如同一驾马车的两只车轮一样需并行，不可偏废。1895 年 11 月伦琴发现 X 射线，不到半年，“德国医学周刊”上就报道了一位工程师因过度接触 X 射线而诱发放射性皮炎，这也是人类第一次正式报道 X 射线的辐射危害。

电离辐射应用的早期，人们还没有注意到辐射损伤的严重性，对电离辐射防护毫无意识，事后回顾性调查研究发现，至少有 336 名死者归因于职业性辐射照射，其中，251 人缘自辐射所致皮肤癌，56 人缘自辐射所致恶性贫血或白血病。20 世纪 20 年代后人们逐渐认识到电离辐射应用过程中放射防护的重要性，并为此加以必要的限制，此后，职业辐射危害事件明显减少。虽然以后出现的核武器爆炸、可移动源事故、医用电离辐射超剂量照射事故和核电站事故中也有不少人遭受到电离辐射危害，但是，这些都是属于意外事件导致的辐射危害。随着生产力的发展和科学技术的进步，人们已经积累了丰富的电离辐射防护知识和经验，在通常的职业照射条件下，能够很好地控制辐射源的使用，人工辐射照射水平大大地降低，其造成的辐射危害也随之降低到可接受水平。放射防护在电离辐射的应用过程中，真正地起到了保驾护航的作用。

第一节　放射防护目的

当然，电离辐射应用过程中随时都存在出现电离辐射损伤的风险，为此人们提出了放射防护的必要性，防护的目的就是防止电离辐射的健康风险。在实际工作中，针对所有的辐射实践，都必须围绕避免或者减少电离辐射健康风险这一主题。

要阐明放射防护目的，首先要理解四个概念，辐射实践、辐射干预、确定性效应、随机性效应。确定性效应、随机性效应在第二章已经介绍了，下面着重介绍一下辐射实践、辐射干预两个概念。

一、辐射实践

辐射实践简称实践，定义为任何引入新的照射源或照射途径，或扩大受照人员范围，或改变现有的照射途径，从而使人们受到照射或受到照射的可能性或受到照射的人数增加的人类活动。可以用简单的一句话表述为：增加了受照剂量的人类活动，不包括天然本底照射。具体可以是：1）源的生产和辐射或放射性物质在医学、工业、农业或教学与科学研究中的应用，包括与涉及或可能涉及辐射或放射性物质照射的应用有关的活动；2）核能的生产，包括核燃料循环中涉及或可能涉及辐射或放射性物质照射的各种活动；3）还包括某些加以控制的涉及天然源照射的实践等。

1. 照射情况

ICRP 在 2007 年出版的建议书，修订了防护体系，把照射更为条理化。由于辐射照射情况与事件的发生，其过程涉及许多源，这些源可大致归纳为三种状态：其一是为开发、生产和应用的目的，经计划慎重选择引进的受控正常运行的源（如各种辐射实践）；其二是在计划运行过程中，因操作失误、设备故障或自然灾害等或恶意事件而演变成的失控状态的源；其三是早已存在的源（如天然源等）。因而基于上述情况的特性就依次出现了计划照射情况、应急照射情况和现存照射情况，导致对个人、人群组或公众受到照射。个体或多个个体可能受到单一源的照射，也可能受到多个源的照射，但总有一个起主导作用的源。

（1）计划照射情况

计划照射情况是指那些在照射发生之前可以对放射防护进行预先计划的，以及那些可以合理地对照射的大小和范围进行预估的照射情况。在引入一项计划照射情况时，应当考虑与放射防护相关的所有方面。包括场所的选址、设计、建造、运行、退役、废物管理、以前占用的土地和设施的恢复，并将考虑潜在照射及正常照射。计划照射情况也包括对患者的医疗照射，以及患者的抚育者和陪护者。一旦紧急情况已得到控制，计划情况的防护原则也适用于与现存和应急照射有关的计划工作。计划照射情况的建议与辐射实践的正常作业和医学防护的那些建议，没有实质性变化。所有类型的照射都可能在计划照射情况中发生，即：职业照射、公众照射和医疗照射。计划照射情况的设计与开发应当对偏离正常作业条件引起的潜在照射有适当的重视。应当对潜在照射评价和辐射源安全与安保的相关问题给予应有的关注。

由于引进了辐射实践活动，必然会产生辐射照射。这种照射，一个是可以预期会发生的某一确定水平的照射，称为正常照射；另一个是预期不一定发生的照射，然而由于偏离了计划的操作程序和事故也可存在不是计划的照射，称为潜在照射，也就是事故的概率。

（2）应急照射情况

应急照射情况是指在一个计划照射情况的运行期间发生的或由恶意行为产生的或其他意外情况所致的偏离了正常而出现照射失控的一种状态。一些不可忽视的意外事件导致源的失控可能会造成较高的照射剂量，此时需要采取紧急防护行动以避免或降低有害后果。

与“正常照射”相比较，由于辐射源失控而引起的照射称为异常照射，异常照射包括应急照射和事故照射。前者是在辐射事故中，为抢救生命、防止伤害或制止事故扩大而采取的紧急行动中，自愿接受的照射；后者则是因事故使工作人员非自愿的，意料之外的照射。

对应急照射情况而言，未采取防护措施时，应急预期所受的剂量称为预期剂量；在采取所有的防护措施后，应急过程中依然存在的剂量称作剩余剂量；采取防护行动所减小的剂量称为可防止剂量。由此可以知道，预期剂量是剩余剂量和可防止剂量的和。

即使在设计阶段已经采取了所有合理的措施降低潜在照射的概率和后果，但仍可能需要对这些照射考虑有关的应急准备和响应。应急照射情况是意外情况，对此可能要求实施紧急防护行动，也许还需要实施更长时期的防护行动。在这种情况下，可能会发生公众成员或工作人员的照射，以及环境污染。照射可能是由几个独立途径也可能是同时起作用而导致的，照射或许是非常复杂的。甚至于放射危害可能伴随其他危害（化学的、物理的、生物的，等等）。因为潜在的应急照射情况是可以预先评价的，所以应当对响应行动做出计划，其准确度或高或低，取决于所考虑的装置或情况的类型。然而，因为实际的应急照射情况本来就是不可预测的，所以必要的防护措施的准确类型是不可能预先知道的，只需灵活地逐步适应实际情况的需要。

由于存在多个、独立、同时并随时间变化的照射途径的可能性，在实施防护措施时应着重于所有途径可能导致的总照射。因此必须制定一个总体防护规划，这个防护规划通常包括评估放射情况和实施不同防护措施。在应急照射情况的演变期间，这些措施很可能随时间而发生变化，而当应急照射情况可能影响到明显不同的地理区域时，这些措施则可能随地点而发生变化。

在应急照射情况下，当短时间内剂量可能会达到高水平时，应当对严重确定健康效应的预防给予特别关注。在重大应急情况下，基于健康效应的评价是不充分的，必须对社会、经济和其他后果给予应有的考虑。另外一个重要的目标是，在实际可行的范围内，准备恢复认为是“正常”的社会和经济活动。

在应急情况的计划中，最优化过程应当应用参考水平。应急情况下最高的计划剩余剂量的参考水平，典型值在 20～100 mSv 范围内。总体防护策略中的预期剩余剂量与该策略适宜性初始评估中的参考水平进行比较。在计划阶段，应当拒绝不能把剩余剂量降到低于参考水平的防护策略。

一旦一项应急照射情况已经发生，如果实际情况要求这些紧急行动，就可以自动地投入实施。紧随一个立即行动决策之后，可以评估预期剩余剂量的分布，参考水平可作为评价防护策略的有效性以及需要修正或采取附加行动的基准。高于或低于参考水平的所有照射都应当进行防护的最优化，应当对高于参考水平的照射给予特别关注。

当为一个特定的应急照射情况制定防护策略时，可能需要区分要求采取特殊防护措施的一些不同人群。例如，为鉴别所考虑照射的大小，距离一个应急照射情况的始发点（即，一个装置，一个应急地点）的距离可能是重要的，因而对确定防护措施的类型和紧急程度也是重要的。考虑到受照射人群的多样性，防护措施的计划应当以在不同人群中设立的代表人受到的照射为基础。当一个应急情况发生后，计划的防护措施应逐渐演变成最佳地适应所考虑的所有受照射人群的实际情况。同时必须对孕妇和儿童给予特别辐射防护与安全的关注。

应急计划（根据需要，详略程度可简可繁）应发展成可以处理所有可能的情景。一个（国家的、地方的或特定装置的）应急计划的制订是一个多步骤的反复过程，它包括评估、计划、资源分配、培训、演习、监查及修订。辐射应急响应计划应当整合到综合危害应急管理计划之中。

假如发生了一个应急照射情况，那么第一个问题就是判明应急情况的性质。初始响应应当以一种一致且灵活的方法按照应急计划去执行。最初实施的防护策略将是应急计划中针对相关事件情景所描述的那些对策，它是作为计划阶段的一部分根据通用最优化做出的。一旦开始实施应急计划中的措施，应急响应的特点在于评议、计划和执行的迭代循环。

应急响应不可避免地随着时间的推移从一个仅有很少信息向一个可能具有极多信息发展的过程，预期的防护和那些受影响的相关事物随着时间的推移也有极大的类似增加。应急照射情况考虑为三个阶段：早期阶段（可以分为报警和可能的释放阶段）、中期阶段（以任何释放的停止和释放源再次得到控制为开始）和晚期阶段。在任何阶段，决策者都必然会对有关情况有一个不完整的理解：未来的影响、防护措施的有效性以及其他因素中受到直接或间接影响的那些因素的关注，因此，一个有效的响应必须随着其影响的定期评议灵活地推进。参考水平为这个评议提供了一个重要的输入信息，它也为所知道的有关照射情况与施行防护措施所提供的防护进行比较提供了一个准则。对应急照射情况所导致的长期污染的管理视为一种现存照射情况。

（3）现存照射情况

现存照射情况（或称既存照射情况），是指由早已存在的源（如天然源）引起的照射情况。由天然源所造成的照射是典型的持续照射。从放射防护的角度，更为关注的是那些可控天然源照射情况。当然以往事故或事件所造成环境中的长寿命放射性残留物的持续照射，也属于现存照射情况。现存照射情况引起公众的持续照射，其剂量率通常或多或少保持不变，是近乎恒定的，也可以是若干年期间内缓慢下降的。

那些不得不采取控制决策时就已经存在的照射情况，可能会产生足够高的照射，对此应当采取放射防护行动，或至少需要考虑这些行动。典型的例子是住宅和工作场所中的氡，以及天然存在的放射性物质。对涉及现存的人工照射情况做出放射防护决策可能也是必要的，例如，来自未按照辐射防护体系管理的操作引起的放射性释放所导致的环境中的放射性残留物，或来自一个事故或一个放射事件的放射性污染土地。也还有一些现存照射情况，减少照射的行动显然是没有理由的。至于现存照射的哪些成分是没有责任进行控制的决策需要监管机构做出一个判断，这将取决于源或照射的可控性，也将取决于主要的经济、社会和文化状况。当然，这种情况还包括放射源的排除和豁免。

现存照射情况可能是很复杂的，它们可以涉及多个照射途径，并且它们通常产生从很低到（极个别情况下）几十毫希宽范围内的年个人剂量分布。这些情况常常包括住宅，例如氡照射情况，以及受照射个人习性决定照射水平的许多情况。另外一个例子是长期污染地区个人照射的分布，它直接反映了受影响居民饮食习惯的差异。照射途径的多样性和个人习性的重要性将导致照射情况难于控制。

ICRP 建议，参考水平（用个人剂量规定）应当与为实施现存照射情况下照射的最优化过程一起使用。其目的是实施最优化的防护策略或循序渐进的一系列这类策略，这将把个人剂量降低到参考水平之下。然而，低于参考水平的照射应是不容忽视的；也应对这些照射情况进行评价，以查明防护是否是最优化的，或是否需要采取进一步的防护措施。最优化过程的终点必不能固定在事先规定的水平，防护最优化水平将取决于具体的情况。决定控制一个特定情况的参考水平的法律地位是监管机构的责任。回顾性地，当防护行动已经实施时，参考水平也可用作评价防护策略有效性的准则。在现存照射情况下，参考水平应用的说明见图 3－1，它表明了作为最优化过程结果的个人剂量分布随时间的演变。

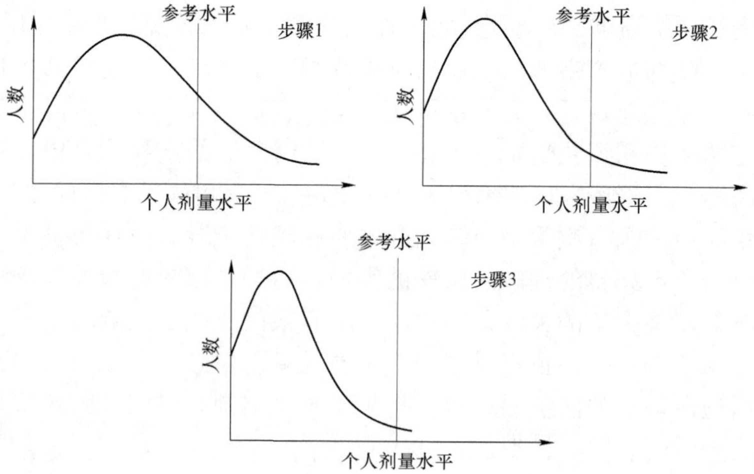

图 3－1　现存照射情况下参考水平的应用和最优化过程的结果个人剂量分布随时间的演变

现存照射情况的参考水平通常应当设定在 1～20 mSv 范围内。在现存照射情况下的个人应当知道相关的照射情况以及降低受照剂量的措施。当个人生活方式是照射的关键环节时，还必须对相关个人进行辐射监测、评价及教育与培训。例如在核事故或辐射事件之后，生活在污染的土地上的人们是这类照射的典型情况。

为现存照射情况制定参考水平所考虑的主要因素是，控制这种照射情况的可行性，以及类似情况过去的管理经验。在大多数的现存照射情况下，把照射降低到接近或近似视为“正常”情况的水平既是受照射个人的愿望，也是行政管理部门的愿望。这特别地适用于人类行动产生的物质引起的照射情况，即天然辐射残留物和事故污染。

2. 照射类型

此处的照射类型是指人工辐射，一般情况下不包括天然照射，ICRP 早在 60 号出版物的建议中依据照射的对象不同，将辐射实践照射分为职业照射、公众照射和医疗照射。

（1）职业照射

ICRP 2007 年建议书把职业照射定义为：工作人员在其工作的时候所受到的辐射照射。通行的对任何有害物质的职业照射的定义包括所有在工作中遭受到的照射而不问其来源。然而，由于辐射无处不在，直接应用上述定义势必将使所有工作人员均受到放射防护的管理。所以使用术语“职业照射”仅限于在正常场合下能合理地视作运营管理者负有责任的那些情况下在工作中受到的照射。职业照射不包括排除照射以及来自豁免实践或豁免源的照射。

雇主对工作人员的防护负主要责任。然而，源的许可证持有者（如果与雇主不同）也对工作人员的防护负有责任。如果工作人员从事的工作中包含或可能包含不在他们的雇主控制之下的源，那么源的许可证持有者和雇主应该通力合作，互通信息，另外如有必要，应在工作场所促进适当的放射防护。

我国电离辐射防护基本标准 GB 18871—2002 对于职业照射的定义为：除了国家有关法规和标准所排除的照射以及根据国家有关法规和标准予以豁免的实践或源所产生的照射以外，工作人员在其工作过程中所受的所有照射。

职业照射过程中对工作人员的界定必须明确，ICRP 将工作人员定义为任何专职、兼职或临时性受雇于雇主的人员，而且这些人员清楚关于职业放射防护的权利和义务，自主经营者既是雇主又是工作人员，从事涉及辐射的医学放射工作人员所受照射属职业照射。我国基本标准 GB 18871—2002 将下列情况下天然源照射所引起的工作人员照射也列入职业照射：① 工作人员因工作需要或因与工作直接有关而受到的氡的照射，不管这种照射是高于或低于工作场所中氡持续照射情况补救行动的行动水平（500～1 000 Bq^{222} Rn/m^3）；② 工作人员在工作中受到氡的照射虽不是经常的，但所受照射的大小高于工作场所中氡持续照射情况补救行动水平（≥1 000 Bq^{222} Rn/m^3）；③ 喷气飞机飞行过程中机组人员所受的天然源照射。

（2）医疗照射

医疗照射是指为了诊治疾病的患者、照顾或抚育患者的人员，健康、保健体检的被检者，以及为生物医学研究目的的志愿者所接受医用电离辐射源的照射。在受到医疗照射的群体中以诊治疾病的患者占绝大多数，对于这一受照群体国内外尤为关注。ICRP 2007 年建议中把医疗照射特别加以限定称为患者的医疗照射。可见患者的医疗照射是指在放射诊断、介入放射学诊疗、核医学诊疗和放射治疗程序中患者所接受的医用电离辐射的照射。但是在放射治疗中对患者的抚育者和陪护者以及生物医学研究中的志愿者的防护也应给予专门的考虑。

医疗照射实践属于计划照射情况。但由于其有特殊的一面，又需要与其他计划照射情况不同的防护方案。患者的医疗照射的特殊性表现为：① 患者和受检者从自身诊治疾病或保健体检的目的出发是自愿的、有意识接受的照射；② 照射所带来的利益与潜在危险同在一个个体身上体现；③ 这一类照射是显著不均匀的，只限身体有限部分，其剂量大小因人、因照射方式、照射部位和照射频率变化较大。

（3）公众照射

公众照射是指除职业照射和患者医疗照射之外的其他公众所受到的源自某一辐射实践的辐射照射，公众照射可来自多种源。尽管天然源的照射是公众照射组分中最大的来源，但不能就此轻视较小的又比较容易控制的人工源对公众产生的照射。就每个源来讲又可对多个个体产生照射。出于保护公众的目的，ICRP 使用了“关键人群组”一词，来表征人群中所受高端照射人员所接受剂量的个人。为更确切表述公众中受高端辐射照射的那些人，ICRP 2007 年建议推荐使用“代表人”来代替早期建议使用“关键人群组”的概念，并在 ICRP 101 号出版物（2006 年）中给出了“代表人”的相关特征。

必须指出，针对怀孕的放射工作人员的胚胎和胎儿的照射应当作为公众照射管理。

3. *潜在照射*

在计划照射情况下，可以合理控制源的照射，预知存在的某一确定水平的照射。然而，由于偏离计划的操作程序和事故，包括辐射源的失控和恶意事件，可能会引起较高的照射。尽管这种操作程序是计划的，但这种引发高剂量的照射却不是计划发生的。ICRP 将这些照射称作潜在照射。偏离计划的操作程序和事故常常是可以预见的，并且它们的发生概率也是可以估计的，但是不能对它们进行详细的预测。即辐射源的失控和恶意事件是不易预测的，因而需要有特殊的应对方法。

潜在照射与正常运行时计划操作引起的照射之间常常是相互联系的。例如，在正常运行期间降低照射的行动可能增加潜在照射的概率。又如，对长寿命废物进行贮存而不是进行扩散排放，可以降低排放引起的照射，但将会增加潜在照射。为了控制潜在照射，需要进行一些监督和设施维修活动。这些活动可能会增加正常照射。

在引入一个计划照射情况的计划阶段，就应当考虑潜在照射。应当认识到照射可能导致行动的可能性，即降低事件的发生概率和假如任何一个事件发生后限制和降低照射（缓解）的行动。在应用正当性和最优化原则时，应当对潜在照射给予充分的考虑。

潜在照射通常分为三种情形：1）涉及少数人受照，其危害是直接造成照射人员的健康危险，这些照射发生的过程是相对简单的，例如，可能擅自进入一个正在工作的辐照场所。2）涉及较多人数受照，其危害不仅会增加健康风险也会涉及其他危害，例如放射性污染的土地和需要控制食物消费，例如在一个核反应堆内可能发生一个大事故，或可能发生放射性物质的恶意使用。3）照射发生在遥远的未来且将在长时期内施予剂量，例如，在固体废物处置于深层地质库的情况下，发生在遥远未来的照射伴随着相当大的不确定性。

二、辐射干预

辐射干预又称干预，定义为任何旨在减少或避免不属于受控实践的或因事故而失控的源所致的照射或潜在照射的活动。即通过影响现存形式而降低总的照射的人类活动（如移开现存的放射源、改变途径或减少受照人数）。干预就得采取防护行动或补救行动。

需要实施干预行动一般有两种情况，应急照射情况下的干预与持续照射情况下的干预。

要求采取防护行动的应急照射情况有：已执行应急计划或应急程序的事故情况与紧急情况，即需要立即采取某些超出正常工作程序的行动以避免事故发生或减轻事故后果的状态，有时也称为紧急状态；同时，也泛指立即采取超出正常工作程序的行动。审管部门或干预组织确认有正当理由进行干预的其他任何应急照射情况。

要求采取补救行动的持续照射情况：持续照射是指没有任何不间断人类活动予以维持而长期持续存在的非正常公众照射，这种照射的剂量率基本上是恒定的或者下降缓慢的照射。天然源照射，如建筑物和工作场所内氡的照射，这种照射的剂量率基本上是恒定的或者下降缓慢的照射；以往事件所造成的放射性残存物的照射，以及未受通知与批准制度控制的已往的实践和辐射源的利用所造成的放射性残存物的照射。审管部门或干预组织确认有正当理由进行干预的其他任何持续照射情况。

（1）干预的正当性：只有根据对健康保护和社会、经济等因素的综合考虑，预计干预的利大于弊时，干预才是正当的。在干预情况下，为减少或避免照射，只要采取防护行动或补救行动是正当的，则应采取这类行动。所谓防护行动是指为避免或减少公众成员在持续照射或应急照射情况下的受照剂量而进行的一种干预。而补救行动是指在涉及持续照射的干预情况下，当超过规定的行动水平时所采取的行动，以减少可能受到的照射剂量。

在应急照射情况下，如果任何个人所受的预期剂量（指若不采取防护行动或补救行动，预期会受到的剂量，而不是可防止的剂量。这里的可防止的剂量是指采取防护行动所减少的剂量，即不采取防护行动的情况下预期会受到的剂量与在采取防护行动的情况下预期会受到的剂量之差）或剂量率接近或预计会接近可能导致严重损伤的阈值，则采取防护行动总是正当的。

在持续照射情况下，如果剂量水平接近或预计会接近国家标准规定的值时，则无论在什么情况下采取防护行动或补救行动总是正当的。只有当放射性污染和剂量水平很低不值得花费代价去采取补救行动，或是放射性污染非常严重和广泛，采取补救行动花费的代价太大，在此两种情况时，采取补救行动不具有正当性。

（2）干预的最优化：为减少或避免照射而要采取防护行动或补救行动的形式、规模和持续时间均应是最优化的，即在通常的社会和经济情况下，从总体上考虑，能获得最大的净利益，也就是说，最优化过程是指决定干预行动的方法、规模及时间长短以谋取最大的利益。简单地讲，弊与利之间的差额用同样的量表示，例如代价，包括"忧虑"的社会代价在内，对每一项所采取的防护行动应为正值，而且在计划这项行动的细节中应使其达到最大值。干预的代价不仅是用金钱表示的代价，有些防护或补救措施可能带来非放射学危险或严重社会影响。例如，居民短期离家未必花费很多钱；但可能使家庭成员暂时分离而造成"焦虑"，长期撤离或永久移居既要很费钱，而且有时也会带来精神创伤。在考虑进行干预的许多情况中有不少是长期存在的，不要求紧迫行动。其他由事故引起的情况，如果不采取及时措施就可能造成严重照射。作出在应急情况下的干预计划应作为正常运行手续中的不可少的一部分。

（3）干预的剂量准则：干预有两种情况，需要针对这两种情况，建立实施干预的剂量准则。

在应急照射情况时，实施干预的剂量准则为：① 急性照射的剂量行动水平，器官或组织受到急性照射，在任何情况下预期都应进行干预的剂量行动水平，例如全身（骨髓）受到急性照射，两天内预期吸收剂量 1 Gy，对其他器官或组织的剂量行动水平都作了详细规定。② 应急照射情况下的通用优化干预水平和行动水平，通用优化干预水平用可防止的剂量表示，即当可防止的剂量大于相应的干预水平时，则表明需要采取这种防护行动。在确定可防止的剂量时，应适当考虑采取防护行动时可能发生的延误和可能干扰行动的执行或降低行动效能的其他因素。应在应急计划中根据标准所规定的准则给出对应需采取的防护行动（包括隐蔽、撤离、碘防护、临时避迁和永久再定居）的不同的干预水平。

在持续照射情况时，实施干预的剂量准则有：① 器官或组织受持续照射时，任何情况下预期都应进行干预的剂量率行动水平，例如性腺受到持续照射吸收剂量率为 0.2 Gy/a，对其他器官也做了相应规定。② 在大多数情况下，住宅中氡持续照射的优化行动水平应在年平均活度浓度为 200～400 Bq $^{222}Rn/m^3$ 范围内。其上限值用于已建住宅氡持续照射的干预，其下限值用于对待建住宅氡持续照射的控制。工作场所中氡持续照射情况下补救行动的行动水平是在年平均活度浓度为 500～1000 Bq $^{222}Rn/m^3$ 范围内。达到 500 Bq$^{222}Rn/m^3$ 时宜考虑采取补救行动，达到 1 000 Bq$^{222}Rn/m^3$ 时应采取补救行动。

三、放射防护目的

确定性效应和随机性效应共同构成电离辐射危害，这种危害不仅仅发生在受照者本人，也可能会发生在受照者的后代，人们可以通过一系列的防护手段，降低辐射危害，但不能完全消除辐射危害。基于这一现象，放射防护界就必须回答这样的问题：既然不可以完全消除电离辐射的危害，那么放射防护有什么作用？辐射危害降低到什么程度才能够被认为是安全的？放射防护的目的是什么？

这些问题都不能以简单的方式予以回答，首先不能将辐射诱发的确定性效应和随机性效应相提并论。确定性效应存在阈剂量，对任何人，只要其器官、组织受到的辐射照射的剂量达到相应的剂量阈值时，必然出现确定性效应（有害的组织反应），而且确定性效应的严重程度也必然随着受照剂量的增加而加重。所以，在所有的辐射实践中，只要把人员受照剂量控制在器官或组织相应阈剂量以下，就完全可以避免有害的确定性效应发生，把确定性效应的发生概率降低到零。就这一点说明，通过有效的放射防护，可以完全避免确定性效应的发生。

与确定性效应不同，随机性效应不存在剂量阈值，它的出现是由于单个细胞受电离辐射后出现的变异，这种变异不仅不能够被机体识别，还会通过细胞分裂的方式传给下一代细胞，甚至通过性细胞传给下一代个体，因此随机性效应不能完全被避免。在小剂量和低剂量率照射条件下，随机性效应和剂量之间呈线性关系，没有阈剂量，随机性效应一旦发生，其后果的严重性与辐射剂量无关。目前，在放射防护方面只能采取有效的措施或方法把随机性效应的发生概率（10^{-2} Sv）限制到可以接受的水平，这个水平大约相当于职业人员的正常死亡率，即在 10^{-5}～10^{-4} 概率范围内。由此说明，通过有效的放射防护，不能完全消除随机性效应的发生，只能降低其发生概率，这个概率可以被接受的范围就是职业人员的正常死亡率。

电离辐射是枚双刃剑，人们在从事电离辐射相关的实践中获得利益，但也存在潜在照射的风险。放射防护的任务就是既要促进人类进行有益的辐射实践活动，推动核与辐射技术的利用和发展，又要最大限度地预防和减少由电离辐射造成的对人类健康的危害和对环境安全的影响。

综上所述，将辐射实践、辐射干预、确定性效应、随机性效应四个概念，有机地组合在一起，就构成了放射防护的目的：针对所有的辐射实践，采取有效的干预措施，以防止确定性效应的发生，减少随机性效应的诱发，使之达到可以接受的水平。

第二节　放射防护三原则

任何量的电离辐射都会带来一定程度的辐射风险，鉴于人们从事这些电离辐射活动为的是获取相应的利益，为此不得不接受一定的危险。因此，在放射防护的保驾护航下，人们的电离辐射实践活动必须围绕着放射防护目的进行，为了达到这一目的，ICRP 制定了由辐射实践正当性、辐射防护最优化和个人剂量限值构成的放射防护原则。由这三项原则构成的放射防护体系已为各国际相关组织及绝大多数国家所采纳。

ICRP 在 1999 年建议书中，给出了实践和干预情况下的防护原则，这些原则是防护体系的基础，并且已提出了一套用于计划照射、应急照射以及现存照射情况的原则。在放射防护三原则中，两项原则（实践正当性原则和防护最优化原则）是源相关的，适用于所有照射情况，一项原则（剂量限值原则）是个人相关的，适用于计划照射情况。

实践正当性原则是任何改变照射情况的决定都应当是利大于弊。这意味着通过引入新的辐射源、减小现存照射或减低潜在照射的危险，人们能够取得足够的个人或社会利益以弥补其引起的损害。

防护最优化原则是在考虑了经济和社会因素后，遭受照射的可能性、受照射人员数目以及个人所受剂量的大小均应保持在可合理达到的尽可能低的水平。这意味着在主要情况下防护水平应当是最佳的，取利弊之差的最大值。为了避免这种优化过程的严重不公平的结果，应当对个人受到特定源的剂量或危险需要加以限制（剂量约束或危险约束以及参考水平）。

个人剂量限值原则涉及的是受控源职业照射和公众个人受照剂量，是个人相关的，它适用于除医疗照射外的计划照射情况。是除了患者的医疗照射之外，任何个人受到来自监管源的计划照射的剂量之和不能超过委员会推荐的相应限值。

图 3－2 说明在计划照射情况下运用个人剂量限值与在所有情况下对单个源运用约束或参考水平之间的概念差异。

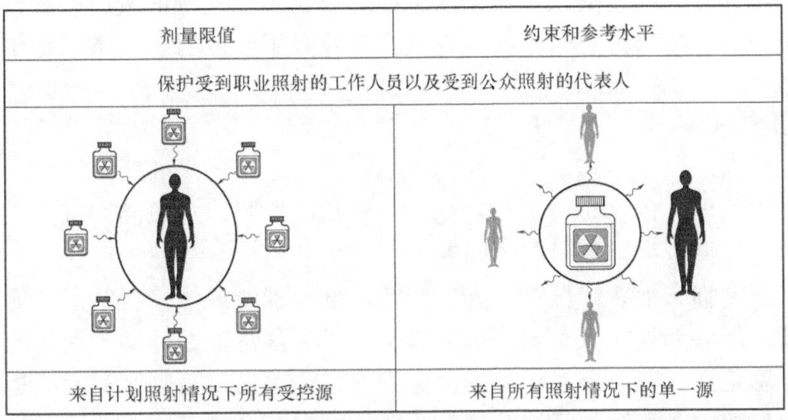

图 3－2　保护工作人员和公众成员的剂量限值与剂量约束以及参考水平的对比

一、实践的正当性

任何一项辐射实践，在开展之前均需要综合考虑实践带来的利益和为此冒的风险。正当性原则是源相关的，为实现对源的控制，减少辐射实践对职业人员和公众的照射，在引入伴有辐射照射的任何实践之前，都必须经过正当性判断。它要求在进行任何伴有辐射的实践活动时，必须权衡利弊，只有在考虑了社会、经济和其他相关因素之后，引入的实践对个人或社会带来的利益足以弥补其可能引起的辐射危害时，该实践才是正当的。若引进的某种实践活动不能带来超过代价的纯利益，则不能采用此种实践。当然所考虑的后果不限于辐射危害，还包括该活动的其他危险和代价及利益。辐射危害有时只是全部危害中的一个小部分。因此，正当性远远超越了放射防护的范围。正是由于这些原因，正当性应当净利益为正值。在所有可行的各种方案中选出最佳方案，已超出了放射防护部门的职责范围。

1. 正当性原则的应用

针对职业照射和公众照射，正当性原则的应用有两种不同的方法，它取决于是否可以直接控制源。

第一种方法用于引入新的活动，在这里对放射防护预先进行了计划且可以对源采取必要的行动。正当性原则应用于这些情况，要求只有当计划的照射对受照射个人或社会能够产生净利益以抵消它带来的辐射危害时才可以引入。必须注意，当有新信息、新方法、新技术出现时，该项辐射实践的正当性需要重新审视判断。

第二种方法用于主要通过改变照射途径的行动而非直接对源施加作用能够控制照射的情况。在现存照射情况和应急照射情况下，正当性原则用于决定是否采取行动以避免进一步的照射。减小剂量的任何决定，都会带来某些不利因素，必须要由做出这种决定带来的利益大于危害来证明其是正当的。

在两种方法中，判断正当性的责任通常落到政府或国家管理部门身上，以确保最广泛意义上的国家和社会整体利益，因而不必对每个个人有益。然而，用作正当性判断的信息可能包括许多方面，也可能是由政府部门以外的用户或其他组织或人员告知的。同样，正当性判断将经常通过公众磋商过程告知，依据之一就是相关源的大小。正当性包含很多方面，不同的组织将会参与且负有责任。在这样的背景下，放射防护考虑将作为重要决策过程的一个依据。

2. 非正当照射

除非情况特殊，以下与辐射相关的实践都被认为是不正当的。

（1）故意添加放射性物质或进行活化，使食品、饮料、化妆品、玩具、私人珠宝或装饰品等产品的放射性活度增加引起的照射。

（2）在未查询临床症状情况下，为了职业、健康保险或法律目的而开展的放射检查，除非此检查预期能够为被检查个人的健康提供有用的信息，或能够为重要的犯罪调查提供证据。这几乎总是意味着必须对获得的影像进行临床评估，否则照射就不是正当的。

（3）对无症状的人群组进行涉及辐射照射的医学筛选检查，除非对受检查个人或整个人群的预期利益足以弥补经济和社会成本（包括辐射危害）。应当考虑筛选程序检查疾病的可能性，对查出疾病给予有效治疗的可能性，以及对于某些疾病，控制这些疾病给整个社会带来的利益。

3. 医疗照射的正当性判断的特殊性

医疗照射的正当性判断的职权经常是归于专业人员，而非政府部门。医疗照射的主要目标是照射给患者带来纯利益，采用某一特定程序的正当性就成了从业医师的责任。医生经周密权衡认为使用某一放射诊疗程序会给患者带来净利益，那么这种专业上的判断就构成了使患者接受这种照射的正当理由。为此医疗机构开展放射诊疗工作人员的执业条件十分重要。他们必须经过放射卫生防护专门培训，熟知所采用的程序及该程序的危险与利益。我国《电离辐射防护与辐射源安全基本标准（GB 18871—2002）》指出：医疗照射实践及其用源的申请者，在申请书中应说明执业医师在辐射防护方面的资格；承诺只有具备有关法规、规定的或许可证中写明的辐射防护专业资格的职业医师，才允许开具使用其源的检查申请单或治疗处方。

医疗照射本质上是患者在不同程度知情同意情况下自愿接受的，患者个人是直接健康的受益者，同时也是辐射危害的承受者。确保对患者利大于弊，净效益为正，是医疗照射的首要目标，同时应恰当地考虑对放射工作人员和其他人员的辐射照射危害。由于医用辐射实践的独特性质，对患者的医疗照射，需要采取与其他计划照射情况不同的、更加细致的正当性判断方法。

为使一项医用辐射实践正当性所需的分析，通常是以经验、专业判断和常识为依据，现在已经存在量化的决策技术，在具备所需信息和数据时，也应予以考虑。国际放射防护委员会（ICRP）第 73 号出版物提出，正当性原则有三个层次。ICRP 2007 年第 105 号出版物中沿用了原有的层次划分，并补充了新的资料。

第一个层次上，也是最基本的层次，医疗活动中恰当地应用电离辐射被普遍认为益处大于危害，认为正当性是理所当然的。

第二个层次上，针对特定对象的医疗程序已被认为是正当的。旨在判断某种放射诊疗程序是否有助于改善诊断和治疗效果，是否可以提供受照者的必要医学信息。放射诊疗程序的正当性确认，是国家专业机构的职责，需与国家卫生和辐射防护审管部门、相关国际组织配合进行。医疗程序的总利益，不仅包括对患者带来的直接健康利益及后果，而且还包含患者家庭和社会的受益。对现有医疗程序和新技术的暴露风险和效能，可利用的信息在不断增多，因而应对所作决定进行适时的审议。比如一种新型介入操作技术应当经过适当的、客观的试验且证明确实有效之后方可用于常规临床工作。

第三个层次上，证明应用于患者个体的特定放射诊疗程序是正当的（利大于弊）。因此，应当由执业医师在考虑照射的具体医疗目标和受照者个人特征的基础上，事先对所有个人的医疗照射的正当性作出明确判断。依次考虑如下：拟议程序应有足够的净利益；在能取得相同净利益的情况下，应尽可能采用非电离辐射的替代方法（例超声、磁共振或内镜）；在无替代方法时，应权衡利弊，仅当拟议程序给受诊疗个人带来的利益大于可能引起的辐射危害时，才是正当的。

国际原子能机构（IAEA）和世界卫生组织（WHO）发起的《波恩行动倡议书》中，对于加强全球范围内医疗照射正当性原则的实施提出以下倡议：① 引入和推广 3A 行动——认知（awareness）、适当性（appropriateness）和核查（audit），3A 行动可作为促进和强化实践正当性的一个工具；② 在所有利益相关方的参与下，制定协调一致的循证标准，以增进临床影像技术（包括放射学、核医学诊断和非电离辐射程序）的合理应用；③ 在充分考量当地具体情况和地区差异的基础上，在全球实施临床影像转诊导则，并确保这些导则的定期更新、可持续性和可利用性；④ 加强与正当性相关的临床核查的应用，确保正当性成为放射学日常实践的一个有效的透明的和可问责的组成部分；⑤ 引入信息技术解决方案，例如临床影像决策支持工具，并确保在医疗实践中能方便地获取和免费使用这些方案；⑥ 进一步制定无症状人群健康筛查计划的正当性标准，制定并非作为已核准健康筛查计划参与者的无症状个人接受医学影像检查的正当性标准。

二、防护的最优化

计划用于已判定具有正当性的辐射实践，在实施过程中需要遵循放射防护的最优化。对个人剂量或危险限制的防护最优化原则是防护体系的核心，适用于所有的三种照射情况，即计划照射情况、应急照射情况和现存照射情况。在过去的几十年中，最优化原则的实施已显著地降低了职业照射和公众照射的剂量水平。

放射防护最优化是一种源相关的过程原则，其定义是：在考虑了经济和社会因素后，遭受到照射的可能性（不一定受到的照射）、受照射人员数目以及个人剂量大小均应保持在可合理达到的尽可能低的水平（as low as reasonably achievable，ALARA）。

只要一项实践被判定为正当的并予采纳，就需要考虑如何有效地使用资源来降低对职业人员和公众的照射与危险。放射防护最优化的本质是在付出代价与所获得净利益之间进行权衡，求得以最小的代价获得最大的利益。

1. 可合理达到的尽可能低的水平

怎样理解可合理达到的尽可能低的水平呢？ICRP 已经作出结论指出可通过运用代价与利益分析的程序来解释，并在 ICRP 第 26 号出版物中指明了进行这种分析的一种简单的方法。

对一项含有辐射照射的实践，其正当性和最优化条件可用以下数学方程来帮助分析。

令 B 代表所产生的纯利益；

V 代表该项事业的价值（即毛利益）；

P 代表该项事业所用的基本生产代价；

X 代表用于放射防护而付出的代价；

Y 代表该项事业带来的辐射危害代价；

S 为集体有效剂量（人·Sv）。

当利益与代价能用同一尺度表示时，则有：

$$B=V-(P+X+Y)=(V-P)-(X+Y)$$

其中 V、P 是与辐射照射无关的参数，而 X、Y 都是集体有效剂量（S）的函数，（见图 3－3）。

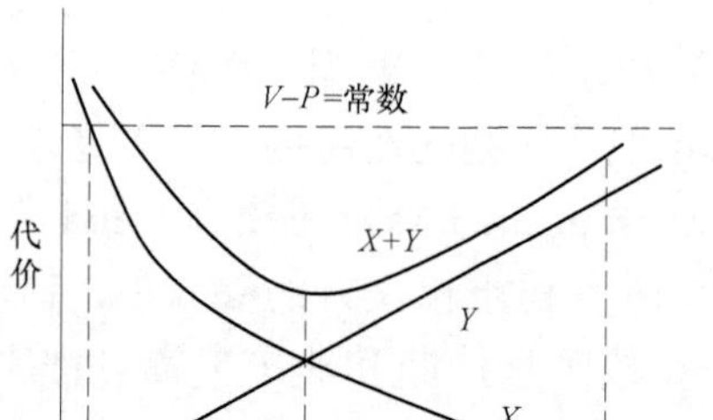

图 3－3　正当性与最优化示意图

正当性条件就是纯利益 $B>0$，即：

$$(V-P)>(X+Y)$$

最优化条件（即使引进的实践获得净利益达到最大）：

$$\frac{\mathrm{d}B}{\mathrm{d}S}=\frac{\mathrm{d}}{\mathrm{d}S}(V-P)-\frac{\mathrm{d}}{\mathrm{d}S}(X+Y)=0$$

$$\frac{\mathrm{d}}{\mathrm{d}S}(X+Y)=0$$

$$\frac{dX}{dS}+\frac{dY}{dS}=0$$

集体剂量 S 对应于（$X+Y$）的最低点的值 S^*，可写成：

$$\left(\frac{dX}{dS}\right)_{S^*}=-\left(\frac{dY}{dS}\right)_{S^*}$$

式中表示减少单位集体有效剂量（人・Sv）所耗去的防护费用，必须与降低 1 人・Sv 而减少的危害相抵消。满足要求就是把剂量保持在“可合理达到的尽可能低的水平”。

防护最优化并非是剂量的最小化，而是经过仔细地对辐射危害和保护个人可利用资源进行权衡的评价结果，最优化就是通过持续、反复地过程，寻求达到防护的最佳水平（如选择和实施主要情况下的最佳防护方案等）。

放射防护最优化应在计划的立项阶段就予以考虑，它贯穿于实践或设施的选址、设计、操作、运行和退役的全过程，并应定期审核，以确定是否需要调整。最优化是一个前瞻性的反复过程，旨在防止或降低未来的照射。

2. 剂量约束和参考水平

最优化方法有多种，如直观分析法、多因素分析法、代价—利益分析法和决策分析法等。大多数防护最优化方法倾向于强调对社会及全体受照人口的利益与危害。但利益与危害不大可能在社会中以相同的方式分配，因而最优化可能在某一名个人与另一名个人之间引起相当大的不公平。为缩小或限制这种不公平，可以在最优化过程中对特定源使个人受到的剂量或危险加以限制，ICRP 引入了源相关的约束概念。但由于照射情况不同，这种限制和约束的称谓也不同。对于计划照射情况，个人可能遭受到的剂量的源相关的限制称剂量约束；而对于潜在照射这种源相关的概念为危险约束；对于应急照射和现存照射情况，源相关的限制是参考水平。不难看出，剂量约束、参考水平和危险约束的概念与放射防护最优化一同用于对个人剂量的限制，剂量约束、危险约束和参考水平是最优化不可分割的一部分，约束为最优化过程提供了一个期望的上限。剂量约束和参考水平与防护最优化一同用于对个人剂量的限制。其目标是保证剂量不超过或保持在这一水平，接下来的目标是在考虑到经济和社会因素后，将所有的剂量降低到可合理达到的尽量低的水平。

ICRP 对计划照射情况（除患者的医疗照射外）这一剂量水平的限制沿用了术语“剂量约束”；对应急照射和现存照射情况，则采用术语“参考水平”进行描述。诊断参考水平已经在医学诊断（即计划照射情况）中应用，以表明在常规条件下患者的剂量水平或某个特定的影像程序所注射的活度，对于该程序是异常地高还是低。如果有问题，则需要启动一个地区性复查，以确定防护是否已经得到了充分地优化，或是否需要采取纠正措施。

选定的剂量约束或参考水平数值依赖于所考虑照射的环境，无论是剂量和危险约束还是参考水平都不代表“危险”与“安全”的分界线，也不表示改变个人相关健康危害的梯级。

表 3－1 列出了 ICRP 2007 年报告防护体系中不同类型的剂量限制与照射情况、照射类型的关系。

表 3-1 ICRP 防护体系中用到的剂量约束和参考水平

照射情况类型	职业照射	公众照射	医疗照射
计划照射情况	剂量限值 剂量约束	剂量限值 剂量约束	诊断参考水平 4) (剂量约束) 5)
应急照射情况	参考水平 1)	参考水平	不适用 2)
现存照射情况	不适用 3)	参考水平	不适用 2)

注：1）长期的恢复作业应作为计划中的职业照射的一部分。

2）不适用。

3）在受影响区域内长期从事补救工作或从事延续性工作所接受的照射应作为计划中的职业照射的一部分，即使辐射源是“现存”的。

4）患者。

5）仅指抚育者、照顾者及生物医学研究志愿者。

（1）剂量约束

剂量约束，是指除患者的医疗照射之外，计划引进的辐射实践活动中针对具体的源所引起个人剂量预先确定的一种限制，其限制性量值称为剂量约束值。其目的是为剔除任何导致个人剂量高于所选定剂量约束值的那些防护方案等情况，所以说它是对该源进行防护最优化时预期剂量的上限，用于放射源防护最优化时的约束条件。它是代表防护的基本水平，并非最佳。

实践对工作人员和公众成员照射的个人剂量约束值等于个人剂量限值，即工作人员为 20 mSv/a、公众成员为 1 mSv/a。在防护设计过程中不能把剂量约束值视为目标值，防护最优化将确定一个在约束值以下的可接受的剂量水平，这个经优化的剂量水平才是设计防护行动的预期结果。又如 GB 18871—2002（11.4.3 段）“放射性残存物持续照射的剂量约束”指出“剂量约束值通常应在公众照射剂量限值的 10%～30%（即 0.1～0.3 mSv/a）的范围之内”。

对于职业照射，剂量约束是一个用来限制选择范围的个人剂量数值，因此在最优化过程中仅仅考虑那些预期所引起的剂量低于约束值的选择。对于公众照射，剂量约束是公众成员从一个特定可控源的计划作业中接受到的年剂量上界。必须强调剂量约束值不能用作或理解为规定的监管限值。

（2）危险约束

在计划照射情况下，可能存在不是计划发生的照射，即潜在照射。当引入一个辐射实践在应用正当性和最优化原则时就应当对潜在照射危险予以充分考虑。

危险约束与剂量约束一样，是源相关的，且原则上使来自各项获准实践的所有潜在照射所致的个人危险应与正常照射剂量限值所相应的健康危害处于同一数量级水平。对职业照射来说，20 mSv/a 是个上限值，显然不能用它来估计危险。考虑到估计一个不安全状况的概率及其所致剂量时可能存在很大的不确定性，因此 ICRP 建议采用危险约束的通用值通常是适当的。在 ICRP 剂量限值体系已得到实施且防护得到最优化的情况下，根据既往正常职业照射的普遍情况来看，平均个人年职业照射有效剂量可达 5 mSv。因此对工作人员的潜在照射，ICRP 推荐通用的危险约束值每年 2×10^{-4}，它相当于平均职业年剂量 5 mSv

的致死癌症概率。对于公众的潜在照射，ICRP 推荐为每年 1×10^{-5} 危险约束值。

（3）参考水平

在应急照射或可控的现存照射情况下，参考水平表示这样的剂量或危险水平，计划允许发生的照射在该水平以上时就判断为不合适，因而应当设计并优化防护行动。所选择的参考水平数值将依赖于所考虑的照射情况的主要情况。

当一个应急照射情况已经发生或已经明确一个现存照射情况，且已经采取了防护行动时，可以对工作人员和公众成员的剂量进行测量或评价。此时，参考水平可以作为一种具有不同功能的基准，通过它能够对防护选择进行回顾性地判断。实施某个计划的防护策略引起的剂量分布可能包含也可能不包含参考水平以上的照射，这取决于该策略的成效。然而，如果可能的话，都应该努力把参考水平以上的照射降低到参考水平之下。

在应急或现存可控的照射情况下，参考水平表示这样的剂量或危险水平：计划准许存在的照射高于这一水平时认为是不恰当的，在这一水平之下应进行防护最优化。所选择的参考水平数值取决于所考虑照射的主要情况。医疗照射的参考水平，即 GB 18871—2002 放射诊断和核医学诊断的医疗照射指导水平。

三、个人剂量限值

个人剂量限值是放射防护基本原则的重要组成部分。对在受控源实践中个人受到的有效剂量或当量剂量规定的不得超过的数值，称为个人剂量限值。个人受到所有有关实践合并产生的照射，应当遵守剂量限值。或者在潜在照射的情形下遵守对危险的某些控制。其目的是为了保证个人不会受到从这些实践来的正常情况下被断定为不可接受的辐射危险。不是所有的源都能在源的所在处采取行动施加控制，所以在选定剂量限值前应该先规定哪些源可以包括在内作为有关的源。

实践正当性和放射防护最优化与辐射源相关，因为它们涉及的是对放射源的引用和安全防护是否正当和适宜。而个人剂量限值涉及的是受控源职业照射个人和公众个人的受照剂量，所以个人剂量限值与人相关。正当性是最优化过程的前提，个人受照剂量限值是最优化剂量的约束条件。

由于个人剂量限值是不可接受剂量范围的下限，适用于避免发生确定性效应。所以，不能把个人剂量限值直接作为防护设计和人员工作安排的依据。任何将个人剂量限值作为防护设计和人员工作安排的出发点，并在实践中执行尽可能向个人剂量限值接近的做法，以及把个人剂量限值作为评价防护设施的主要标准的做法，都是对放射防护三原则的误解。评价防护设施的标准应该是是否做到了最优化，而不是是否超过了个人剂量限值。当然，个人剂量限值是不允许超过的值，具体的个人剂量限值，参见本章第三节。

第三节　放射防护基本标准

放射防护基本标准实质就是个人剂量限值，在放射防护三原则中的第三条原则，也是基本剂量限值。为了有利于管理操作，通常在基本剂量限值基础上还制定了辅助的剂量限制标准。

GB 18871—2002《电离辐射防护与辐射源安全基本标准》，是我国的现行放射防护标准。现行防护标准从样式上看它是一本防护文件；从内容上看，它大体包括两个部分：行为准则和剂量限值。行为准则包括在辐射源开发、应用实践活动中人们应当负的责任和应当遵守的规则及要求；剂量限值是在实践中对职业照射人员个人和公众成员个人规定的不能超过的受照剂量的数值。ICRP 1990 年建议与 2007 年建议中剂量限值的数值没有变化，我国基本标准（GB 18871—2002）与 ICRP 及国际标准是一致的。

一、基本限值

以下是我国基本标准对于受控实践正常运行情况下职业照射和公众照射剂量限值表述。其中的各项条款都是国家强制性的，在任何的辐射实践中都必须遵守。

（1）职业照射剂量限值

应对任何工作人员的职业照射水平进行控制，使之不超过下述限值：

① 由审管部门决定的连续 5 年的年平均有效剂量（但不可做任何追溯性平均），20 mSv；

② 任何一年中的有效剂量，50 mSv；

③ 眼晶体的年当量剂量，150 mSv；

④ 四肢（手和足）或皮肤的年当量剂量，500 mSv。

对于年龄为 16～18 岁接受涉及辐射照射就业培训的学徒工和年龄为 16～18 岁在学习过程中需要使用放射源的学生，应控制其职业照射使之不超过下述限值：

① 年有效剂量，6 mSv；

② 眼晶体的年当量剂量，50 mSv；

③ 四肢（手和足）或皮肤的年当量剂量，150 mSv。

在特殊情况下，剂量限值可进行如下临时变更：

① 依照审管部门的规定，可将剂量平均期破例延长到 5 个连续年；并且，在此期间内，任何工作人员所接受的年平均有效剂量不应超过 20 mSv，任何单一年份不应超过 50 mSv；此外，当任何一个工作人员自此延长平均期开始以来所接受的剂量累计达到 100 mSv 时，应对这种情况进行审查；

② 剂量限制的临时变更应遵循审管部门的规定，但任何一年内不得超过 50 mSv，临时变更的期限不得超过 5 年。

2011 年国际原子能机构（IAEA）暂行出版物第 GSR Part3 号《国际辐射防护和辐射源安全的基本安全标准》提出了修改建议，主要针对职业照射的个人眼晶体的当量剂量，表述如下。

对于年龄在 18 岁以上的工作人员的职业照射，剂量限值为：

① 连续 5 年以上年平均有效剂量 20 mSv（5 年内 100 mSv），并且任何单一年份内有效剂量 50 mSv；

② 连续 5 年以上眼晶体接受的年平均当量剂量 20 mSv（5 年内 100 mSv），并且任何单一年份内当量剂量 50 mSv；

③ 一年中四肢（手和脚）或皮肤接受的当量剂量 500 mSv。

对于年龄在 16～18 岁正在接受涉及辐射的就业培训的实习生的职业照射和年龄在16～18 岁在学习过程中使用源的学生的照射，剂量限值为：

① 一年中有效剂量 6 mSv；

② 一年中眼晶体接受的当量剂量 20 mSv；

③ 一年中四肢（手和脚）或皮肤接受的当量剂量 150 mSv。

（2）公众照射剂量限值

实践使公众中有关关键人群组的成员所受到的平均剂量估计值不应超过下述限值：

① 年有效剂量，1 mSv；

② 特殊情况下，如果 5 个连续年的年平均剂量不超过 1 mSv，则某一单一年份的有效剂量可提高到 5 mSv；

③ 眼晶体的年当量剂量，15 mSv；

④ 皮肤的年当量剂量，50 mSv。

（3）慰问者及探视人员的剂量限制

剂量限值不适用于患者的慰问者（例如，并非是他们的职责、明知会受到照射却自愿帮助护理、支持和探视、慰问正在接受医学诊断或治疗的患者的人员）。但是，应对患者的慰问者所受的照射加以约束，使他们在患者诊断或治疗期间所受的剂量不超过 5 mSv。应将探视食入放射性物质的患者的儿童所受的剂量限制于 1 mSv 以下。

剂量限值不适用于医疗照射，也不适用于无任何主要负责方负责的天然源的照射。剂量限值包括在规定期间内外照射引起的剂量和在同一期间内摄入放射性核素的内照射引起的待积剂量之和。

同样，剂量限值不适用于应急照射情况。但在应急照射情况结束承担恢复和重建作业的人员应视为职业受照人员，并应按正常的职业放射防护标准进行防护，他们所受到的照射不应超过职业剂量限值。正像 GB 18871—2002（10.5.4 段）所指出的"一旦应急干预阶段结束，从事恢复工作（如工厂与建筑物修理，废物处置，或厂区及周围地区去污等）的工作人员所受的照射则应满足本标准第 6 章（即职业照射）所规定的有关职业照射的全部具体要求。"表 3－2 给出了 ICRP 1990 年与 2007 年建议书中防护准则的比较。

表 3－2 ICRP 1990 年与 2007 年建议书中防护准则的比较

照射的类别（出版物）	1990 年建议书及后续出版物	2007 年建议书
计划照射情况		
	个人剂量限值 1)	
职业照射（60，68，75）恢复作业（96）	规定 5 年期内年均 20 mSv3)	规定 5 年期内年均 20 mSv3)
—眼晶体	150 mSv/a2)	150 mSv/a2)
—皮肤	500 mSv/a2)	500 mSv/a2)
—手和脚	500 mSv/a2)	500 mSv/a2)
—孕妇，其他妊娠者	腹部表面处 2 mSv 或摄入核素 1 mSv	胚胎或胎儿 1 mSv
公众照射（60）	一年内 1 mSv	一年内 1 mSv
—眼晶体	15 mSv/a2)	15 mSv/a2)
—皮肤	50 mSv/a2)	50 mSv/a2)

续表

照射的类别（出版物）	1990年建议书及后续出版物	2007年建议书
		剂量约束[1)]
职业照射（60）	≤20 mSv/a	≤20 mSv/a
公众照射（77，81，82）		在低于1 mSv/a之下选择，视情况
—一般情况	—	
—放射性废物处置	≤0.3 mSv/a	≤0.3 mSv/a
—长寿命放射性废物处置	≤0.3 mSv/a	≤0.3 mSv/a
—持续照射	＜约1和约0.3 mSv/a[6)]	＜约1和约0.3 mSv/a[6)]
—长寿命核素的持续照射成分	≤0.1 mSv/a[8)]	≤0.1 mSv/a[8)]
医疗照射（62，94，98）		
—生物医学研究志愿者，如果对社会的利益是：		
—较小的	＜0.1 mSv	＜0.1 mSv
—居中的	0.1～1 mSv	0.1～1 mSv
—适中的	1～10 mSv	1～10 mSv
—相当大的	＞10 mSv	＞10 mSv
—抚育者和照顾者	每次急性发作，5 mSv	每次急性发作，5 mSv
应急照射情况		
职业照射（60，96）	干预水平[1),4),7)]	参考水平[1),12)]
—抢救生命（知情的志愿者）	无剂量约束	如果对其他人的利益超过了抢救者的危险，无剂量约束[10)]
—其他紧急抢救作业	约500 mSv；约5 Sv（皮肤）[9)]	1 000 mSv或500 mSv[10)]
—其他抢救作业	…	≤100 mSv
公众照射（63，96）		
—食品	10 mSv/a[11)]	
—稳定碘的分发	50～500 mSv（甲状腺）[2),11)]	
—隐蔽	2天内5～50 mSv[11)]	
—临时撤离	1周内50～500 mSv[11)]	
—永久迁居	第一年100 mSv或1 000 mSv[11)]	
—总体防护策略中的所有防范措施	…	视情况，在计划过程中典型值在20～100 mSv/a之间[5)]
现存照射情况		
氡（65）	行动水平[1)]	参考水平[1),12)]
—住宅	3～10 mSv/a（200～600 Bq·m^{-3}）	＜10 mSv/a（＜600 Bq·m^{-3}）
—工作场所	3～10 mSv/a（500～1 500 Bq·m^{-3}）	＜10 mSv/a（＜1 500 Bq·m^{-3}）
天然存在的放射性物质，天然本底辐射，人类栖息地放射性残留物（82）	一般参考水平[5)]	参考水平[3),12)]

续表

照射的类别（出版物）	1990 年建议书及后续出版物	2007 年建议书
干预		
—不可能是正当的	<约 10 mSv/a	视情况，在 1～20 mSv/a
—可能是正当的	>约 10 mSv/a	之间（参见原文 5.9.2 节）
—几乎总是正当的	接近 100 mSv/a	

（括号内的数字表示 ICRP 出版物的编号；ICRP 1991b，c，1992，1993b，1994b，1997a，d，1998b，1999a，2004b，2005a，c）

1）有效剂量，除非另外指明。

2）当量剂量。

3）进一步的规定是在任意一年内有效剂量不应超过 50 mSv。附加的限制适用于孕妇的职业照射。当采用于核素的摄入量时，剂量量是待积有效剂量。

4）可防止的剂量。

5）见原文 5.9 节和 6.2 节。

6）剂量约束应小于 1 mSv，不超过约 0.3 mSv 的数值可能是适宜的。

7）干预水平是指特定应对措施的可防止的剂量。当设计一个防护策略时，对于个人应对措施的最优化，为了评估防护策略作为参考水平的一个补充，干预水平仍然是有价值的；这些数值指的是剩余剂量。

8）如果没有可以利用的确保适用于任何可以想象的剂量组合情况下的剂量评价方法时，考虑采用。

9）第 60 号出版物（ICRP，1991b）。

10）第 96 号出版物（ICRP，2005a）。有效剂量低于 1 000 mSv 可防止严重的确定效应；低于 500 mSv 应防止其他确定效应。

11）第 63 号出版物（ICRP，1992）。

12）参考水平是指剩余剂量并用于评估防护策略，与过去推荐的干预水平相反，干预水平是指个人防护行动的可防止的剂量。

剂量限值是随着人们对电离辐射损伤的认识和对自身健康要求不断提高而发生变化的（见表 3-3），在一百多年的时间里，这一限值从推荐采纳到强制遵守，不断严格。

表 3-3　剂量限值的变化

年份	发表者	数值	换算成每天的剂量率（）内为公众值	名称
1902	W.Rollins	胶片照射 7min 未能曝光的剂量	100 mSv/d	对人无害剂量
1925	A.Mutscheller	皮肤红斑剂量的 1/100	2 mSv/d	耐受剂量
1931	英国 X 射线与镭防护委员会	0.2 R/d	2 mSv/d	耐受剂量
1934	国际 X 射线与镭防护委员会	0.2 R/d	2 mSv/d	耐受剂量
1936	美国 X 射线与镭防护委员会	0.1 R/d（高压 X 射线装置普及、重视对造血器官的影响）	1 mSv/d	耐受剂量
1950	国际放射防护委员会	0.3R/周（重视对造血器官的影响）	0.5 mSv/d	最大允许剂量
1954	国际放射防护委丛会	0.3R/周（15 rem/a，除造血器官外，还考虑眼晶体和性腺）	0.5 mSv/d	最大允许剂量
1958	国际放射防护委员会	5（$N-18$）rem，N：年龄		最大允许累积剂量
1959 修改		3rem/13 周	0.38 mSv/d	最大允许剂量
1962 修改		0.5 rem/a（公众）	（0.014 mSv/d）	允许限值

续表

年份	发表者	数值	换算成每天的剂量率（）内为公众值	名称
1965	国际放射防护委员会	5 rem/a（职业照射） 0.5 rem/a（公众）	0.17 mSv/d （0.014 mSv/d）	最大允许剂量 剂量限值
1977	国际放射防护委员会	50 mSv/a（职业照射） 5 mSv/a（公众）	0.17 mSv/d 0.017 mSv/d	有效剂量当量限值 有效剂量当量限值
1990	国际放射防护委员会	20 mSv/a（职业照射） 1 mSv/a（公众） 150 mSv/a（职业照射：眼晶体） 500 mSv/a（职业照射：皮肤、手和足）	0.05 mSv/d （0.003 mSv/d）	有效剂量限值 有效剂量限值
2011	国际原子能机构	20 mSv/a（职业照射：眼晶体） 其余同 1990 年 ICRP	0.05 mSv/d	当量剂量

二、其他限值

基本限值是针对所有受照人员在计划照射情况下的一种受照剂量的限制制度，在实际工作中的可操作性不强，因此为了很好地执行剂量限制制度，不至于使人员受照剂量超过限值，在剂量限值的基础上，特别制定了次级限值、导出限值和管理限值。

1. 次级限值

次级限值分为用于外照射和用于内照射两类。

用于外照射的次级限值有浅表剂量当量限值和深部剂量当量限值。浅表剂量当量限值为每年 500 mSv，用以防止皮肤的确定性效应的发生；深部剂量当量限值为每年 20 mSv，以限制随机性效应的发生率超过可以接受的水平。

用于内照射的次级限值是年摄入量限值（ALI）。摄入与 ALI 相应活度的放射性核素后，工作人员受到的待积剂量将等于为职业性所规定的年待积剂量的相应限值。它可根据下面的式子确定

$$\mathrm{ALI}=\frac{20}{\sum_{T} W_{T} \cdot h_{50,T}}=\frac{20}{h_{50}}$$

式中，$h_{50,\ T}$ 是摄入活度为 1Bq 放射性核素后在靶器官 T 中产生的待积当量剂量；h_{50} 是摄入活度为 1 Bq 放射性核素后产生的待积有效剂量；20 是年有效剂量限值。

国家对各种放射性核素年摄入量限值都已做了规定。因此，发生内照射时，人员只要监测体内的该核素的放射性活度就可算得该人员所受的剂量。为便于应用，实际上给出了一组表，分别对职业照射和公众照射给出了食入和吸入单位摄入量所致的待积有效剂量。

2. 导出限值

在防护监测中，有许多测量结果很难用当量剂量来直接表示。但是，可以根据基本限值，通过一定模式推导出一个供防护监测结果比较用的限值，这种限值称为导出限值。在实际工作中，可以针对辐射监测中测量的任一个量（如工作场所的当量剂量率、空气放射性浓度、表面污染和环境污染等）推导相应的导出限值。例如导出空气浓度 DAC 就是根据下面模式推导出来的：假定参考人工作时空气吸入量为 0.02 m^3/min，辐射工作人员 1 年

工作 50 周，每周工作 40 h，因此 1 年总计工作 2 000 h，在此时间内工作人员吸入的空气量为 2.4×10^3 m^3，于是，导出空气浓度 DAC 就等于放射性核素的年摄入量限值（ALI）$_{吸入}$除以参考人 1 年工作时间内吸入的空气量，即

$$DAC = (ALI)_{吸入}/2.4 \times 10^3$$

式中，DAC 的单位是 Bq/m^3。

上述参考人是由 ICRP 提出的、用于辐射防护评价目的的一种假设的成年人模型，其解剖学和生理学特征并不是实际的某一人群组的平均值，而是经过选择，作为评价内照射剂量的统一的解剖学和生理学基础。

规定导出限值，目的在于确定一个数值，只要监测结果不超出这一数值，几乎可以肯定辐射防护的基本限值已经得到了遵守。但是，超过导出限值却不一定意味着违反了基本限值，它只是提示需要对情况进行仔细的调查。

3. 管理限值

审管机构用指令性限值作为管理的约束值的一种形式，要求运行管理部门根据最优化进一步降低。指令性限值不一定只用于剂量，也可用于其他可由运行管理部门直接控制的对象，管理限值只用于特定场合，例如，放射性流出物排放的管理限值。在设置指令性限值时就应明确其目的。不管怎样说，它们不能替代防护最优化的过程。

大部分操作中的防护标准是按照有约束的最优化过程而不是按照剂量限值来建立的。这时，适用于某些选定类型的操作的强制性剂量约束值，就会是一个有用的管理工具。

管理限值应低于基本限值或相应的导出限值，而且在导出限值和管理限值并存情况下，优先使用管理限值，即管理限值要求更严，以保证基本限值得以实施。

三、参考水平

参考水平不是剂量限值，而是在职业照射中为使人员的受照剂量达到最优化指定的某一剂量限值的一个份数，传统考虑取值为年有效剂量的 1/10 和 3/10。在放射防护实践中任何可测的量不论其是否存在限值，都可以建立参考水平，超过此水平就应采取相应的行动或决策。这些行动可以是单纯的数据记录，或调查原因与后果，甚至采取必要的干预行动等。最常用的参考水平有记录水平、调查水平、干预水平等。采用这些水平可以避免不必要或徒劳的工作而有助于有效地利用资源。

记录水平：高于此水平的监测结果被认为有重要意义需记录在案，而低于此水平的监测结果可被忽略。对于外照射个人剂量监测的记录水平，应当根据监测周期确定，记录水平不能低于 1 mSv，但在实际工作中，记录水平往往从 0 mSv 开始，即所有的职业照射人员均接受剂量监测。

调查水平：达到或超过年有效剂量限值、年摄入量限值、单位体积物质中活度浓度导出的限值和单位面积上核素污染活度控制水平的水平，称为调查水平。应当对出现这种情况的原因进行调查。可以根据预期的水平选定个人剂量和摄入量的调查水平，根据个人监测时间的周期选择相应的相关限值的一个份额作为调查水平。调查水平的剂量下限通常为 5 mSv。

干预水平：为减少非受控源或事故失控源对人员的照射剂量而采取的行动，称作干预。

针对非受控源持续照射情况或针对应急照射情况合理确定的可防止的剂量水平，称为干预水平或称行动水平。可以认为 20 mSv 是职业照射的干预水平。当达到干预水平时，对于持续照射而言，应当采取补救行动；对于应急照射来说，应当采取防护行动。可防止的剂量（Avertable Dose）是采取补救行动或防护行动所能减少的剂量，是与预计剂量（Projected Dose）相对比较而言的。不采取补救行动或防护行动时预计会受到的剂量，称为预计剂量。干预（行动）水平包括：剂量率水平、剂量水平和活度浓度（比活度）水平。

我国基本标准 GB 18871—2002 规定的任何情况下预期应进行干预的剂量水平和应急照射情况下干预水平与行动水平。器官或组织受到急性照射时，任何情况下预期都应进行干预的剂量行动水平如表 3－4 所列。器官或组织受持续照射时，任何情况下预期都应进行干预的剂量率行动水平如表 3－5 所列。

表 3－4　急性照射的剂量行动水平

器官或组织	2 天内器官或组织的预期吸收剂量/Gy
全身（骨髓）	1
肺	6
皮肤	3
甲状腺	5
眼晶体	2
性腺	3

注：在考虑紧急防护的实际行动水平的正当性和最优化时，应考虑当胎儿在 2 天时间内受到大于约 0.1 Gy 的剂量时产生确定性效应的可能性。

表 3－5　持续照射的剂量率行动水平

器官或组织	吸收剂量率/（Gy/a）
性腺	0.2
眼晶体	0.1
骨髓	0.4

通用优化干预水平用可防止的剂量表示，即当可防止的剂量大于相应的干预水平时，则表明需要采取这种防护行动。在确定可防止的剂量时，应适当考虑采取防护行动时可能发生的延误和可能干扰行动的执行或降低行动效能的其他因素。

通用优化干预水平所规定的可防止的剂量值，是指对适当选定的人群样本的平均值，而不是指对最大受照（关键居民组中）个人所受到的剂量。但无论如何，应使关键人群组的预计剂量保持在表 3－4、表 3－5 中所规定的剂量水平以下。

一般情况下，作为防护决策的出发点，可以采用下面所推荐的通用优化干预水平。

1）紧急防护行动：隐蔽、撤离、碘防护的通用优化干预水平。

隐蔽的通用优化干预水平是：在 2 天以内可防止的剂量为 10 mSv。

临时撤离的通用优化干预水平是：在不长于一周的期间内可防止的剂量为 50 mSv。

碘防护的通用优化干预水平是 100 mGy（指甲状腺的可防止的待积吸收剂量）。

2）食品通用行动水平

食品通用行动水平见表 3－6。实际应用时，应将对不同核素组分别给出的水平值单独应用于相应核素组中各种核素的活度的总和。

表 3－6　食品通用行动水平

放射性核素	一般消费食品/（kBq/kg）	牛奶、婴儿食品和饮水/（kBq/kg）
^{134}Cs，^{137}Cs，^{103}Ru，^{106}Ru，^{89}Sr	1	1
^{131}I	1	0.1
^{90}Sr	0.1	0.1
^{241}Am，^{238}Pu，^{239}Pu	0.01	0.001

3）临时避迁和永久再定居

开始和终止临时避迁的通用优化干预水平分别是：一个月内可防止的剂量为 30 mSv 和 10 mSv。如果预计在 1 年或 2 年之内，月累积剂量不会降低到该水平以下，则应考虑实施不再返回原来家园的永久再定居。当预计终身剂量可能会超过 1 Sv 时，也应考虑实施永久再定居。

四、辐射实践的豁免准则及豁免水平

经过国家审管部门确认：如果某项辐射实践经判断是正当的，能满足豁免准则的要求，并能满足审管部门根据豁免准则规定的豁免水平的要求时，则该实践和实践中的源可以被免除审管部门对其实施的管理控制，不作为辐射实践对待。

1. 豁免准则

（1）被豁免的实践或源对个人造成的辐射危险足够低，没有必要再对它们实施管理；

（2）被豁免的实践或源引起的群体辐射危险足够低，通常情况下不值得再对它们实施管理控制；

（3）被豁免实践和源具有其固有安全性，能满足前两项要求，并能始终得到保证。

如果经过审管部门确认，在任何实际可能的情况下，下列豁免准则都能得以满足的话，就可以不做更进一步考虑而将实践或实践中的源予以豁免：

1）被豁免的实践或源使任何公众成员在一年内受到的有效剂量预计为 10 μSv 量级或更小；

2）实施该实践一年内引起的集体有效剂量不大于 1 人·Sv，或防护最优化评价结果表明豁免是最优选择。

2. 可豁免的源与豁免水平

依据豁免准则，下列各种实践中的源经过审管部门认可以后，可以被豁免：

（1）符合下列条件并具有审管部门认可的辐射发生器和符合下列条件的电子管件（如显像用阴极射线管）：

1）正常运行操作条件下，在距设备的任何可达表面 0.1 m 处引起的周围剂量当量率或定向剂量当量率不超过 1 μSv·h^{-1}；

2）产生辐射的最大能量不大于 5 keV。

（2）符合以下要求的放射性物质，即任何时间段内在进行实践的场所存在的给定核素的总活度或在实践中使用的给定的活度浓度不应超过审管部门规定的豁免水平。GB 18871—2002 附录 A 中给出的放射性核素的豁免活度浓度和豁免活度，是根据某些可能不足以可无限制使用的照射情景、模式和参数推导得出的，只能作为申报豁免的基础。在考虑豁免时，审管部门会根据实际的情况逐例审查，在某些情况下也可能会采取更严格的豁免水平。在应用 GB 18871—2002 附录 A 中给出的豁免水平时，必须注意以下几点。

1）这些豁免水平原则上只适用于组织良好和人员有素的工作场所，即只适于以小量放射性物质和源的工业应用、实验室应用或医学应用。例如，利用小的密封点状源刻度探测器，将小量非密封放射性物质溶液装入容器内，或作为工业示踪剂，或作为低活度气体核素的医学应用等；

2）对于未被排除的天然放射性核素豁免的应用，只限于引入到消费品中的天然放射性核素，或者是将它们（如 ^{226}Ra，^{210}Po）作为一种放射源使用，或者是利用它们（如钍，铀）的元素特性等情况；

3）对于一种以上的放射性核素，仅当各种放射性核素的活度或活度浓度与其相应的豁免活度或豁免活度浓度值之比值的和小于 1 时，才可能考虑给予豁免；

4）除非有关的照射已经被排除，否则对较大批量放射性物质的豁免，即使其活度浓度低于附表 2 中给出的豁免水平，也需要由审管部门做更进一步的考虑；

5）严格禁止为了申报豁免而采用人工稀释等方法降低放射性活度浓度。

遵守审管部门规定（例如，与放射性物质的物理或化学形态有关的条件和与放射性物质的使用或处置有关的条件）时，可以予以有条件的豁免。

第四节　放射防护措施

根据源（包括射线装置和放射性物质）与受照人员的相对位置，可以将电离辐射的照射方式分为两大类，即外照射和内照射。所谓的外照射，是辐射源在人体外，其释放的射线经由皮肤入射到受照人员体内而产生的照射；内照射则是非密封放射性物质通过各种方式进入人体内并发生衰变，由此产生的照射。由于照射方式不一样，所采取的防护措施也各不相同。

一、外照射防护措施

在定义上，体外辐射源对人体的照射，称为外照射。可能受到外照射危害的人员包括职业人员、受检者或患者和公众等。总体上，外照射防护是一个系统性工程，涉及相关的设备、人员和场所。这里介绍外照射防护的一般性方法和措施。

1. 工作场所区域划分

对于一个已经经过正当化判断的实践中的源，在考虑了经济和社会因素的前提下，个人有效剂量的大小、受照的工作人员数目和可能发生但并未实际接受的照射都应当保持在可以合理做到的尽量低的程度。为此，在安全管理方面应当按 GB 18871—2002 中规定，将工作场所区划为控制区和监督区。

（1）控制区

为了下述目的把要求或可能要求采取专门防护措施或做出安全规定的区域指定为控制区。

1）在正常工作条件下，为控制正常照射或防止污染扩散；

2）为防止潜在照射或限制其程度。

在确定任何一个控制区的边界时，必须考虑预期的正常照射的大小和潜在照射的可能性及其大小，以及所需防护与安全程序的性质和范围。应当采用实体手段划定控制区边界；当实在难以做到之时，应采用某些其他适宜的手段。

当某项源投入使用，或仅仅间歇性运行，或从一处移到另一处时，可以采取适当的方法划定相应的控制区并规定照射时间。

在控制区进出口处和控制区内相应位置设立醒目的标准辐射危险警示标志。制定在控制区的职业防护与安全操作规则和程序。进入控制区工作应当持有许可证而且入口处的门有安全联锁，以限制受照人员数；限制程度应当与预期照射的大小和可能性相适应。控制区内应当设置实体屏蔽。

定期审查控制区的工作条件，以确定是否有必要修订防护措施或安全规定，或是否需要更改控制区边界。

（2）监督区

可以将下述区域指定为监督区，即未被指定控制区的区域。但是，监督区内虽然不需要采取专门的防护措施和做出安全规定，可是该区域的职业照射条件却需要处于经常监督下。在考虑到监督区辐射危害的性质和范围之后，必须：

1）采用适当方法划定监督区边界；

2）在监督区出入口处适当位置设立辐射危害警示标志；

3）定期审查该区域的工作条件，以确定是否需要采取防护措施和做出安全规定，或更改监督区边界。

2. 减少医用照射源对人体外照射剂量的三项措施

减少人体外照射剂量的技术措施包括：时间防护、距离防护和屏蔽防护。这三项技术措施有时也会被称为外照射防护原则。

（1）时间防护

缩短操作时间（受照时间）以减少外照射剂量的防护措施，称为时间防护。因为，在一个相对恒定的辐射场内，外照射剂量率（$\dot{D}$）也相对稳定，人员在该辐射场内受到外照射累积剂量（D）与操作时间（t）成正比，即

$$D = \dot{D}t \tag{3-1}$$

操作时间长，累积受照剂量就多。通过“冷试验”方法对某种操作动作或操作过程进行预试验可以熟练操作技术，节省操作时间，减少外照射剂量。所谓“冷试验”，即用非放射性物质替代放射性源进行的预试验。

（2）距离防护

人员受到的外照射剂量与其离开放射源的距离的平方成反比；依据这种规律减少外照

射剂量率的防护措施，称为距离防护。设 $\dot{D}_1$ 和 $\dot{D}_2$ 分别是人员离开源的距离为 r_1 m 和 r_2 m 处的外照射剂量率，单位为μSv • h^{-1}，则

$$\dot{D}_1 / \dot{D}_2 = r_2^2 / r_1^2 \text{，或} \dot{D}_1 r_1^2 = \dot{D}_2 r_2^2 \qquad (3-2)$$

该式称为“平方反比定律”。例如，离开源 1 m 处的剂量率为 400μSv • h^{-1} 时，在 2 m 处的剂量率则为 100μSv • h^{-1}；在 10 m 处为 4μSv • h^{-1}；在 20 m 处为 1μSv • h^{-1}。由此可见，增大人体与源之间的距离对减少外照射剂量率非常明显。所以，常用灵活可靠的长柄夹具操作点状γ 源，或用遥控技术操作外照射源。

（3）屏蔽防护

在人体与外照射源之间设置的能减弱剂量率的实体屏障，称为屏蔽体。利用屏蔽体减少人员受外照射剂量的防护措施，称为屏蔽防护。

时间防护、距离防护和屏蔽防护都可以减少人员受外照射的剂量。然而，屏蔽防护从设计和实体上为职业人员和公众提供了安全的工作条件和生活环境。应当根据具体情况综合应用这三项外照射防护技术。

屏蔽材料的选用因辐射类型、辐射能量和源的活度不同而异。对于γ 光子和 X 射线常用原子序数高的材料作屏蔽体。例如，用贫化铀、铅、铸铁、混凝土或砖，以及用含合适铅当量的复合材料作屏蔽体；在某些情况下还用无离子水作为γ 辐射源的屏蔽体。贫化铀（depleted uranium）是指同位素 ^{235}U 的丰度小于其天然丰度（0.714%）的铀。对于中子，常用含硼的聚乙烯板或石蜡层或水等原子序数低的材料作屏蔽体。对于高能β粒子采用铝或有机玻璃板等低原子序数的材料作屏蔽体，可以减少轫致辐射的产额。

屏蔽类型包括：整体屏蔽、分离屏蔽、阴影屏蔽和局部屏蔽。整体屏蔽就是完全包围辐射源的屏蔽；分离屏蔽是一次屏蔽包围最强的辐射源（如反应堆活性区的一次屏蔽），而在一次屏蔽与二次屏蔽之间也有辐射源（如反应堆载热剂系统）；阴影屏蔽建立在辐射源与被防护区域之间，它的大小限于屏蔽“所投向”的“阴影”，在质量和外廓受限制的情况下，这种屏蔽常被利用；局部屏蔽是为限制工作人员进入的区域所采用的减弱屏蔽。例如，在核潜艇上，在底部方向可以采用局部屏蔽。屏蔽体的样式可分为可移动屏蔽体和不可移动屏蔽体。可移动屏蔽体包括：贮源容器、手套箱、企口铅砖和合适铅当量的橡胶围裙、橡胶手套、橡胶背心、橡胶围颈、橡胶三角裤，以及合适铅当量的玻璃屏风和玻璃眼镜等。固定屏蔽体包括：屏蔽墙、屏蔽地板、屏蔽天棚、屏蔽门和屏蔽玻璃观察窗等。

3. 外照射的屏蔽

对于外照射的防护，虽然可以采取时间防护、距离防护和屏蔽防护三种措施，但从实际看，考虑到时间不可能无限制的缩短，距离也不可能无限制的拉远，所以单单采用这两种措施是远远不够的，必须采用屏蔽防护。而且，更多情况下，人们更愿意选择屏蔽防护，因为在足够的屏蔽防护的情况下，可以有更充裕的时间去完成一些工作，而且地域上距离的缩短也给工作带来了极大的便利。正如前面所说，屏蔽防护是从设计和实体上为职业人员和公众提供了安全的工作条件和生活环境，因此，有必要在这里详细地说明外照射的屏蔽防护。

对于外照射的屏蔽防护，在这里主要探讨针对光子、带电粒子和中子的情况。

（1）光子屏蔽防护的原理

电离辐射中讨论的光子能量比较高，与物质的相互作用机制主要有光电效应、康普顿散射和电子对产生三种，虽然还有其他机制，如瑞利散射、光核反应等，但由于反应截面相对很小，不予考虑。能量在 20 keV～10 MeV 的光子通过屏蔽体时发生的光电效应、康普顿散射和电子对产生效应是其与物质相互作用的基本过程，也是我们在辐射防护中主要考虑的过程。发生光电效应时，入射光子的能量将全部被屏蔽体吸收，并释放出带有一定能量的自由电子，这种效应主要发生在光子能量较小的情况下。发生电子对产生效应时，入射光子的全部能量转化为正负电子对的静止质量和运动的能量，这种效应主要发生在光子能量高的时候，能量大于 1.02 MeV 才可能出现这种效应，能量越高出现这种效应的概率越大。在这个能量范围内，康普顿效应很明显。发生康普顿效应时，光子能量未被全部吸收，其一部分能量授予相互作用的核外电子，使其摆脱原子核的束缚成为具有一定运动能量的自由电子，光子本身能量减少，并发生一定角度的散射。光子能量超过 10 MeV 时，光核反应逐渐变得显著，反应中产生的中子的防护问题，此时已不得不考虑，这个问题将在后续讨论。虽然光子与物质的相互作用是一个随机过程，但从总体上看，无论光子能量如何，其在通过屏蔽体后剂量率符合指数衰减规律。

1）窄束光子通过屏蔽体时的衰减规律

若入射 X、γ 射线在物质中的衰减忽略散射光子的影响，则称该 X、γ 射线是“窄束的”。确定窄束光子通过屏蔽体后衰减规律的试验的几何布置，如图 3－4。“窄束”的光子束先通过准直器然后入射到屏蔽体，穿过屏蔽体的光子再通过准直器后达到探测器。在这种几何条件下，只有未散射（即未与屏蔽体相互作用）的那部分光子可以达到探测器；入射光子的减弱规律表达式为

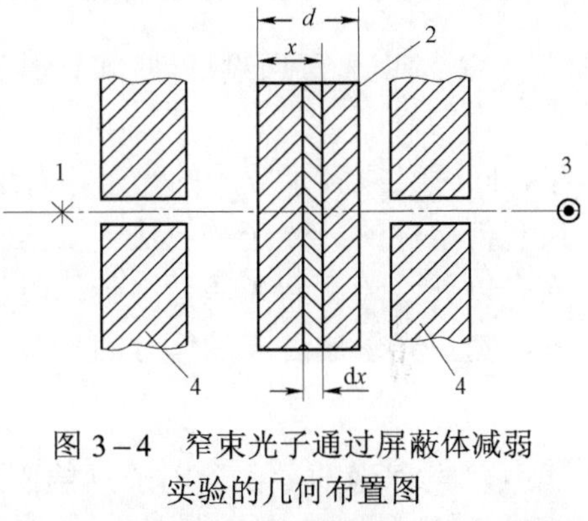

图 3－4　窄束光子通过屏蔽体减弱实验的几何布置图

1—源；2—屏蔽体；3—探测器；4—准直器

$$\dot{D} = \dot{D}_0 e^{-\mu d} \tag{3-3}$$

式中，$\dot{D}$ 和 $\dot{D}_0$ 分别是在有屏蔽体时和没屏蔽体时在探测器所在位置的剂量率；d 为密度为 ρ 的屏蔽体厚度，单位 cm；e 为自然对数的底，值为 2.718 3；μ 是光子通过该屏蔽体时的线性减弱系数，单位为 cm^{-1}。μ 与屏蔽体的材料及光子的能量有关。

特定能量光子通过屏蔽体的线衰减系数 μ 表示：X、γ 射线在物质中穿行单位长度路程时，其光子注量减少的份额，数值上等于垂直通过足够厚的屏蔽体并被准直的光子束，其剂量率 $\dot{D}$ 的相对减弱 $\Delta\dot{D}/\dot{D}_0$ 值除以屏蔽体厚度 d 之商，即

$$\mu = (\Delta\dot{D}/\dot{D}_0)/d \tag{3-4}$$

把光子源辐射剂量率减弱到其原始剂量率的 1/2 所需要的屏蔽体厚度，称为该屏蔽体针对相应能量光子的半值厚度（Half Value Thickness，HVT）。HVT＝0.693/μ。把光子源的剂量率减弱到其原始剂量率的 1/10 所需要的屏蔽体厚度，称为该屏蔽体针对相应能量光子的 1/10 值厚度（Tenth Value Thickness，TVT）。TVT＝2.30/μ，TVT＝3.32HVT。不同屏蔽

材料的μ值各不相同；同一种屏蔽材料的μ值因入射光子的能量不同也不同。γ 射线在几种材料中的线性衰减系数μ见表 3－7。

表 3－7　γ 射线在几种材料中的线性衰减系数 μ（cm^{-1}）

γ 射线能量/MeV	材料				
	水	混凝土	Pb	Fe	Al
0.5	0.096 6	0.204	0.227	0.652	1.74
1.0	0.070 6	0.149	0.166	0.468	0.780
1.5	0.057 5	0.121	0.135	0.383	0.576
2.0	0.049 3	0.105	0.117	0.334	0.509
3.0	0.039 6	0.085 3	0.095 3	0.285	0.470
4.0	0.033 9	0.074 5	0.083 7	0.260	0.468
5.0	0.030 1	0.067 4	0.076 1	0.247	0.479
8.0	0.024 0	0.057 1	0.065 1	0.234	0.519
10.0	0.021 9	0.053 8	0.061 8	0.234	0.547

2）宽束光子通过屏蔽体时的减弱规律

在通常的 X、γ 光子辐射场中进行测量时，探测器所在的位置上既测到了未散射的光子，同时又测到了散射的光子，有这种几何条件的光子，称为宽束光子。图 3－5 展示了宽束几何条件的 γ 光子的径迹。在这种几何条件下，探测器除了测到未与屏蔽体相互作用的光子以外，还测到了通过屏蔽体时经过一次和多次散射的光子。考虑到散射光子的剂量贡献，宽束光子通过屏蔽体时的衰减规律为：

$$\dot{D} = \dot{D}_0 B e^{-\mu d} \qquad (3-5)$$

式中，B 称为剂量积累因子，数值上等于在探测点探测到的未散射的光子的剂量率 $\dot{D}_{nd}$ 与在该探测点上探测到的散射光子剂量率 $\dot{D}_d$ 之和除以未散射光子剂量率 $\dot{D}_{nd}$ 之商，即 $B = (\dot{D}_{nd} + \dot{D}_d) / \dot{D}_{nd} = 1 + \dot{D}_d / \dot{D}_{nd}$；其他符号的物理含义同式（3－3）。

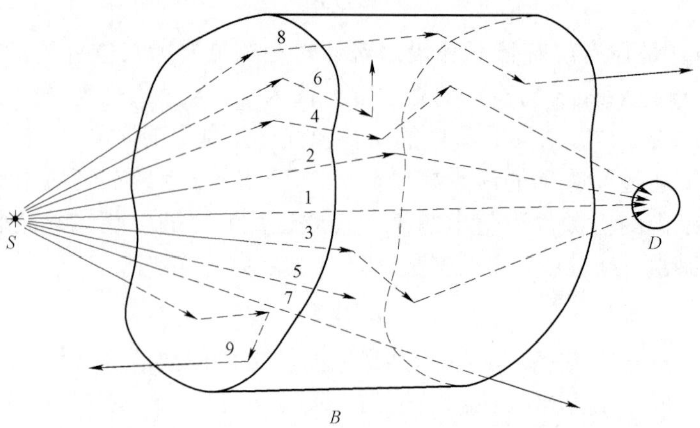

图 3－5　宽束几何条件的典型γ光子径迹

S—源；D—探测器；B—屏蔽体

B 在数值上总是大于 1。表 3－8 和表 3－9 分别给出了单向平面源（垂直入射）的外照射剂量积累因子和各向同性点源外照射剂量积累因子。在两表中，纵列是不同屏蔽材料和入射 γ 光子能量的 E_γ；横列是以平均自由程的个数为单位的屏蔽体厚度 μd 所对应的积累因子。

表 3－8　单向平面源（垂直入射）的照射量积累因子

材料	E_γ/MeV	μd					
		1	2	4	7	10	15
水	0.5	1.93	2.97	5.70	11.52	11.99	33.88
	1.0	1.78	2.64	4.69	8.02	12.26	21.51
	2.0	1.65	2.27	3.58	5.75	8.45	12.89
	3.0	1.57	2.15	3.36	4.94	6.33	9.52
	4.0	1.49	1.97	2.85	4.25	5.53	7.71
	6.0	1.41	1.79	2.51	3.62	4.30	6.36
	8.0	1.36	1.73	2.40	3.21	3.75	4.93
	10.0	1.32	1.59	2.11	2.84	3.61	4.91
铅	0.5	1.22	1.36	1.56	1.78	1.89	2.05
	1.0	1.35	1.64	2.07	2.67	3.15	3.64
	2.0	1.38	1.73	2.35	3.41	4.32	6.01
	3.0	1.32	1.63	2.25	3.27	4.40	6.53
	4.0	1.34	1.58	2.20	3.41	4.80	6.60
	6.0	1.19	1.39	1.88	2.95	4.28	8.36
	8.0	1.15	1.31	1.71	2.53	3.79	8.56
	10.0	1.11	1.24	1.56	2.33	3.60	7.48
混凝土	0.5	1.90	2.87	5.07	9.32	13.44	28.56
	1.0	1.77	2.58	4.46	7.55	11.20	18.57
	2.0	1.64	2.25	3.55	5.72	8.36	12.34
	3.0	1.56	2.13	3.30	4.87	6.40	9.53
	4.0	1.49	1.93	2.86	4.15	5.34	8.06
	6.0	1.38	1.77	2.47	3.71	4.71	6.04
	8.0	1.33	1.65	2.33	3.12	3.94	5.11
	10.0	1.28	1.56	2.01	2.84	3.62	4.36

表 3-9　各向同性点源的照射量积累因子

材料	E_γ/MeV	μd								
		1	2	4	7	10	13	15	17	20
水	0.25	2.98	6.73	21.1	65.6	147	278	399	554	858
	0.5	2.44	4.83	12.5	31.6	60.5	100	134	172	240
	0.662	2.27	4.25	10.1	23.3	42.0	66.2	85.3	107	143
	1.0	2.08	3.59	7.59	15.6	25.7	37.8	46.8	56.5	71.6
	1.25	1.99	3.29	6.55	12.7	20.1	28.7	34.9	41.5	52.1
	2.0	1.82	2.77	4.91	8.52	12.5	16.8	19.8	22.8	27.6
	3.0	1.68	2.40	3.90	6.25	8.69	11.2	12.9	14.5	17.0
	4.0	1.59	2.18	3.37	5.16	6.97	8.78	10.0	11.2	13.0
	6.0	1.46	1.90	2.75	3.98	5.19	6.38	7.17	7.96	9.13
	8.0	1.38	1.74	2.41	3.83	4.32	5.23	5.83	6.43	7.33
铅	0.25	1.08	1.14	1.21	1.30	1.37	1.42	1.45	1.49	1.57
	0.5	1.22	1.38	1.61	1.88	2.09	2.26	2.36	2.47	2.68
	0.662	1.29	1.50	1.84	2.25	2.60	2.88	3.06	3.25	3.57
	1.0	1.37	1.67	2.19	2.89	3.51	4.07	4.43	4.79	5.36
	1.25	1.39	1.74	2.36	3.25	4.10	4.92	5.47	6.02	6.88
	1.5	1.40	1.77	2.41	3.43	4.38	5.30	5.90	6.52	7.44
	1.75	1.40	1.78	2.50	3.59	4.68	5.78	6.51	7.27	8.43
	2.0	1.39	1.77	2.54	3.75	5.05	6.43	7.39	8.40	9.98
	2.5	1.36	1.73	2.51	3.84	5.36	7.06	8.31	9.64	11.8
	3.0	1.33	1.68	2.44	3.79	5.41	7.30	8.71	10.3	12.8
	4.0	1.27	1.57	2.27	3.61	5.38	7.63	9.45	11.5	15.2
	5.0	1.23	1.48	2.10	3.39	5.26	7.90	10.2	13.0	18.4
	6.0	1.19	1.40	1.95	3.15	4.99	7.76	10.3	13.6	20.3
	8.0	1.14	1.30	1.74	2.79	4.61	7.76	11.0	15.6	26.3
	10.0	1.11	1.24	1.59	2.51	4.29	7.70	11.6	17.6	33.9
混凝土	0.25	2.60	4.85	11.4	27.3	52.2	88.3	119.6	157.3	227.0
	0.5	2.28	4.04	9.00	20.2	36.4	58.0	75.5	95.5	129.8
	0.662	2.15	3.68	7.88	16.9	29.2	45.0	57.2	70.9	93.7
	1.0	1.99	3.24	6.43	12.7	20.7	30.1	37.1	44.5	56.5
	1.25	1.91	3.03	5.76	10.9	17.2	24.4	29.6	35.1	43.9
	1.5	1.85	2.86	5.25	9.55	14.5	20.1	24.0	28.1	34.4
	1.75	1.80	2.73	4.86	8.57	12.7	17.3	20.5	23.8	28.8
	2.0	1.76	2.62	4.56	7.88	11.6	15.6	18.3	21.2	25.6
	2.5	1.69	2.44	4.08	6.82	9.80	13.0	15.2	17.4	20.8
	3.0	1.63	2.30	3.73	6.03	8.45	11.0	12.7	14.4	17.0
	4.0	1.54	2.10	3.26	5.07	6.94	8.87	10.2	11.5	13.5
	5.0	1.47	1.95	2.92	4.42	5.95	7.52	8.57	9.65	11.2
	6.0	1.42	1.84	2.68	3.96	5.26	6.58	7.47	8.37	9.78
	8.0	1.34	1.68	2.35	3.37	4.40	5.45	6.16	6.89	7.97
	10.0	1.29	1.57	2.13	2.98	3.86	4.77	5.38	6.01	6.96

所谓光子的自由程，是指单个光子从入射到屏蔽体开始到其初次与该屏蔽体相互作用所经历的“路程”。由于光子与屏蔽体的相互作用是随机的，因此其自由程在数值上可能是从零到无穷大的任何值。将自由程的平均值称为平均自由程。平均自由程等于将光子剂量率衰减 e（2.718 3）倍时所需屏蔽体厚度，记做λ。λ在数值上等于线性减弱系数的倒数，

即$\lambda=1/\mu$。屏蔽体厚度 d 与平均自由程λ之比 $d/\lambda=\mu d$，因此 μd 在数值上等于平均自由程个数。

积累因子 B 与入射光子的能量、屏蔽体厚度、屏蔽体材料的原子序数、屏蔽体的几何条件和屏蔽体与探测点之间的位置等诸多因素有关；另外，高能光子与屏蔽体相互作用产生的次级辐射——电子所致的韧致辐射也对 B 值有影响，因此，当以高原子序数的材料作屏蔽设计时，按照惯例应当有 2 倍的安全系数。

用于屏蔽光子的材料，可以选择低原子序数的物质，如水、水泥、聚乙烯等，也可以选择高原子序数的物质，常用的如铅、钢等。

（2）带电粒子屏蔽防护的原理

带电粒子射进靶物质时，主要与靶物质原子的原子核或核外电子发生库伦相互作用。在带电粒子能量足够高的情况下也可以克服原子核的库伦势垒而进入核力作用范围，进而引起核反应，但相对于库伦相互作用的截面，核反应要小得多，可以忽略。带电粒子与物质之间发生的库伦相互作用过程主要有以下三个：① 与物质原子核、核外电子发生弹性碰撞；② 与原子核和核外电子的非弹性碰撞；③ 与原子核相互作用发生韧致辐射。下面将带电粒子分为重带电粒子和电子分别进行讨论。

1）重带电粒子

所谓重带电粒子指静止质量大于电子的带电粒子，即除电子以外的所有带电离子均为重带电粒子，如质子、α 粒子等。之前用到的重带电粒子由于能量较低，很薄的空气层就足以提供很好的防护，因此不加讨论。但是，随着社会的进步，高能量的重带电粒子逐渐进入我们的生活，我们不得不直面重带电粒子的防护这个问题。

重带电粒子与物质相互作用相当复杂，同时存在多种相互作用，如与核外电子或原子核发生弹性碰撞、与原子核作用引起原子的电离或激发、与原子核发生非弹性碰撞引起核的库伦激发等。这里面最主要、发生概率最大的就是重带电粒子与原子核外电子相互作用引起的原子的电离和激发。

下面我们简单介绍针对中、高能重带电粒子的贝特–布洛赫公式。速度为 v，电荷量为 ze 的重带电粒子穿过由原子序数 Z 的元素组成的纯的阻止介质时，单位路程上因电离激发而损失的能量或称线碰撞阻止本领（以 MeV/cm 为单位）为

$$-\frac{\mathrm{d}E}{\mathrm{d}x}=\frac{4\pi z^2\mathrm{e}^4ZN}{m_0v^2}\left[\ln\left(\frac{2m_0v^2}{I}\right)-\ln(1-\beta^2)-\beta^2\right] \tag{3-6}$$

式（3–6）中，m_0 为电子静止质量；N 为阻止介质内单位体积的原子数目；I 为阻止介质的原子的平均电离电势，以 eV 为单位时 $I\approx 9.1Z(1+1.9Z^{-2/3})$；$\beta=v/c$，$c$ 为真空中光速；方括号中第二、三项是相对论修正项。

由上式可以看出：① 阻止介质中电子密度越高，对同一带电粒子的阻止本领越大；② 两种不同质量的带电粒子，只要它们的速度和所带电荷一样，则在同一种介质中有相同的阻止本领；③ 带电粒子在阻止介质中的阻止本领与其所带电荷量的平方 z^2 成正比。

在能量较低时，重带电粒子的电离能量损失过程非常复杂，受到多种因素的影响，至

今尚无满意的理论描述。

在阻止介质为化合物时，对于重带电粒子的阻止本领的计算，可以采用布喇格相加原则。为了简单，我们只考虑电子阻止，忽略核阻止。这里我们首先要求出原子阻止截面Σ，其等于阻止本领除以阻止介质单位体积内的原子数N，即

$$\Sigma_{\mathrm{e}} = -\frac{1}{N}(\mathrm{d}E / \mathrm{d}x)_{\mathrm{e}} \tag{3-7}$$

原子阻止截面的单位是$\mathrm{eV \cdot cm^2/atom}$。根据布喇格相加原则，对于由$a$个X原子和$b$个Y原子构成某一化合物$\mathrm{X_aY_b}$，每个化合物分子的阻止截面$\Sigma_{\mathrm{X_aY_b}}$为

$$\Sigma_{\mathrm{X_aY_b}} = a\Sigma_{\mathrm{X}} + b\Sigma_{\mathrm{Y}} \tag{3-8}$$

当然，布喇格相加原则只是一种近似，其忽略了化合物分子中各个原子间的结合能效应。在中、高能粒子入射到中、重阻止介质的情况，近似较好。能量较低时，依然不能很好地解决。

因为重带电粒子在阻止介质中会不断损失能量，当其能量全部损失以后，将停在介质中。重带电粒子在介质中的路径近似一直线，走过的路程的长度近似等于其穿过的阻止介质的厚度。相同能量的同种带电粒子在同种阻止介质中可以走过近似相等的路程，这个路程近似等于其射程R，对于重带电粒子，射程与阻止本领之间的关系如下

$$R = \int_{E_0}^{0} \mathrm{d}E / (-\mathrm{d}E / \mathrm{d}x) \tag{3-9}$$

可见，如果知道相应粒子的阻止本领，就可由式（3－9）算出射程。另外，由准直束的投射实验，可以直接测得射程。

2）电子

电子的静止质量与重带电粒子相比要小三个数量级以上，质量上的差异导致了与物质相互作用时电子与重带电粒子的不同。差异主要体现在：① 重带电粒子在阻止介质中有确定的平均射程，走直线路径，电子路径则非常曲折、单能电子的射程也有很大变化；② 电子与核外电子相互作用时每次损失的能量相对较多；③ 与原子核相互作用，电子运动方向容易发生大的偏转。电子与物质相互作用主要发生电离激发和韧致辐射。

电子与物质相互作用过程中因电离激发而损失的能量（碰撞阻止本领）为

$$-\mathrm{d}E / \mathrm{d}x = \frac{2\pi \mathrm{e}^4 ZN}{m_0 v^2}\left\{\ln\left[\frac{m_0 v^2 E}{2I^2(1-\beta^2)}\right] - \ln 2\left(2\sqrt{1-\beta^2} - 1 + \beta^2\right) + (1-\beta^2) + \frac{1}{8}\left(1-\sqrt{1-\beta^2}\right)^2\right\} \tag{3-10}$$

对于各个量，如式（3－6）中所示。在低速时（$\beta \approx 0$）有：

$$-\frac{\mathrm{d}E}{\mathrm{d}x} = \frac{4\pi \mathrm{e}^4}{m_0 v^2} NZ\left[\ln\frac{2m_0 v^2}{I} - 1.232\,9\right] \tag{3-11}$$

因电子的静止质量远小于重带电粒子，因此在粒子的能量相同时，电子的速度要大很多，由上式易知，电子的碰撞阻止本领要远小于重带电粒子，这也就决定了相同能量的电子的穿透本领要远大于重带电粒子。

电子在介质中穿过单位路程时，因韧致辐射损失能量（辐射阻止本领）近似为

$$(-\mathrm{d}E/\mathrm{d}x)_r \approx Z^2 N(E+m_0c^2) \tag{3-12}$$

可见电子在阻止介质中因韧致辐射损失能量与电子能量 E 和该阻止介质的原子序数的平方 Z^2 成正比，电子能量越高、阻止介质的原子序数越高，发生韧致辐射的概率越大。这在电子的辐射防护中很重要，由于韧致辐射产生的 X 射线的防护比电子防护更难，一般我们会尽量减少电子的韧致辐射损失。

与重带电粒子一样，电子在物质中也有一个相对的射程，但是因为电子的路径比较曲折，式（3－9）并不适于计算电子的射程。L.Katz 和 A.S.Pendold 在总结了大量的研究结果后发现电子在吸收介质中射程 $R(\mathrm{mg/cm^2})$ 与其能量 E (MeV) 间有如下经验关系：

$$R = 412E^n \quad n = 1.265 - 0.0954\ln E \quad 0.01\,\mathrm{MeV} < E < 3\,\mathrm{MeV} \tag{3-13}$$

$$R = 530E - 106 \quad 1\,\mathrm{MeV} < E < 20\,\mathrm{MeV}$$

对于带电粒子，无论是重带电粒子还是电子，屏蔽介质既可以选择高原子序数材料，也可以选择低原子序数的材料，只要其厚度不小于相应粒子的最大射程，就能很好的实现防护目的。但是对于电子，尤其是能量较高时，正如上面所说，为了避免韧致辐射，一般会选择低原子序数的材料，如水、石蜡、聚乙烯、水泥等。

（3）中子屏蔽防护的原理

随着社会的进步，中子源逐渐步入我们的生活，在很多地方得到应用，并取得显著的效果，而且能量较高的加速器的应用越来越广，尤其是能量超过 10 MV 的加速器的应用，使得中子的防护问题越来越显著。因此在这里我们有必要提出对于中子的防护问题。

中子对外不显电性，相对于质量近似的质子甚至是电子来说，中子穿透能力很强。其与物质中原子的核外电子的相互作用很小，可以忽略其对于物质电离激发的影响。中子在物质中主要是通过与原子核的相互作用而损失能量的。中子与原子核的作用，可以产生多种相互作用，如弹性散射、非弹性散射、辐射俘获、裂变等，分别用 σ_s、$\sigma_{\mathrm{s}'}$、σ_γ 和 σ_f 表示这些反应的截面，则总的反应截面 σ_t 为

$$\sigma_\mathrm{t} = \sigma_\mathrm{s} + \sigma_{\mathrm{s}'} + \sigma_\gamma + \sigma_\mathrm{f} + \cdots \tag{3-14}$$

其中，辐射俘获和裂变等过程中，中子被吸收，相应的中子被吸收的截面 σ_a 为：

$$\sigma_\mathrm{a} = \sigma_\gamma + \sigma_\mathrm{f} + \cdots \tag{3-15}$$

那么，假设靶物质单位体积中原子核数为 N，以 σ 表示任一种反应的截面，则中子与靶物质反应的相应的宏观截面 Σ 表示为

$$\Sigma = N\sigma \tag{3-16}$$

在式（3－16）中，若 σ 以 σ_t 表示，则 Σ_t 称为相应靶物质的宏观总截面，若 σ 以 σ_a 表示，则 Σ_a 表示宏观吸收截面等。

虽然中子主要是跟原子核发生相互作用，光子主要是跟核外电子发生相互作用，但是它们同属于不带电粒子，它们在物质中的衰减规律是一致的，即都符合指数衰减规律。若以 I_0 表示初始的中子强度，I_x 表示中子在介质中穿行 x 距离后的强度，则对于窄束中子

流，有

$$I_x = I_0 \cdot e^{-\Sigma - x} \tag{3-17}$$

对于宽束中子流，有

$$I_x = B_n \cdot I_0 \cdot e^{-\Sigma - x} \tag{3-18}$$

在式（3－17）和（3－18）中，Σ 的含义同式（3－16），B_n 表示中子的相应的中子的积累因子。

对于中子的屏蔽防护，建议用高原子序数的材料慢化中子，用低原子序数的材料，尤其是含氢丰富的材料，吸收中子。

4. 外照射剂量率估算

辐射防护的目的是避免发生有害的组织反应（即原先的“确定性效应”），并把随机性效应的发生概率限制到可以接受的水平。要实现辐射防护的目的，最基本的要求就是剂量率必须满足一定的要求，在对辐射防护的原理有了一定的了解以后，我们将在这一小节介绍外照射剂量率的估算问题，下一小节介绍要使剂量率满足要求所需要的屏蔽的厚度。

（1）X、γ 点源外照射剂量率估算

常用的 X 射线源或 γ 源的尺寸与源到探测器的距离相比小得多，而且其剂量率与该距离的平方成反比，我们将这样的源称为点源。这里，我们简化处理，即认为源是各向同性的，且源材料内部无自吸收。

1）γ 点源

距 γ 点源 1 m 处空气吸收剂量率 $\dot{D}$（μGy • h^{-1}）可用下列经验公式快速估算

$$\dot{D} \approx 0.123 A E_\gamma \tag{3-19}$$

式中，A 为母核素的活度，单位 MBq；E_γ 为母核素每次衰变发射的 γ 光子总能量，单位 MeV。当 γ 光子的能量在 0.07～2.0 MeV 范围时，此公式估算结果的偏差小于±12%。

若母核素每次衰变会发射出多种不同能量的光子（包括 γ 光子、内转换电子产生的特征射线和韧致辐射）时，用 γ 常数 Γ 进行剂量率估算较为方便。γ 常数是指：特定放射性核素各向同性源的 γ 光子辐射在距离 r 处的照射量率 $\dot{x}(r)$ 和该距离的平方之积除以源活度 A 之商，即

$$\Gamma = \dot{x}(r) r^2 / A \tag{3-20}$$

γ 常数的国际单位制单位是 $C \cdot m^2 \cdot kg^{-1}$，专用单位是 $R \cdot m^2 \cdot h^{-1} \cdot Ci^{-1}$，数值上相当于距离单位活度点源 1 m 处的照射量率。表 3－10 列出了一些常用放射性核素的 γ 常数 Γ 的近似值。若已知 γ 点源活度 A，并从表中查到该核素的 γ 常数 Γ，直接代入下列公式即可估算出离开该点源 r（m）处的空气吸收剂量率 $\dot{D}$(μGy • h^{-1})：

$$\dot{D} = 0.235 \times A \cdot \Gamma / r^2 \tag{3-21}$$

式中，A 为 γ 点源的活度，单位 MBq；r 为离开 γ 点源的距离，单位 m。

表 3－10　常用核素 γ 照射量常数 Γ

核素	半衰期	主要的光子能量/MeV	照射量常数/ $R \cdot m^2 \cdot h^{-1} \cdot Ci^{-1}$
^{60}Co	5.26 a	1.17，1.33	1.32
^{125}I	60.25 d	0.027，0.031，0.035	～0.07
^{137}Cs	30.0 a	0.66	0.33
^{182}Ta	115.0 d	0.042 7～1.453	0.68
^{198}Au	2.7 d	0.412	0.236
^{226}Ra 1)	1 604.0 a	0.18～2.2	0.835 2)

注：1）与衰变子体平衡，经 0.5 mmPt 过滤；

2）是按 $1\ R \cdot m^2 \cdot h^{-1} \cdot Ci^{-1} = 1.93 \times 10^{-18}\ C \cdot m^2 \cdot kg^{-1}$ 的关系计算的。

国际原子能机构（IAEA）推荐的估算 γ 源剂量率的公式如下

$$\dot{D} = \frac{F \times A}{r^2} \tag{3-22}$$

式中，A 为 γ 源活度，单位 GBq；r 为离开 γ 源的距离，单位 m；F 是 γ 因子，它是距离 1 GBqγ 源 1 m 处的吸收剂量率，单位 $mGy \cdot h^{-1}$。表 3－11 中给出了几种常用核素 γ 因子值。

表 3－11　几种常用核素 γ 因子值

放射性核素	γ 因子
^{60}Co	0.351
^{99m}Tc	0.022
^{131}I	0.058
^{137}Cs	0.081
^{169}yb	0.007
^{170}Tm	0.034
^{192}Ir	0.13

2）X 射线点源

X 射线主要来自加速器中电子打靶产生的韧致辐射，X 射线源周围的照射水平主要取决于 X 射线的激发电压，阴、阳极间通过的电流，X 射线出口过滤条件以及离开源的距离。距离靶 r 处，X 射线源产生的空气比释动能率 $\dot{K}_a(r)$ 可粗略估计为：

$$\dot{K}_a(r) = I \cdot \Delta / r^2 \tag{3-23}$$

其中，I 为管电流或加速器的平均电子束流；Δ 是特定管电压、射线出口过滤条件下，X 射线源的发射率常数，其数值上等于离靶 1 m 处，单位管电压或单位电子束流所致的空气比释动能率，其 SI 单位是 $Gy \cdot m^2 \cdot mA^{-1} \cdot min^{-1}$。关于各种工作条件下的发射率常数，可参考有关文献或由相关单位提供，亦可由仪器测得。

对于某些情况下的非点源情况，可以将非点源视作很多个点源的结合，得到各点源的剂量率并相加即可得非点源剂量率情况。

（2）带电粒子外照射剂量率估算

1）重带电粒子

虽然对于重带电粒子做了很多这方面的研究，但是由于与介质相互作用的复杂性，目前没有很好的数学公式可以比较合理地估算重带电粒子外照射剂量率，一般采用蒙卡程序来解决这个问题。因为对于重带电粒子，我们只需要保证屏蔽层厚度大于其最大射程就可以很好的实现防护的目的。

2）电子

工农业生产、科研、医疗等用的电子大致来自两个方面，一个是放射性核素的β衰变发出的电子，另一个就是加速器产生的高速运动的电子。发生β衰变的放射性核素主要是富中子核素，其通过衰变转变为同质异位核，在这个过程中因为伴随中微子的发射，产生的电子能谱是连续的，有一个特征最大值，而电子平均能量约为这个最大能量的1/3。大多数放射性核素发射出的β粒子的最大能量 $E_{\beta_{max}}$ 不大于5 MeV。加速器产生的电子的能量较为单一，而且可以达到很高的能量，电子运动速度甚至可以接近光速。这里，我们将放射性核素组成的β源和产生高能电子的加速器统称为电子源。

对于β点源，在空气中的吸收剂量可近似表示为：

$$\dot{D} = 8.1\times10^{-12} \cdot A / r^2 \qquad (3-24)$$

式中，A 表示放射源活度，单位Bq，r 为与源的距离，单位m，$\dot{D}$ 单位为 $Gy \cdot h^{-1}$。

对于非点状的β源在空气中的吸收剂量可以看作是很多点源的相加。

一般而言，对于电子源，有

$$\dot{D} = \varphi(r) \cdot \frac{S_{col}}{\rho} \qquad (3-25)$$

式中，$\varphi(r)$ 表示距离电子源 r（m）处相应电子的粒子注量率，单位 $cm^{-2} \cdot s^{-1}$，$\frac{S_{col}}{\rho}$ 表示相应电子的质量碰撞阻止本领，单位 $MeV \cdot cm^2 \cdot g^{-1}$，$\dot{D}$ 单位为 $MeV \cdot g^{-1} \cdot s^{-1}$。

当然，对于电子也有最大射程，如果仅从辐射防护的角度考虑，只要屏蔽层厚度不小于相应电子的最大射程，就可以很好地实现屏蔽目的。

（3）中子外照射剂量率估算

为估算中子外照射剂量率，应该知道中子的能量谱分布。对于单能的中子，其计算公式如下

$$\dot{D}(r) \approx \dot{K}(r) = f_k \cdot \varphi(r) \qquad f_k = 1.6\times10^{-13} \cdot \frac{\mu_{tr}}{\rho} \cdot E \qquad (3-26)$$

式中，$\dot{K}(r)$ 表示相应能量中子在相应介质中的比释动能率，单位 $J \cdot kg^{-1} \cdot s^{-1}$；$f_k$ 表示中子的比释动能系数，单位 $Gy \cdot m^2$；$\frac{\mu_{tr}}{\rho}$ 表示相应能量中子在相应介质中的质量能量转移系数，单位 $m^2 \cdot kg^{-1}$；E 表示相应中子的能量，单位MeV；$\varphi(r)$ 表示相应位置的中子的粒子注量率，单位 $m^{-2} \cdot s^{-1}$。关于中子的比释动能系数值可查阅有关文献，因篇幅问题，在此不再列出。

对于已知能量谱的入射中子的剂量率，可以对式（3－26）进行能量积分，以求得相应的剂量率。

二、内照射防护措施

内照射通常源自非密封放射性物质通过各种方式进入人体后而导致的。非密封放射性物质又称为非密封放射性物质或开放源，其特点是在使用过程中，放射性物质处于暴露状态，与周边的环境介质（空气、水等）相接触，因而极易于扩散到环境介质中，引起工作场所表面，或环境介质的污染。由于这些原因，非密封放射性物质存在导致内照射危险。内照射防护包括对非密封放射性物质的包容，对工作场所表面去污染、对工作场所通风换气和对职业人员体内、外放射性物质污染的防护等。

1. 操作非密封放射性物质的辐射危险

操作非密封放射性物质场所存在 β 粒子、γ 光子外照射和由放射性污染物形成的表面污染及空气污染，并直接或间接地引起内照射。非密封放射性物质一旦进入人体，就将在体内滞留，释放射线产生内照射，直到其本身衰变完毕或者被人体新陈代谢排出体外为止，这也是内照射不同于外照射的特点。医用电离辐射场所的非密封放射性物质污染多为 β、γ 辐射体污染。

（1）非密封放射性物质外照射

就放射诊疗机构而言，操作非密封放射性物质的场所通常是核医学诊疗，核医学工作人员受到的外照射来自三种情况：在给患者用药前的药物准备、制配过程会受到 β 粒子和 γ 光子外照射；在给患者使用核药物过程会受到 β 和 γ 射线外照射；患者服用核药物后其本身就是外照射源。例如接触装有活度为 3.7 MBq 的 ^{99m}Tc、^{113m}In、^{131}I 和 ^{198}Au 的注射器表面时，手指皮肤受到的外照射剂量，见表 3－12。

表 3－12 接触装有核素的注射器表面的手指受照剂量

核素	受照剂量率/（mGy/min）
^{99m}Tc	0.01～0.05
^{113m}In	0.15
^{131}I	0.14～0.70
^{198}Au	0.08～0.20

（2）表面放射性物质污染

由于非密封放射性物质易于扩散，并且在操作过程的蒸发、挥发、溢出或洒落等，都可以使工作场所的地面、墙面、设备、工作服、手套和人体皮肤等表面受到程度不同、面积不等的放射性物质污染，这种现象称为表面放射性物质污染。表面污染物在表面上的附着有两种状态：非固定性污染和固定性污染。非固定性污染是一种松散的以分子间范德华力吸附的物理附着状态；固定性污染状态则是放射性物质分子渗入或离子交换的结果。随着表面污染时间的延长，非固定性污染物中有一部分会转化为固定性污染物。

形成表面放射性物质污染的另一些原因包括工作人员把污染区使用的设备或物品拿到清洁区使用；或工作人员在污染区工作后进入清洁区之前，没有在卫生通过间更换个人防护衣具，也没能在卫生通过间进行必要的污染洗消程序，而是径直进入清洁区。由于这些原因，常常造成交叉污染，使清洁区办公桌、椅子或电话及公用钥匙等受到不同程度的放射性物质污染。

（3）工作场所受污染的空气

工作场所对的空气污染是由非密封放射性物质核衰变时反冲核作用导致的自然扩散或挥发、蒸发扩散，以及液体搅动扩散和压力液体雾化扩散等原因造成的。此外，非固定性表面污染物在气流扰动和在机械振动等外力作用下，飞扬成为气载污染物。气载污染物与空气中固有的凝聚核相结合后体积变大，因重力作用又回降到物体表面，污染表面。于是，形成表面松散污染物与空气污染物之间的动态效应。

值得重视的另一个原因是，如果对放射性气体废物、液体放射性废物、松散的固体放射性废物、受污染的医疗器械和器皿、含放射性核素的患者的粪便和服用核药物患者呼出的气体等在管理上不严格，也会成为工作场所甚至外环境空气污染源。

（4）放射性核素进入人体内的途径

对职业照射人员而言，放射性核素进入人体的途径是呼吸道、消化道和完整的皮肤及伤口，其中，经由呼吸道进入人体是主要途径。对核医学诊疗的患者而言，人为的雾化吸入和注射给药，也是一种途径。

2. 内照射防护的基本原则与措施

要做到内照射的防护，首先就是要保证尽量少的放射性物质进入人体，或者最好不进入人体。要做到这一点，必须确保积极采取各种有效措施，切断放射性物质进入人体的各种途径，减少放射性核素进人体内的一切机会。以使进入体内的放射性物质不超过 GB 18871—2002 的放射性核素年摄入量限值，减少或防止人体受到内照射危害。

以上就是内照射防护的基本原则。

围绕这一原则，根据各自工作的不同要求，采取以下相应的措施，以减少内污染。

（1）围封包容

对于开放型放射性工作场所，必须采取严密而有效的围封包容措施，在开放源的周围设立一系列屏障，以限制可能被污染的体积和表面，防止放射性物质向周围环境扩散，将可能产生的放射性污染限制的尽量小的范围。

（2）保洁去污

任何放射性核素的操作者都必须遵守安全操作规定，防止或减少污染的发生，保持工作场所内的清洁与整洁，对受到污染表面应及时去污，对污染的空气进行合理组织通风，有条件者安装空气净化装置。

（3）个人卫生防护

操作开放型放射性核素的人员，应根据工作性质正确穿戴相应的防护衣具如工作服、工作帽、靴鞋、手套和口罩，必要时可穿戴隔绝式或活性炭过滤面具或特殊防护口罩。限制暴露于污染环境中的时间。遵守个人卫生规定，不提倡留长发和长指甲，禁止在开放型放射性工作场所或污染区存放和（或）食用食品、饮用水，禁止吸烟等。

（4）妥善治理放射性废物

开放型放射性工作都会产生一定量的放射性废物。采取合理而有效的措施治理放射性“三废”，是保护工作环境，较少放射性核素体内转移的重要步骤。

3. 操作非密封放射性物质时的综合防护

（1）放射性核素毒性分组与工作场所分级

为了判定非密封放射性物质工作场所级别，便于对工作场所提出防护要求和确定防护下限，需要熟识常用核素的放射毒性大小。从放射防护角度出发，按照非密封放射性物质对工作场所可能导致的空气污染程度不同，依据核素的导出空气浓度将放射性核素划分为四组：极毒组核素、高毒组核素、中毒组核素和低毒组核素。

操作非密封放射性物质的活度不同，对工作场所和对环境的污染程度也不同，操作活度越大，污染程度就越明显。根据非密封放射性物质的日等效最大操作活度不同将工作场所分为甲、乙、丙三级，见表 3－13。

表 3－13 非密封放射性物质工作场所的分级 （引自 GB 18871—2002）

工作场所级别	日等效最大操作活度/Bq
甲级	$>4\times10^{9}$
乙级	$2\times10^{7}\sim4\times10^{9}$
丙级	豁免活度值以上～2×10^{7}

非密封放射性物质的日等效最大操作活度（Bq）在数值上等于，实际计划的各核素日最大操作活度与该核素的毒性组别修正因子的乘积之和除以与操作方式相关的修正因子所得的商，即日等效最大操作活度＝日最大操作活度×核素毒性组别修正因子/操作方式修正因子。详细的毒性分组和场所分级情况，参见 GB 18871—2002。

（2）非密封放射性物质操作的个人防护

无论是从技术方面考虑还是从经济方面考虑，在操作非密封放射性物质过程中期望完全彻底地包容放射源是不实际的。因此，还需要采取辅助性防护措施加以补充，这就是拟订安全操作规则和穿戴个人防护衣具包容工作人员。

（3）个人防护要求

1）进行开放型放射工作时，应穿好工作服和工作鞋，佩戴口罩和手套。必要时应戴塑料套袖和围裙。在强活度下工作，应佩戴个人剂量计，进行个人剂量监测。个人防护用品要保持清洁和完整。被放射性污染的防护用具，不得带入放射性工作场所；不能继续使用的个人防护用具，应集中妥善处理。

2）严禁在放射工作场所进食、饮水、吸烟和存放食物。

3）避免使用容易导致皮肤破损的容器和玻璃器具。手若有小伤，要清洗干净，妥善包扎，戴上乳胶手套才能进行水平较低的放射性操作，如伤口较大或患有严重伤风感冒，需停止工作。不准用有机溶剂（乙醚、氯仿、乙酸乙酯、甲苯等）洗手和涂抹皮肤，否则会增加皮肤对放射性物质的通透性。如果皮肤被污染，切忌用有机溶剂洗涤。

4）在甲级放射工作场所或粉尘操作完毕后，必须严格执行卫生通过间制度。工作完毕，在卫生通过间更衣、洗手、淋浴、并进行放射性污染检测，合格后才能离开。

（4）安全操作要求

1）工作人员在操作放射性物质前，应做充分准备，拟定出周密的工作计划和步骤，检查仪器是否正常，通风是否良好，个人防护用品是否齐全以及万一发生事故时的应急方案。凡采用新技术、新方法时，在正式操作前必须熟悉操作的内容及放射性物质的性质（电离辐射种类、能量、物理化学状态等）。

2）对于难度较大的操作，要预先使用非放射性物质做空白实验（也叫冷实验），经反复练习成熟后，再开始工作。必要时还需有关负责人审批。对于危险性操作，必须有两人以上在场，不得一个人单独操作。

3）凡开瓶、分装及煮沸、蒸发等产生放射性气体、气溶胶的操作及粉尘操作，必须在通风橱或操作箱内进行。应采取预防污染的措施，如操作放射性液体时，须在铺有吸水纸的瓷盘内进行，并根据射线的性质和辐射强度，使用相应的防护屏和远距离操作器械。操作 4×10^7 Bq 以上的 β、γ 核素，应佩戴防护眼镜。

4）凡装有放射性核素的容器，均应贴上明显标志的标签，注明放射性核素的名称、活度等信息，以免与其他非放射性试剂混淆。

5）放射性工作场所要保持清洁。清扫时，要避免灰尘飞扬，应用吸尘器吸去灰尘或用湿拖把。场所内的设备和操作工具，使用后应进行清洗，不得随意携带出去。

6）经常检查人体和工作环境的污染情况，发现超限值水平的污染，应及时妥善处理。

7）严格管理制度，防止放射性溶液泼洒、弄错或丢失。

（5）个人防护用品

内照射个人防护用品分为两类：基本的个人防护衣具和附加的个人防护衣具。可以根据实际需要，合理组合使用这两类个人防护衣具。

1）基本个人防护衣具

基本个人防护衣具是通常情况下穿戴的工作帽、防护口罩、工作服、工作鞋和防护手套等。

① 工作帽　常以棉织品或纸质薄膜制作。留长发的工作人员应当把头发全部罩在工作帽内。

② 防护口罩　常用的是纱布或纸质口罩，或超细纤维滤膜口罩。这些口罩对放射性气体核素没有过滤效果，仅对放射性气溶胶粒子有过滤效果。对气溶胶粒子的过滤效率比较好的口罩是超细纤维滤膜口罩，过滤效率达99%以上。

③ 工作手套　常用的是乳胶手套。戴手套之前应当仔细检查手套质量，漏气或破损的手套不能使用。戴脱手套的概念正好与外科手术医生戴脱手套的概念相反，即手套表面是受污染面，手套内表面是清洁面，不能使手套的内面受污染。切勿戴着受污染的手套到清洁区打电话，或取拿、传递开门钥匙。

④ 工作服　常以白色棉织品或以特定染色的棉织品制作。丙级工作场所的工作服以白色为常见。甲、乙级工作场所的工作服则以上、下身分离的工作服为常见。切勿穿着受污染的工作服和工作鞋进入清洁区办事。

2）附加个人防护衣具

附加个人防护衣具是在某些特殊情况下需要补充采用的某些个人防护衣具。例如，气衣、个人呼吸器、塑料套袖、塑料围裙、橡胶铅围裙、橡胶手套、纸质鞋套和防护眼镜等。

（6）对放射性实验室内设备的要求

针对开放型放射性操作容易引起表面污染、容易产生内照射危害的特点，对放射性实验室设备提出了一些特殊要求。

1）地板　地板应光滑、无缝隙、无破损。所用材料能耐酸碱，易去除放射性污染。木材及水泥地面不宜单独使用，应覆盖一层聚氯乙烯板或硬橡胶板。板与板的接缝应衔接平整。在地板与墙连接处，塑料板应上翻到离地面 20 cm 以上。地面应有一定坡度，在最低处尽可能设置地漏。

2）墙面　乙级实验室的地面与墙面或墙面与天花板交接处应做成圆角，以利去污。丙级实验室中离地面 1.5～2 m 以下的墙壁，应刷上浅色油漆。甲级和乙级实验室的墙壁和天花板应全部刷漆。

3）工作台面　所有工作台面均应铺上耐酸碱而又光滑的材料，如钢化玻璃台面或上釉陶瓷砖等。在瓷砖的交接处用环氧树脂、水玻璃等抹缝。有的可用不锈钢台面。

4）门窗家具　为便于去污和防止表面聚积放射性物质，实验室的所有门窗及各种家具都应刷漆。

5）供水与排水　甲级和乙级实验室要有冷水、热水供给设备。水龙头最好采用长臂或脚踏开关。应采用上釉陶瓷水池。放射性下水池应有明显的标志，以便和非放射性水池分开。甲、乙级实验室放射性下水道和非放射性下水道应分开。丙级实验室的高毒性放射性废水必须经处理后才能直接排放。乙级以上实验室的放射性废水，只能通入废水储存池，以便集中进行去污处理。

6)污物桶　室内应设置放射性污物桶和非放射性污物桶。放射性污物桶应有明显标志。桶内衬塑料膜口袋，当装满废物时，便于把整个塑料袋一起拿出，直接集中处理。

7）照明　室内灯光要足够明亮，甲、乙级实验室的日光灯和电线最好安装在天花板内，成封闭式照明。通风橱应从外面提供照明或采用封闭式照明，照明灯的功率要大于一般照明用的功率。

8）通风与通风橱　整个实验室要有良好的通风，气流方向只能从清洁区到污染区，从低放射性区到高放射性区。规模较大的放射性单位，应根据操作性质和特点，合理安排通风系统，严防污染气体倒流。室内换气次数：甲级，每小时 6～10 次；乙级，每小时 4～6 次；丙级，每小时 3～4 次。根据工作性质，室内应配备必要的工作箱和通风橱等设备。通风橱操作口的截面风速必须保证不小于 1 m/s，结构上要注意减少气流死角。密闭箱内应保持 10～20 mmHg 的负压。

9）手套箱和操作器具　当操作的放射性活度达到乙级实验室水平时，应配备相应的 α、β 和 γ 手套箱，以及用以增加操作距离的各种镊子、钳子和其他器械。安装在手套箱上的操作器械，必须有高度的可靠性、易去污，能操作各种形状和大小的物体。β 和 γ 手套箱必须具备足够的屏蔽。

4. 非密封放射性物质易发事故及防护对策

操作非密封放射性物质时如果不经心就易于导致物料外溢、喷溅或洒落。发生这类事故时要沉着冷静不要惊慌，可以按下述程序认真处理。

（1）少许液体或固体粉末洒落的处理方法

如果是放射性物质的溶液溢出、喷溅或洒落，则先用吸水纸把它吸干净；如果是固体粉末放射性物质洒落，则用湿润的棉球或湿抹布把它蘸干净。在以上基础上再用适当的去污剂去污。去污时采用与外科皮肤消毒时相反的顺序，即从没受污染部位开始并逐渐向污染轻的部位靠近，最后对受污染较重的部位去污，切勿扩大污染范围。用过的吸水纸、湿棉球和湿抹布等都要放到搪瓷托盘内，最后集中到污物桶内，作为放射性废物待集中贮存。

（2）污染面积较大时的应急处理方法

1）立即告知在场的其他人员撤离工作场所，报告单位负责人和放射防护人员；

2）标划出受污染的部位和范围；

3）如果皮肤、伤口或眼睛受污染，立即以流动的清洁水冲洗后再进行相应的医学处理；

4）测量出污染表面的面积，如果人员的个人防护衣具受污染应当在现场脱掉，放在塑料袋内，待洗消去污染；

5）针对污染物的理化特性，受污染表面性质和污染程度，采用合适的去污染方法去污染；

6）去污染以后，经过污染检测符合防护要求时，可以恢复工作；

7）分析事故原因，总结教训，提出改进措施，并以书面形式向当地审管部门告知。

5. *去除表面放射性污染物*

操作放射性物质的过程中，特别是开放型操作，往往不可避免地会接触建筑物、设备、工具，以致人体表面沾染上放射性物质。在大多数情况下，工具或设备的污染是不会太严重的。经过仔细去污，使其污染水平降至控制水平以下的，就能继续使用。但是，在少数情况下，污染严重，无法清洗到控制水平以下，或者说从经济上考虑还不如更换一个新的更合算和方便，这时污染的物件只能当作废物处理。

采用适当的方法从表面上消除放射性污染物，称为去除表面放射性污染物，简称表面去污。表面可能是设备、构件、墙壁和地表等表面，也可以是个人防护衣具或人体皮肤。污染物可能是松散的放射性固体，也可能是含放射性物质的液体、蒸汽或挥发物。

鉴于临床核医学涉及的核素比较单纯和半衰期较短，本教材仅就表面去污的一般原则和人体皮肤去污作一简单介绍。

（1）表面去污的一般原则

表面去污工作必须做得恰当，否则会扩大污染。去污时，应遵守下述一般原则。

1）要尽早去污。因为污染时间较短的放射性物质容易去除，单次去污效率较高，也可减少污染的扩大。

2）要配制合适的去污试剂。不同种的试剂，其去污作用也不同，应选择去污效果高、费用低、操作安全的去污试剂。

3）要合理选择去污方法。一般的去污方法有浸泡、冲刷、淋洗和擦拭等，它们均可在常温下进行。其具体方法，一般应根据污染物件的特点、污染元素和表面介质的性质、去污设施和废物（包括废液）处理的条件等因素选择。将超声波发生器放在去污液中，用超声波去除零件上放射性物质的方法，近几年已得到广泛应用。

4）在去污过程中要防止交叉和扩大污染。去污程序一般应由污染较弱处开始，逐渐向污染较强处伸展。有时为了降低外照射或减少污染的扩散，首先应对污染最强处做一次粗略的去污。在大多数情况下，去污剂和擦拭材料均不能反复使用，擦拭物的每个擦拭面也不能在不同地点来回擦，否则容易将去污剂或擦拭物上的放射性物质扩散出去。

5）要认真处理去污过程中产生的废物和废液。去除放射性物质污染的过程，实质上是把放射性物质转移到去污剂中或擦拭物上的过程。这些去污剂或擦拭物，极个别情况下还可以进行处理，例如回收其中有用的放射性物质。但在一般情况下，只能作为放射性废物或废水处理。这时特别要注意的是，防止因废物处理不当而扩大污染。

6）去污时要做好安全防护。去除大面积污染时，应划出"禁区"，严禁任何人随意出入。去污人员首先应注意外照射防护，有时需要采用简单的工具和设备；要注意配备必要的个人防护用品，以防止形成内污染，减少内外照射总剂量。

（2）体表去污

对体表去污首先要脱掉污染的衣服，这样可大大降低表面放射性污染。被污染的皮肤和头发，可用肥皂、温水和浴巾有效地去除。一般可用软毛刷涮洗，操作要轻柔，防止损伤皮肤。可选择合适的洗涤剂，不能采用有机溶剂（乙醚、氯仿和三氯乙烯等）和能够促进皮肤吸收放射性物质的酸碱溶液、角质溶解剂及热水等。常用的皮肤去污剂如下。

1）EDTA 溶液。取 10 gEDTA—Na_4（乙二胺四乙酸四钠盐，络合物），溶于 100 mL 蒸馏水中。

2）高锰酸钾溶液。取 6.5 g $KMnO_4$ 溶于 100 mL 蒸馏水中。

3）亚硫氢酸钠溶液。取 4.5 g 亚硫氢酸钠溶于 100 mL 蒸馏水中。

4）复合络合剂。5 gEDTA—Na_4、5 g 十二烷基磺酸钠、35 g 无水碳酸钠、5 g 淀粉和 1 000 mL 蒸馏水混合。

5）DTPA 溶液。取 7.5 gDTPA（二乙基三胺五乙酸，络合物）溶于 100 mL 蒸馏水中，pH＝3。

6）5%次氯酸钠溶液。

亦可采用 EDTA 肥皂去污。将此肥皂涂在污染处，稍洒点水，让其很好的起泡沫后，再用柔软的刷子涮洗（对指甲缝、皮肤皱褶处尤要仔细涮洗），然后用大量清水（温水更好）冲洗。这样反复 2～3 次，每次 2～3 分钟。最后用干净毛巾擦干或自然晾干，用仪器检查去净与否。

如用上述方法不能去净时，可先试用 EDTA—Na_4 溶液（10%），用软毛刷或棉签蘸 EDTA 溶液涮洗污染处 2～3 分钟，然后用清水冲洗。也可以将高锰酸钾粉末倒在用水浸湿过的污染皮肤上，或将手直接浸泡在高锰酸钾溶液中，用软毛刷涮洗 2 分钟，然后用清水冲洗，擦干后再用 4.5%亚硫氢酸钠脱去皮肤表面颜色，最后用肥皂和水重新洗涮。这种去污方法，最多只能重复 2～3 次，否则会损伤皮肤。

被碘－131 或碘－125 污染时，先用 5%硫代硫酸钠或 5%亚硫酸钠洗涤，再以 10%碘化钾或碘化钠作为载体帮助去污；被磷－32 污染时，先用 5%～10%磷酸氢钠（Na_2HPO_4）溶液洗涤，再以 5%柠檬酸洗涤，效果很好。

去污完后，应在涮洗过的皮肤上涂以羊毛脂或其他类似油脂，以保护皮肤、预防龟裂。

头发污染时，可用洗发露，或3%柠檬酸水溶液，或EDTA溶液洗头。必要时剃去头发。眼睛污染时，可用洗涤水冲洗。伤口污染有时也会发生，这时应根据情况用橡皮管或绷带像普通急救一样先予以止血，再用生理盐水或3%双氧水（H_2O_2）冲洗伤口。

去除皮肤上的放射性物质时，不仅方法要正确，而且也要及时，在一般方法无效时就应马上请医生指导，特别是所受的污染很强时，要做外科切除手术。这须由有经验的防护人员与医生共同研究确定。

GB 18871—2002中规定的表面放射性物质污染的控制水平，见表3-14。

表3-14　工作场所表面污染控制水平（$Bq \cdot cm^{-2}$）（引自GB 18871—2002）

表面类型		α放射性物质		β放射性物质
		极毒核素	其他核素	
工作台面、设备、墙壁、地面	控制区*	4	4×10	4×10
	监督区	4×10^{-1}	4	4
工作服、手套、工作鞋	控制区 监督区	4×10^{-1}	4×10^{-1}	4
手、皮肤、内衣、工作袜		4×10^{-2}	4×10^{-2}	4×10^{-1}

注：* 该区内的高污染子区除外。

思考题

1. 人类放射防护发展经历了哪些历程？
2. 辐射类型与辐射照射情况之间有什么内在联系与区别？
3. 放射防护目的与原则之间有什么关系？
4. 参考水平分几个层次？如何在实践中应用？
5. 与放射防护相关的国际组织有哪些？
6. 外照射防护措施有哪些？举例说明在实际工作中，如何做好外照射防护。
7. 内照射的最大特点是什么？举例说明如何在实际工作中灵活应用内照射防护措施。

本章编者：涂　彧

第四章　放射诊断的防护

放射诊断是利用射线的穿透性质取得人体内器官与组织的影像信息以诊断疾病的一门学科，从临床技术上主要包括 X 射线摄影、X 射线透视和 X 射线计算机断层摄影。放射诊断是当前全球范围内医疗照射的重要组成部分，这一重要性主要体现在设备种类、台数、受照人数、放射工作人员数以及相应的射线暴露量和剂量等方面。同时，从行政监管角度，放射诊断也是设备准入、日常监督、人员培训和职业健康监护的主要内容。本章从原则、场所、人员及设备等角度介绍放射诊断防护的相关理论和实践要求。

第一节　放射诊断应遵循的防护原则

放射诊断防护是整个医疗照射放射防护的重要组成部分。那么，放射诊断实践中通过各种措施保护职业人员（医护人员）、患者或者受检者以及公众不受过分或不合理的照射就成为防护的重点。为了实现放射防护目的，应当严格遵守放射防护的三项基本原则。这三项基本原则构成了放射防护体系，它们是相互关联相互传承的，任何一项原则在实践中都不可以偏废。

从总体上说，结合 GB 18871—2002 的解读，开展医疗照射的机构必须对以下几个方面进行承诺并负责相关的责任。

1）应对受检者与患者的防护与安全负责，有关执业医师与医技人员、辐射防护负责人、合格专家、医疗照射设备供方等也应对保证受检者与患者的防护与安全分别承担相应的责任。

2）保证做到只有具有相应资格的执业医师才能开具医疗照射的检查申请单或治疗处方；只能按照医疗照射的检查申请单或治疗处方对受检者与患者实施诊断性或治疗性医疗照射；在开具医疗照射检查单或治疗处方时以及在实施医疗照射期间，执业医师对保证受检者与患者的防护与安全承担主要职责与义务；所配备的医技人员满足需要并接受过相应的培训，在实施医疗照射检查单或治疗处方所规定的诊断或治疗程序的过程中能够承担指定的任务；制定并实施经审管部门认可的培训准则。

3）将电离辐射应用于治疗或诊断时，应注意听取放射治疗物理，核医学物理或放射诊断物理等方面合格专家的意见，并应实施相应的质量保证要求。

4）执业医师和有关医技人员应将受检者与患者的防护与安全方面所存在的问题和需求及时向单位报告并尽可能采取相应的措施以确保受检者与患者的防护与安全。

一、放射诊断的正当性

X 射线诊断检查中对患者伴有电离辐射危险，在实施放射性检查之前，应当对每一位患者进行利益与代价分析.只有当 X 射线诊断检查能给患者带来利益，而且带来的利益会明显地超过辐射危险时，这种诊断检查才被认为是合理的，符合正当性原则。

1. 正当性的一般要求

GB 18871—2002 中对医疗照射实施正当性判断的原则要求是：在考虑了可供采用的不涉及医疗照射的替代方法的利益和危险之后，仅当通过权衡利弊，证明医疗照射给受照个人或社会所带来的利益大于可能引起的辐射危害时，该医疗照射才是正当的。对于复杂的诊断与治疗，应注意逐例进行正当性判断，还应注意根据医疗技术与水平的发展，对过去认为是正当的医疗照射重新进行正当性判断。

ICRP 第 73 号出版物从 3 个层次上进行医疗照射的正当性判断。第一个层次是电离辐射应用于医疗领域，经历了一百多年的时间，而且随着技术的发展，现代的医疗过程离不开电离辐射，并由此证明使用电离辐射为患者带来的好处明显多于损害，由此理所当然地认为电离辐射对疾病的诊断与治疗存在正当理由；第二层次是针对特定对象的特定医疗过程，例如相关症状患者（含受检者）胸部 CT 扫描，尽管它有比胸部摄片有更高的辐射剂量，但在绝大部分情况下能够提供比摄片更多的疾病信息，从而提高诊断效果，并由此判断 CT 检查正当性；第三层次是针对个例判断是否好处多于损害，同样一项检查，可能由于患者的身体状况不同，而被判断为不同的结论，例如对怀孕妇女进行下腹部放射性检查就需要有更为严格的正当性判断。此外对于复杂的诊断与治疗，应注意逐例进行正当性判断。

放射诊断实践的正当性判断，还要特别强调注意根据医疗技术与水平的发展，对过去认为是正当的医疗照射应当每隔一段时间，就重新进行正当性评估，即所谓的正当性判断的时效性。随着计算机技术、相关学科与生物医学的不断发展和相互渗透，放射学的新设备、新技术、新方法不断涌现。这种设备和技术的进步，经验和知识的积累，以及判断方法的不断完善，有些原先既存的实践用发展的眼光复审则不再是正当的了。例如过去手术前的常规胸部 X 射线摄影，除了心肺外科手术外，对于非紧急的外科手术前实施该项检查已不是正当的，因此这样的放射学检查就应当淘汰。

通常个体放射学诊断检查的正当性判断主要在于：① 掌握好适应证，正确合理使用诊断性医疗照射；② 注意避免不必要的重复检查；③ 慎重进行妇女与儿童施行放射诊断检查的正当性判断。为避免不必要的照射，执业医师必须摒弃盲目以各种 X 射线诊断检查为常规手段的不良倾向，首先应该依据患者的病史、临床查体和一般化验等进行正确的临床判断，考虑使用非电离辐射方法获得诊断信息，对拟进行 X 射线诊断检查的指征、预期从检查可获得的诊断信息，以及检查结果对患者诊断和随后医学处理的影响等方面进行正确估计，认真权衡利弊以判断是否让患者真正受益而值得施行该检查。

鉴于生长发育中的胚胎、胎儿和儿童对电离辐射比较敏感，对妇女及儿童拟施行 X 射线诊断检查的正当性判断有其特殊性，应注意考虑育龄妇女怀孕的可能性，加强保护妇女及儿童这些特殊受检者与患者。

群体检查的正当性判断必须顾及以下因素：① 应考虑到通过群检普查可能查出的疾病情况；② 对被查出疾病进行有效治疗的可能性；③ 由于查出某种疾病得到控制而使公众获得利益。只有这些受益足以补偿在经济和社会方面所付出的代价（包括放射危害）时，这种群体检查才是正当的。

2. 特殊情况下的正当性要求

当 X 射线诊断不是针对受检者本身疾病诊断目的，而是基于职业或者法律需要，或者是为了健康保险目的时，此类与临床指征无关的 X 射线诊断检查，既可能为受检者带来直接或间接利益，也可能使其他方受益，其正当性判断取决于预期获得对受检者健康状况有用信息的可能性和必要性。同时应与有关专业机构磋商判定，属于比较特殊的专业判断。

医疗照射主要指众多受检者与患者接受包含有电离辐射的医学检查或治疗而受到的照射。此外还包括相对而言少得多的知情而自愿扶持帮助受检者与患者的护理人员、慰问人员等所受到的照射，以及生物医学研究中志愿者所受的照射。随着现代生物医学的不断发展，医学研究中志愿者的照射问题逐渐增多。此类特殊照射并不一定给志愿者带来利益。根据世界医学大会（World Medical Assembly）赫尔辛基宣言原则，国际医学科学组织理事会（CIOMS）和 WHO 制订了实施导则——“国际人类生物医学研究的伦理准则”（1993）和“电离辐射与放射性核素在人类医学研究、培训和非医疗目的中的使用”（WHO 技术报告书 611 号，1977）。我国于 1998 年已经成立“卫生部涉及人体的生物医学研究伦理审查委员会”，并有相关审查办法。因此，对生物医学研究中志愿者的医疗照射应按照有关规定仔细进行审查；同时应将接受此类照射的可能危险控制在可以接受的水平，并且事前明确告知志愿者；尤其重要的是，此类特殊的医疗照射只能由具备相应资格又训练有素的专业人员施行。

因素：① 应考虑到通过群检普查可能查出的疾病情况；② 对被查出疾病进行有效治疗的可能性；③ 由于查出某种疾病得到控制而使公众获得利益。只有这些受益足以补偿在经济和社会方面所付出的代价（包括放射危害）时，这种群体检查才是正当的。

为避免不必要的照射，执业医师必须摒弃盲目以各种 X 射线诊断检查为常规手段的不良倾向，首先应该依据患者的病史、临床查体和一般化验等进行正确的临床判断。不论传统的 X 射线诊断，还是数字化的 X 射线检查，均各有长处与短处，务必掌握好适应证与禁忌证。对拟进行 X 射线诊断检查的指征、预期从检查可获得的诊断信息以及检查结果对患者诊断和随后医学处理的影响等方面进行正确估计，认真权衡利弊以判断是否让患者真正受益而值得施行该检查。

当 X 射线诊断不是针对受检者本身疾病诊断目的，而是基于职业或者法律需要，或者是为了健康保险目的时，此类与临床指征无关的 X 射线诊断检查，既可能为受检者带来直接或间接利益，也可能使其他方受益，其正当性判断取决于预期获得对受检者健康状况有用信息的可能性和必要性。同时应与有关专业机构磋商判定，属于比较特殊的专业判断。

二、防护的最优化

放射防护最优化是放射防护体系的重要组成部分，ICRP 第 103 号出版物提出的放射防护新基本建议书，强化了在各种照射情况中进一步具体应用放射防护最优化原则。放射防护与安全的最优化目标是，在考虑了可利用的防护与安全选择方案以及照射的性质、大小和可能性之后，确定通常情况下的最优化的防护与安全措施；同时根据最优化的结果制定准则以通过采取预防事故和减轻其后果的措施来限制照射大小及受照射概率。我国放射防护基本标准 GB 18871—2002 第 7 章“医疗照射的控制”中，按我国实际需要从设备要求、操作要求和医疗照射的质量保证三方面具体提出医疗照射防护最优化的有关规定。

设备要求上，要求 X 射线发生器及其附属部件的设计和制造能做到便于将医疗照射保持在能获得足够诊断信息的可合理达到的尽量低水平。为此 X 射线发生器应能清晰、准确地指示各种操作参数（如管电压、过滤特性、焦点位置、源与像接受器距离、照射野大小、管电流与时间或二者乘积等）；各种 X 射线摄影设备应配备达到预置参数后自动停止照射的装置；透视设备应配备只有持续按下时才能使 X 射线管工作的控制开关，以及配备曝光时间指示器或入射体表剂量监测器。

操作方面要求，首先规定医疗照射许可证持有者应做到：① 在分析供方所提供资料的基础上，辨明各种可能引起非计划医疗照射的设备故障和人为失误；② 采取一切合理措施防止设备故障和人为失误；③ 采取一切合理措施，将可能出现的故障和失误的后果减至最小；④ 制定应付各种可能事件的应急计划或程序，必要时进行应急训练。

X 射线诊断的质量保证与医疗照射的放射防护最优化目标完全一致，实际上搞好医疗照射质量保证，在提高各种医疗照射质量的同时，从根本上改善了 X 射线诊断受检者与患者所受医疗照射的放射防护与安全。医疗照射的质量保证是促进和确保 X 射线诊断医疗照射实施放射防护最优化的重要因素。

X 射线诊断检查的最优化意味着一次高质量的检查结果，并使患者的受照剂量最小。为实现这个最优化目标，放射学科的工作人员的业务技术素质应当得到充分的保证，对患者防护的主动性应当得到提高；采用的 X 射线发生器的质量须要得到保证，相关的参数应当得到规范化的控制；选择的诊断检查程序应当最佳。例如，国外的一项调查研究表明，钡造影的数字透视检查系统产生的剂量 – 面积乘积的水平比非数字透视检查系统产生的剂量低得多：钡餐检查时，二者的剂量 – 面积乘积剂量的测定值分别是 7.8 Gy • cm^2 和 24.2 Gy • cm^2；钡灌肠检查时，二者分别为 13.9 Gy • cm^2 和 25.3 Gy • cm^2。另一项调查表明，数字荧光 X 射线摄影的空间分辨能力虽然比全尺寸片 – 屏 X 射线摄影的空间分辨能力低，但仍可以与 100 mm 胶片技术的空间分辨能力相媲美；以影像增强器——电视为基础的数字检查系统对腹部检查时，患者腹部的有效剂量与常规速片 – 屏组合检查相比，至少降低了 5 倍。现代数字荧光 X 射线摄影，每幅的典型剂量为 0.5～1.5 μGy。

此外，为实现诊断检查最优化目标，不能忽视适应征的选择，应当避免对下述情况的 X 射线诊断检查。

不应当首先选择的 X 射线诊断检查项目：

1）临床或实验室检查中都没发现泌尿道异常，却专为判断泌尿道发育情况而对儿童施行逆行性尿路造影检查；

2）在没有任何特殊临床指征的情况下，对心脏进行透视检查；

3）在 X 射线透视下进行单纯的骨折复位；

4）鼻窦局部并无任何临床症状，专为寻找发热原因对鼻窦进行 X 射线摄影检查；

5）头颅受伤，但无局部症状和体征，对头颅进行 X 射线摄影检查；

6）无特殊临床指征，对育龄妇女进行胸部 X 射线摄影检查，应当避免这种检查；

7）在没有特殊指征情况，手术前进行胸部 X 射线摄影检查；

8）在没有特殊临床指征情况下，对孕妇进行骨盆 X 射线测量，应当禁止作 X 射线胎位检查或避孕环的 X 射线检查；

9）没有特殊指征，为确定高血压病因而对泌尿系统进行 X 射线造影检查；

10）没有特殊临床指征，而进行钡灌肠 X 射线检查。

在某些特定疾病普查中，确定最优化普查对象很重要。例如，新的胃癌发生率在 30 岁以上人群因接受 X 射线照射预期出现的辐射危险概率的比值大于 1，而在 30 岁以下的人群中这个比值小于 1（ICRP 第 34 号出版物）。说明普查胃癌的最佳人群是 30 岁以上的人群。

三、工作人员剂量限值与患者的剂量指导水平

放射防护标准中规定的个人剂量限值，可以用于指导放射诊断中工作人员的个人受照剂量，但绝不可以用在医疗照射中对患者受照剂量的控制上。控制患者受照剂量采用的是约束剂量，即医疗照射指导水平。医疗照射指导水平是由医疗业务部门选定并取得放射防护审管部门认可的剂量、剂量率或活度值。高于该水平时，由执业医生进行评价，在考虑到特定情况并运用了可靠的临床判断后，才能决定是否有必要超过该水平。通常情况下，当高于医疗照射指导水平时应当考虑采取适当的行动。

1. 工作人员剂量限值

个人剂量限值是放射防护基本原则的重要组成部分。对在受控源实践中个人受到的有效剂量或当量剂量规定的不得超过的数值称为个人剂量限值。个人受到所有有关实践合并产生的照射应当遵守剂量限值或者在潜在照射的情形下遵守对危险的某些控制。其目的是为了保证个人不会受到从这些实践来的正常情况下被断定为不可接受的辐射危险。不是所有的源都能在源的所在处采取行动施加控制，所以在选定剂量限值前应该先规定哪些源可以包括在内作为有关的源。实践正当性和放射防护最优化与辐射源相关，因为它们涉及的是对放射源的引用和安全防护是否正当和适宜，而个人剂量限值涉及的是受控源职业照射个人和公众个人的受照剂量，所以个人剂量限值与人相关。正当性是最优化过程的前提，个人受照剂量限值是最优化剂量的约束条件。由于个人剂量限值是不可接受剂量范围的下限，适用于避免发生确定性效应。所以，不能把个人剂量限值直接作为防护设计和人员工作安排的依据。任何将个人剂量限值作为防护设计和人员工作安排的出发点并在实践中执行尽可能向个人剂量限值接近的做法以及把个人剂量限值作为评价防护设施的主要标准的做法都是对放射防护三原则的误解。评价防护设施的标准应该是是否做到了最优化，而不是是否超过了个人剂量限值。当然，个人剂量限值是不允许超过的值。

基本剂量限值包括：年有效剂量限值、器官或组织的年当量剂量限值和次级限值。年有效剂量限值是个人在一年内受外照射引起的有效剂量与在同一年摄入放射性核素后产生的待积有效剂量之和。当量剂量限值是为所关心的器官或组织规定的年剂量限值。年有效

剂量限值用以控制随机性效应发生概率。当量剂量值用以避免确定性效应发生。个人在任何一年期间内应不偏废的同时遵守有效剂量限值和当量剂量限值。基本剂量限值不能用于对医疗照射剂量的控制，不能用以对当地天然本底辐射照射剂量的控制，不适于对无任何主要责任方负责的天然源照射剂量的控制。GB 18871—2002 中规定了工作人员的剂量限值如下。

（1）对职业照射人员个人规定的剂量限值

1）成年人：

a. 连续 5 年间的年平均有效剂量 20 mSv，不可做任何追溯性年平均；

b. 连续 5 年中的任何一个单一年份的年有效剂量 50 mSv，但连续 5 年的年平均有效剂量不得超过 20 mSv；

c. 眼晶体的年当量剂量，150 mSv；

d. 四肢（手、足）或皮肤的年当量剂量，500 mSv。

2）16 岁到 18 岁学徒工和学生：

年龄在 16 岁到 18 岁接受职业照射就业培训的学徒工，和年龄 16 岁到 18 岁在学习过程需要使用放射源的学生，他们的受照剂量应当遵守下述年剂量限值：

a. 年有效剂量，6 mSv；

b. 眼晶体的年当量剂量，50 mSv；

c. 四肢（手、足）或皮肤的年当量剂量，150 mSv。

2. 受检者或患者的剂量指导水平

恰当的医疗照射指导水平，用于约束放射诊断检查所致受检者剂量，旨在便于发现那些过分偏离防护最优化的情况，借以有效指导采取优化措施改变落后状态。放射诊断的医疗照射指导水平就是相当于参考水平中的调查水平，概念上完全不是某种个人剂量限值。诊断性医疗照射指导水平，应通过广泛调查资料推导，由相应专业机构与审管部门确定，供有关执业医师和医技人员作为指南使用。当受检者的剂量超过相应指导水平时，就应采取行动，斟酌复查改善优化程度，以确保获取必需的诊断信息的同时尽量降低对受检者的照射；反之，如剂量显著低于相应指导水平，而该医疗照射又不能提供有用诊断信息和给受检者带来预期的医疗利益，则也应按需要采取纠正行动。可见放射诊断检查的医疗照射指导水平绝对不能当成剂量限值，而必须灵活运用。

由于各种诊断检查千差万别，建立的指导水平只能针对中等身材受检者提出一种合理的平均而言的典型值，作为当前良好实践的指南，而不能视为在任何情况下都能保证达到最佳性能的指南。因而在应用中要注意考虑不同受检者的年龄、身材等具体情况，并且注意恰当灵活，也允许依据正确的临床判断实施高于指导水平的照射。特别要指出，随着医用辐射设备和技术的进步，应及时修订相应指导水平，以不断推进提高医疗照射防护最优化水平。

表 4－1～表 4－4 给出典型成年受检者在常见 8 类 14 种不同部位和不同投照方位的 X 射线摄影中的入射体表剂量指导水平（引自 GB 18871—2002 附录 G 表 G1.1）。特别要提请注意该表的表注所指明的应用条件。

表 4-1　典型成年受检者 X 射线摄影的剂量指导水平

检查部位	投照方位	每次摄影入射体表剂量/mGy
腰椎	AP	10
	LAT	30
	LSJ	40
腹部，胆囊造影，静脉尿路造影	AP	10
骨盆	AP	10
髋关节	AP	10
胸	PA	0.4
	LAT	1.5
胸椎	PA	7
	LAT	20
牙齿	牙根尖周	7
	AP	5
头颅	PA	5
	LAT	3

注：1. AP：前后位投照；LAT：侧位投照；LSJ：腰骶关节投照；PA：后前位投照。

2. 入射受检者体表剂量系空气中吸收剂量（包括反散射）。这些值是对通常片屏组合情况（相对速度 200），如对高速片屏组合（相对速度 400～600），则表中数值应减少到 1/2 至 1/3。

表 4-2 给出了典型成年受检者在 3 种常见 X 射线 CT 检查的多层扫描平均剂量（multiple scan average dose，MSAD）指导水平（引自新基本标准附录 G 表 G1.2）。我国基本标准 GB 18871—2002 采用国际基本安全标准 IBSS 使用的多层扫描平均剂量（MSAD）。多层扫描平均剂量（MSAD）可由 CT 剂量指数（CTDI）导出。

表 4-2　典型成年受检者 X 射线 CT 检查的剂量指导水平

检查部位	多层扫描平均剂量/mGy
头	50
腰椎	35
腹部	25

注：1. 表中所列数值是水当量体模中旋转轴上的测量值推导的；

2. 测量用体模长 15 cm，直径 16 cm（对头）和 30 cm（对腰椎和腹部）。

表 4-3 给出了典型成年女性受检者乳腺 X 射线摄影的指导水平（引自 GB 18871—2002 附录 G 的表 G1.3）。这些指导水平是通过我国自己的现场实际调查研究确定的。乳腺平均剂量（average mammary glandular dose，AMGD）是专指乳房 X 射线摄影中所致受检者的乳腺平均吸收剂量 D_g。

表 4－3　典型成年女性受检者乳腺 X 射线摄影的剂量指导水平

防散射滤线栅的应用	每次头尾投照的腺平均剂量/mGy
无滤线栅	1
有滤线栅	3

注：表中所列值是在一个 50%腺组织和 50%脂肪组织构成的 4.5 cm 压缩乳腺上测试；
并且针对胶片增感屏装置及用钼靶和钼过滤片的乳腺 X 射线摄影设备确定的。

表 4－4 给出典型成年受检者接受 X 射线透视检查的指导水平（引自 GB 18871—2002 附录 G 表 G1.4）。由于历史原因和经济条件局限，我国 X 射线透视检查比例曾经偏高。1998 年我国平均胸部透视相对频率已从 20 世纪 80 年代中期的 63.3%下降到占 22.1%。针对我国实际情况，尤其基层医院普通医用诊断 X 射线透视检查依然占一定比例，必须建立相应指导水平以促进合理地减少受检者所受照射。因此表 4－4 按我国实际情况改为以 X 射线机类型分三类控制，便于操作执行。严格讲，没有影像增强器的 X 射线机不能进行 X 射线透视。但从我国实际出发，表 4－4 第一行是为基层保留的特殊情况。必须指出，应用以上各种 X 射线诊断的医疗照射指导水平时还要注意考察包括表注在内的应用条件。我国首次建立的 X 射线诊断检查的医疗照射指导（参考）水平，及时适应了我国加强推进医疗照射防护最优化的迫切需要。

表 4－4　典型成年受检者 X 射线透视的剂量率指导水平

X 射线机类型	入射体表剂量率/（mGy/min）
普通医用诊断 X 射线机	50
有影像增强器的 X 射线机	25
有影像增强器并有自动亮度控制系统的 X 射线机（介入放射学中使用）	100

注：表列值为空气中的吸收剂量（包括反散射）

第二节　放射诊断场所的防护要求

放射诊断场所是各种放射诊断工作实际开展的地方，同时也是相关放射诊断设备的安置处、相关人员受照的场所和各种放射防护措施落实的场所。该场所在实际防护实践中的重要性非常明显，本节从放射诊断场所选址的基本要求和场所防护具体要求两个方面来进行相关描述。

一、放射诊断场所选址的要求

一般来说，放射诊断场所属于医疗机构进行医疗活动的一部分，因此放射诊断场所首先需要满足普通医疗场所在选址层面的一般性要求。但更重要的是，作为一个特殊场所，放射诊断场所除了考虑为受检者和患者提供出入和操作便利外，还必须兼顾充分考虑电离辐射对周围环境及人员的影响。选址的一般要求是：可以设在建筑物底层的一端，有条件也可单独建造。这一要求体现了对放射工作场所和普通医疗场所分隔、独立的总体防护设计要求。

二、放射诊断场所的防护要求

放射诊断场所的防护要求包括了场所的划分以及相关机房布局和屏蔽要求，以下分别进行介绍。

1. 放射诊断工作场所的划分

根据 GB 18871—2002 的要求，辐射工作场所应划分为控制区和监督区，以便于放射防护管理和职业照射控制。对于放射诊断场所，一般而言，就是将射线操作区域和相关附属区域分隔开，即隔室操作。射线直接操作场所（如 CT 扫描室、透视室、摄片室等）作为控制区，监督区包括候诊处、登记存片室、医师办公室、主任办公室、观片室、接待室、会诊示教室、值班更衣室、治疗室、库房、控制室、暗室、肠胃检查室（设调钡处和专用厕所）等。

（1）控制区

1）放射诊断实施机构应把需要和可能需要专门防护手段或安全措施的区域定为控制区，以便控制正常工作条件下的正常照射或防止污染扩散，并预防潜在照射或限制潜在照射的范围。

2）确定控制区的边界时，应考虑预计的正常照射的水平与潜在照射的可能性和大小，以及所需要的防护手段与安全措施的性质和范围。

3）对于范围比较大的控制区，如果其中的照射或污染水平在不同的局部变化比较，需要实施不同的专门防护手段或安全措施，则可根据需要再划分出不同的子区，以方便管理。

4）放射诊断实施机构应：采用实体边界划定控制区（采用实体边界不现实时也可以采用其他适当的手段）；在射线装置的运行或开启只是间歇性的情况下，采用与主导情况相适应的方法划定控制区，并对照射时间加以规定；在控制区的进出口及其他适当位置处设立醒目的、符合防护标准的警告标志，并给出相应的辐射水平和污染水平的指示；制定职业防护与安全措施，包括适用于控制区的规则与程序；运用行政管理程序（如进入控制区的工作许可证制度）和实体屏障（包括门锁和联锁装置）；限制进出控制区，限制的严格程度应与预计的照射水平和可能性相适应；定期审查控制区的实际状况，以确定是否有必要改变该区的防护手段或安全措施或该区的边界。

（2）监督区

1）放射诊断实施机构应将下述区域定为监督区：这种区域未被定为控制区，在其中通常不需要专门的防护手段或安全措施，但需要经常对职业照射条件进行监督和评价。

2）放射诊断实施机构应：采用适当的手段划出监督区的边界；在监督区入口处的适当地点设立表明监督区的标牌；定期审查该区的条件，以确定是否需要采取防护措施和做出安全规定，或是否需要更改监督区的边界。

2. 机房布局和屏蔽要求

应将外照射防护三原则（时间、距离和屏蔽）结合在机房设计中，以优化职业辐射防护和公众辐射防护。较大的房间更适合需要使用推车的患者，同时它们允许更容易的患者定位、设备和患者移动，在介入手术的情况下，这有助于减少X射线的曝光时间。较大的房间也会降低二次辐射水平（散射辐射和泄漏辐射）。

每台X射线机（不含床旁摄影机与车载式X射线机）应设有单独的机房，机房应满足使用设备的空间要求。X射线机房，其最小有效使用面积、最小单边长度应符合表4-5的规定。

表4-5　X射线设备机房（照射室）使用面积及单边长度

设备类型	机房内最小有效使用面积/m^2	机房内最小单边长度[4]/m
CT机（不含头颅移动CT）	≥30	≥4.0
双管头或多管头X射线机[1]（含C形臂）	≥30	≥4.5
单管头X射线机[2]（含C形臂、乳腺CBCT）	≥20	≥3.5
透视专用机[3]、碎石定位机、口腔CBCT卧位扫描	≥15	≥3
乳腺机、全身骨密度仪	≥10	≥2.5
牙科全景机、局部骨密度仪、口腔CBCT坐位扫描/站位扫描	≥5	≥2
口内牙片机	≥3	≥1.5

注：本表数据来源于GBZ 130-2020

1）双管头或多管头X射线机的所有管球安装在同一间机房内。

2）单管头、双管头或多管头X射线机的每个管球各安装在1个房间内。

3）透视专用机指无诊断床、标称管电流不大于5 mA的X射线机。

4）机房内单边长度指机房内有效使用面积的最小边长。

在机房设计阶段，应考虑使用结构和辅助保护屏障来提供足够屏蔽，一般常用的不同类型X射线设备机房的屏蔽防护见表4-6。

表4-6　不同类型X射线设备机房的屏蔽防护铅当量厚度要求

机房类型	有用线束方向铅当量/mm	非有用线束方向铅当量/mm
标称125 kV以上的摄影机房	3.0	≥ 2.0
标称125 kV及以下的摄影机房、口腔CT、牙科全景机房（有头颅摄影）	2.0	1.0
透视机房、骨密度仪机房、口内牙片机房、牙科全景机房（无头颅摄影）、乳腺机房	1.0	1.0
介入X射线设备机房	2.0	2.0
CT机房	2.5	

应合理设置机房的门、窗和管线口位置，机房的门和窗应有其所在墙壁相同的防护厚度。设于多层建筑中的机房（不含顶层）顶棚、地板（不含下方无建筑物的）应满足相应照射方向的屏蔽厚度要求。

3. X射线设备机房外周围剂量当量率水平要求

（1）具有透视功能的X射线设备在透视条件下机房外的周围剂量当量率应不大于

2.5 μSv/h。

（2）CT 机、乳腺摄影（含乳腺 CBCT）、口内牙片摄影、牙科全景摄影、牙科全景头颅摄影、口腔 CBCT 和全身骨密度仪机房外的周围剂量当量率应不大于 2.5 μSv/h；

（3）具有短时、高剂量率曝光的摄影程序（如 DR、CR、屏片摄影）机房外的周围剂量当量率应不大于 25 μSv/h。

4. X 射线设备工作场所防护要求

（1）机房应设有观察窗或摄像监控装置，其设置的位置应便于观察到受检者状态及防护门开闭情况。

（2）机房内不得堆放与该设备诊断工作无关的杂物。

（3）机房应设置动力通风装置，并保持良好的通风。

（4）机房门外应有电离辐射警告标志；机房门上方应有醒目的工作状态指示灯，灯箱上应设置如“射线有害、灯亮勿入”的可视警示语句；候诊区应设置放射防护注意事项告知栏。

（5）平开机房门应有自动闭门装置；推拉式机房门应设有曝光时关闭机房门的管理措施，电动推拉门宜设置防夹装置；工作状态指示灯能与机房门有效关联。

（6）受检者不应在机房内候诊；非特殊情况，检查过程中陪检者不应滞留在机房内。

（7）CT 装置的安放应利于操作者观察受检者；机房出入门宜处于散射辐射相对低的位置。

（8）车载式诊断 X 射线设备工作场所的选择应充分考虑周围人员的驻留条件，X 射线有用线束应避开人员停留和流动的路线。

第三节　减少受照人员剂量的措施

放射诊断实践过程中，受照人员可以分为职业人员（医务人员）、受检者或患者、公众三个人群。这三类人员受照特点和方式虽然各有不同，但从放射防护的角度出发，采取合理措施尽可能的降低相应人员的受照剂量是明确要求和必然趋势。因此，以下分别针对这三类人员描述降低受照剂量的各类措施。

一、放射工作人员

职业照射是指除了国家有关法规和标准所排除的照射，以及根据国家有关法规和标准予以豁免的实践或源所产生的照射以外，工作人员在其工作过程中所受的所有照射。医学放射诊断实践中的工作人员所受职业照射的防护以及受照剂量的降低可从以下 4 个方面进行。

1. 放射工作人员的义务和责任

工作人员应履行其义务并执行其防护和安全职责。

（1）遵守医疗机构规定的任何可适用的防护和安全规则及程序。

（2）正确使用所提供的监测设备和个人防护设备。

（3）与医疗机构在防护和安全、工作人员的健康监护计划和剂量评价计划方面进行合作。

（4）向医疗机构提供关于其过去和现在所从事的相关工作的信息，以确保其自身和其他人有效而全面的防护和安全。

（5）避免采取任何可能使其自身或其他人处于不符合本标准要求的境况的故意行为。

（6）接受将使其能够按照本标准的要求进行工作的防护和安全方面的信息、指导和培训。

（7）工作人员如发现可能对防护和安全造成不利影响的情形，必须尽快向医疗机构报告这类情形。

2. 医疗机构的举措

医疗机构应在本单位辐射防护大纲中制定并维持关于控制区和监督区的指定、管理制度和操作规程、防护用品以及工作场所监测方面的组织安排、程序安排和技术安排。

（1）辐射工作场所分区

应把辐射工作场所分为控制区和监督区，以便于辐射防护管理和职业照射控制。

（2）管理制度和操作规程

1）应建立操作规程，其目的是确保工作人员和其他人的防护和安全。此类操作规程应包括减少正常工作和异常事件中职业辐射照射的措施。操作规则和程序还应包括个人剂量计的佩戴，处理和储存，并应规定调查水平和随后的后续行动。辐射相关人员都需要了解并遵守本地的规则和程序，因此制定和审查这些管理制度和操作规程应包括参与放射诊断的所有专业人员的代表。

2）设备（硬件和软件）的操作方式应始终确保在完成诊断任务和辐射防护安全方面的满意性能。制造商的操作手册是这方面的重要资源，但可能还需要其他程序。最终记录的一套操作程序应经放射设施的许可证持有者批准，并应纳入该设施的管理系统。

3）放射工作人员应了解其辐射工作的程序以及工作所用设备的操作，包括安全功能，并应接受培训，定期进行复习培训。当新的诊断设备在投入使用时，应进行额外的培训。

① 应尽量避免使用普通荧光透视检查，使用中应避免卧位透视，采用普通荧光屏透视的工作人员在透视前应做好充分的暗适应。

② 借助 X 射线透视进行骨科整复、取异物等诊疗活动时，不应连续曝光，并应尽可能缩短累积曝光时间。

③ 应严格按所需的投照部位调节照射野，使有用线束限制在临床实际需要的范围内并与成像器件相匹配。

④ 牙科摄影用 X 射线设备操作的防护安全要求口腔底片应固定于适当位置，否则应由受检者自行扶持。

⑤ 移动式和便携式 X 射线设备曝光时，工作人员应做好自身防护，合理选择站立位置，并保证曝光时能观察到受检者的姿态。

⑥ 需近距离操作检查系统的人员应该穿戴铅橡胶围裙或在移动铅防护屏风后进行操作。

⑦ 使用移动式 X 射线设备实施床旁操作时，尽可能采用向下的投照方式。

⑧ 介入放射学和近台同室操作（非普通荧光屏透视）用 X 射线设备操作的防护安全要求除存在临床不可接受的情况外，图像采集时工作人员应尽量不在机房内停留；对受检

者实施照射时，禁止与诊疗无关的其他人员在机房内停留。

⑨ C型臂X射线设备垂直方向透视时，球管应位于病人身体下方；水平方向透视时，工作人员可位于影像增强器一侧，同时注意避免有用线束直接照射。

4）对于那些在曝光时不需要工作人员进入房间的工作程序，所有在场人员都应离开机房。X射线设备曝光时，应关闭与机房相通的门、窗，工作人员应在有屏蔽的防护设施内进行曝光操作。

3. 工作人员防护用品

医疗机构应根据工作类型为放射工作人员配备表4-7中的个人防护用品和辅助防护设施。

表4-7　不同工作类型配备个人防护用品和辅助防护设施表

工作类型	个人防护用品	辅助防护设施
放射诊断学用X射线设备隔室透视、摄影	不需	不需
放射诊断学用X射线设备同室透视、摄影	铅橡胶围裙 选配：铅橡胶帽子、铅橡胶颈套、铅橡胶手套、铅防护眼镜	移动铅防护屏风
口内牙片摄影	不需	不需
牙科全景体层摄影，口腔CBCT	不需	不需
CT体层扫描（隔室）	不需	不需
床旁摄影	铅橡胶围裙 选配：铅橡胶帽子、铅橡胶颈套	移动铅防护屏风
骨科复位等设备旁操作	铅橡胶围裙 选配：铅橡胶帽子、铅橡胶颈套、铅橡胶手套、铅防护眼镜	移动铅防护屏风
介入放射学操作	铅橡胶围裙、铅橡胶颈套、铅防护眼镜、介入防护手套 选配：铅橡胶帽子	铅悬挂防护屏/铅防护吊帘、床侧防护帘/床侧防护屏 选配：移动铅防护屏风

4. 工作场所的监测

医疗机构应在辐射防护负责人或合格专家的监督下制定、维护并经常审查工作场所的监测计划。工作场所监测的类型和频度必须足以能够评价所有工作场所的辐射状况、评价控制区和监督区的照射情况、审查控制区和监督区的划分情况。

（1）X射线设备机房的防护检测应在巡测的基础上，对关注点的局部屏蔽和缝隙进行重点检测。关注点应包括：四面墙体、地板、顶棚、机房门、操作室门、观察窗、采光窗/窗体、传片箱、管线洞口、工作人员操作位等，点位选取应具有代表性。

（2）X射线设备机房放射防护安全设施应进行竣工验收，在使用过程中，应进行定期检查和检测，定期检测的周期为一年。

（3）在正常使用中，应每日对门外工作状态指示灯、机房门的闭门装置进行检查，对其余防护设施应进行定期检查。

（4）用于辐射监测的测量仪表应校准周围剂量当量。校准应该是在有效期内的，并且应该可溯源到次级标准剂量学实验室。对于诊断放射学和介入程序，测量的量是周围剂量当量，H^*（10），单位是希沃特（Sv）。

二、受检者和患者

遵照正当性原则判断后的放射诊断检查，要使受检者和患者的受照剂量符合剂量指导水平，就必须有合格的诊断设备、检查操作方法和患者的防护用品，也就是在放射诊断检查过程中执行最优化措施。

1. X 射线透视机应具备的基本条件

除了按常规使用的管电流、管电压和峰值电压以外，还应具备下述防护条件。

（1）遮线器或称缩光器，其铅当量不应大于 2 mm，形成的有用线束照射野尺寸不应大于荧光屏的尺寸；

（2）总过滤不应小于 2.5 mm 铝当量，其中的 1.5 mm 铝当量是固有过滤；

（3）遮线筒或称集光筒应以 0.5 mm 厚铅和 1 mm 厚的铝制作；

（4）荧光屏的铅当量不应小于 2 mm，焦点、遮线器、遮线筒和荧光屏的轴心应当在一条直线上；

（5）荧光屏下缘的遮线帘，其铅当量不应小于 0.5 mm，遮线帘与荧光屏下缘应当有适当的重叠，不能有空隙，荧光屏两侧的铅橡胶手套，应当宽大一些；

（6）防咳板，应当以 1 mm 铝铁制作，宽度和高度以患者适宜为度；

（7）诊视床板不应大于 1 mm 铝当量；

（8）管电压 kV_p、管电流 3 mA 的医用 X 射线透机，其有用线束在皮肤处的空气剂量率不应大于 1.29×10^{-3} C·kg^{-1}·min^{-1}（5 R·min^{-1}）这个物理量，通常称作 X 射线管球输出量；

（9）在最大使用管电压和管电流工作条件下，将出线口全封闭或以 4 mm 铅板屏蔽后，在离开 X 射线管球组装体 1 m 处任何一点上的漏射辐射剂量率不应大于 2.58×10^{-5} C·kg^{-1}·h^{-1}（100 mR·h^{-1}）；

（10）管电压 70 kVp、管电流 3 mA，立位和卧位透视时，在规定的测试平面上测得的空气剂量率应分别小于 1.29×10^{-6} C·kg^{-1}·h^{-1}（5 mR·h^{-1}）和 3.87×10^{-6} C·kg^{-1}·h^{-1}（15 mR·h^{-1}），以盛自来水的标准有机玻璃模体为散射体；

（11）X 射线透视机房室内高度不应低于 3.5 m，在距焦点 2 m 半径范围内不应当存在其他散射体，以减少患者受到的散射辐射剂量；100 mA 以下的机房面积不应小于 24 m^2，100 mA 以上的机房面积不应小于 36 m^2，多 X 射线管头透视机房面积应当扩增是可取的，X 射线透视机房内应保持良好的通风换气条件，凡有电离辐射源的室内，都会存在臭氧和氮氧化物；

（12）X 射线透视机房内不可以兼作患者的候诊断，应另设候诊室，X 射线透视机房的门不应小于 0.5 mm 铅当量。

2. X 射线摄影机应具备的基本条件

（1）X 射线管球出线口总过滤随管电压不同而异，见表 4－8。每台 X 射线摄影机应具备可供更换附加过滤分别是 0.5 mm 铝当量、1.0 mm 铝当量和 2.0 mm 铝当量各一块；

（2）遮光器或称限束器的灯光野应当与有用线束照射野相重合，偏差不应大于 1 cm；

（3）X 射线管球组装的漏射辐射剂量率的要求与 X 射线透视机的相雷同；

（4）牙科X射线摄影时的累计剂量每小时不应大于 $6.45\times10^{-6}\ C\cdot kg^{-1}$（25 mR），将每一次拍片中测得的剂量率乘以1个工作小时的拍片次数，可得到1小时的累计剂量。

表4-8 不同管电压条件下X射线机管头滤过板铝当量

管电压/kVp	铝当量/mmAl
$E<50$	0.5
$50\leqslant E<70$	1.5
$70\leqslant E<100$	2.0
$E\geqslant100$	2.5

3. X射线CT机应具备的基本条件

（1）X射线出口处的总过滤为4～5 mm铝；

（2）距焦点1 m处X射线管球组装体的的漏射辐射空气剂量率，不应大于 $2.58\times10^{-5}\ C\cdot kg^{-1}\cdot h^{-1}$（$100\ mR\cdot h^{-1}$）；

（3）头脑检查时，有用线束在头皮处的空气剂量率应当小于 $2.58\times10^{-3}\ C\cdot kg^{-1}\cdot S^{-1}$；躯干部位受检查时，有用线束在皮肤处的空气剂量率应当小于 $1.29\times10^{-4}\ C\cdot kg^{-1}\cdot S^{-1}$；X射线CT检查中常用的管电压在80～140 kVp之间，管电流在30～300 mA之间，每次X射线CT检查需扫描5～12层，每层扫描需3～10 s；

（4）医用X射线CT系统应始终保持准确、可靠的工作参数；

（5）X射线CT机房应设在建筑物底层的一端，机房主屏蔽不应小于2 mm铅当量。

4. 在特殊诊断检查中应当采取的措施

（1）X射线透视检查中可采取的方法

透视检查中使用影像增强器与直接透视法相比，致患者的受照剂量较小。透视检查中正确地使用影像增强器，可以使患者受照剂量减到直接透视法检查中致患者受照剂量的1/3。

采用X射线胸部摄片法检查代替X射线胸部直接透视检查，可以使患者受照剂量减少100倍，而且获得的影像能长期保存。

在某些血管造影检查中采用数字技术和光激成像技术，与用透视法观察相比可以使患者的受照剂量减少50%。腭咽功能录像荧光电影照相技术致患者的受照剂量，仅为荧光电影照相技术致患者剂量的1/10。

荧光摄影检查已经被广泛地用于普查人群肺结核时的胸部X射线检查中，这种方法致患者受照剂量比用大尺寸X射线摄片检查时所致患者受照剂量高10倍。

（2）对儿科X射线诊断检查应当谨慎

经过儿科放射学专门培训的X射线照相技术员进行儿科X射线摄片时，能明显地降低患者受照剂量。

在儿科X射线诊断检查中患者受到的辐射剂量不比成人的大。例如，拍摄一张胸片致儿童皮肤剂量仅为成人同类检查时皮肤受照剂量的1/10。婴儿接受X射线摄影或透视检查时，受到的剂量，在不用滤线栅条件下，是成人接受同类检查受照剂量的1/4～1/3。除了准直以外，主要是照射野比成人的小。钡餐透视检查中受照剂量是成人同类检查受照剂量的 30%～60%。由于数字技术的应用，儿童接受 X 射线 CT 检查中平均受照剂量和成人接受同类检查时受照剂量相比，大约减少了 60%，胸部检查减少了 30%。对儿科放射科应用的由多级电离室组成的新型数字 X 射线诊断检查装置的调查结果表明，有用线束内皮肤剂量因检查类型不同而异：脊柱 AP 位检查中为 0.08 mGy；脊柱 PA 位检查中为 0.07 mGy；脊柱 LAT 检查中为 0.13 mGy；骨盆检查中为 0.06 mGy。常规 X 射线检查皮肤受照剂量比上述数值高 11～18 倍。

近十年公布的调查研究结果表明，在 0～15 岁接受 X 射线诊断检查的婴儿和儿童中，甲状腺癌、皮肤癌、脑瘤和乳腺癌之类的辐射随机性效应的出现概率增加，虽然尚未获得确切的剂量数据，但总的原则应当是：对婴儿和儿童实施 X 射线诊断检查要谨慎。

（3）对孕妇 X 射线检查中应考虑胎儿受照剂量

人类排卵是在月经周期的中点，月经来潮第一天后的 10 天内很少发生排卵。受精后 5～6 天植床。受精后 15 天原条开始形成。器官发生要持续到怀孕后第二个月以后，前脑发生时间比较晚。ICRP 第 60 号出版物指出，人类怀孕第 8～15 周，胎儿在子宫内受到辐射照射，出生后的儿童严重智力低下的出现概率是 0.4 Sv^{-1}；怀孕第 16～25 周，胎儿在子宫内受到的辐射照射，出生后儿童智力严重低下的出现概率是 0.1 Sv^{-1}；整个怀孕期胎儿受辐射照射，出生后的儿童出现癌症的概率是 0.02 Sv^{-1}。足以说明，对孕妇进行 X 射线诊断检查应当持慎重态度。

表 4-9 中给出了在正常情况下，育龄妇女接受不同类型的 X 射线诊断检查中致子宫的吸收剂量。育龄妇女接受胸部 X 射线诊断检查中致子宫的吸收剂量通常不小于 10 μGy。

表 4-9　不同 X 射线检查所致子宫吸收剂量

检查	典型剂量/mGy	剂量范围/mGy
腹部	2.5	0.05～12
胆囊造影	1	0.05～16
腰椎	4	0.27～40
尿路造影	6	0.7～55
钡灌肠	10	0.28～130
骨盆	2	0.55～22

孕妇接受头部 X 射线 CT 检查中，其胎儿几乎没有或完全没有辐射危险；接受全身 X 射线 CT 检查需要慎重考虑。

（4）对乳腺 X 射线诊断检查应考虑的因素

对乳腺实施 X 射线诊断检查时需要使用钼靶 X 射线管和钼过滤器，并采用稀土增感屏与之相匹配的胶片。在任何情况下，钼靶管的固有过滤不应当小于 0.03 mm 钼；干板乳腺 X 射线摄影时钼靶管的总过滤不应当小于 0.5 mm 铝当量。数字成像技术可能会降低乳腺受照剂量，同时能改善影像质量。但是，若使用不当也许会增加乳腺受照剂量。

做出用 X 射线诊断检查法普查妇女乳腺癌的举措时，需要进行利益与代价分析。根据当代的 X 射线诊断技术水平，在 50 岁以上的人群中每年进行乳腺癌普查，查出并能得到早期有效治疗的乳腺的发生概率，将会明显地高于因 X 射线照射诱发乳腺癌的发生概率。

（5）牙科 X 射线诊断检查中的防护考虑

牙科 X 射线诊断检查通常由非放射科专业的医生施行这种诊断检查；多数检查包含重叠 X 射线照射；患者中多数是儿童和青少年。所以，在放射防护方面须给予特殊考虑。

为了减少患者受照剂量，牙科医生应当对患者的临床症状仔细检查，研究患者以前的牙科 X 射线摄影胶片，最后做出正当性判断；应当避免将牙科 X 射线诊断检查作为常规临床检查项目。

口腔 X 射线胶片摄影，应当采用限定射束的椎体定位架；使用管电压为 60 kV 或 60 kV 以下的 X 射线机摄影时，最小焦—皮距为 20 cm；使用管电压为 60 kV 以上的 X 射线机摄影时，最小焦—皮距为 10 cm；曝光计时器限定的最长曝光时间不应当大于 5 秒钟，不应当重复曝光；使用高速胶片能减少局部皮肤剂量。

现代牙科 X 射线诊断机的管球尺寸较小，对这种 X 射线的调查表明，每次摄片致局部皮肤吸收剂量为 0.5～1.0 Gy；采用适当的过滤和灵敏的牙科 X 射线胶片，适头部位受到的吸收剂量不会高于 0.05～0.1 Gy，比普通牙科 X 射线机致患者和致工作人员的辐射剂量低。

在牙科 X 射线诊断检查中，甲状腺的受照剂量被关注。以适宜形状的 0.5 mm 铅当量屏蔽物屏蔽甲状腺，可以使其受照剂量减少 50%～80%。需要研制适合于儿童的甲状腺屏蔽物，它既能起到屏蔽作用又不会妨碍获得所需诊断信息。

5. 减少患者或受检者受照剂量的措施

（1）增加透射比可以降低皮肤剂量

透射比是指平均出射空气吸收剂量与平均入空气吸收剂量的比值。通常情况下这个比值约 0.01 或更小。出射空气吸收剂量是指离开患者体表的那部分有用 X 射线束的空气吸收剂量；入射空气吸收剂量是指入射到照射野体表处有用线束的空气吸收剂量。在通常情况下透射比如此的小，是因为入射线束在患者体内除了大部被组织吸收以外，剩下的有用线束按平方反比定律衰减，也有一部分在体内发生了内散射。在患者体内，有用线束截面内各处的吸收剂量不完全相同，这是 X 射线透视或摄影成像的基础。影像感受体（胶片或荧光屏）对 X 射线的响应，取决于入射空气吸收剂量。

增加透比的方法很多，其中之一就是提高管电压，相对而言降低了管电流，可增加 X 射线的硬度，使其贯穿能力增强，达到降低射野内皮肤剂量目的。但是，增加透射比势必会增加患者体内深部组织的吸收剂量，也会增加 X 射线在患者体内的散射，影像感受体上的影像质量难得到保证。有经验的放射科医生可能有办法识别影像。

（2）控制照射野并准直定位

控制可行的最小照射野并准直定位，一方面能减少患者的受照剂量，另一方面可以提高影像质量。此外，如果不影响诊断检查结果时，努力避开患者的性腺区域，还会明显地减少患者性腺的受照剂量。研究表明，当睾丸离开照射野几个厘米时，其受照剂量仅为其在照射野内受照剂量的 1/10，见图 4－1。所以，对婴儿、儿童或成人 X 射线诊断检查时，尽力避开性腺区域是有实际意义的做法。国内的研究表明，在对手部 X 射线检查时，患者躯体侧向有用线束伸手接受检查时，能避免其性腺受到照射。在牙科 X 射线摄影检查时，将 X 射线有用线束方向转个角度，避开性腺区域，也能减少性腺受照剂量。

不管使用多大尺寸的胶片或荧光屏，都应当根据患者的受检部位的范围选定可行的最小照射野准确地准直定位，能获得一次成功的诊断检查结果，能避免重复检查，避免患者受到两次照射。当然，暗室技术应当保证胶片的冲洗质量。

（3）器官屏蔽

在不会影响诊断检查操作和影像质量的前提下，对某些重要器官进行屏蔽，可以减少它们的受照剂量。

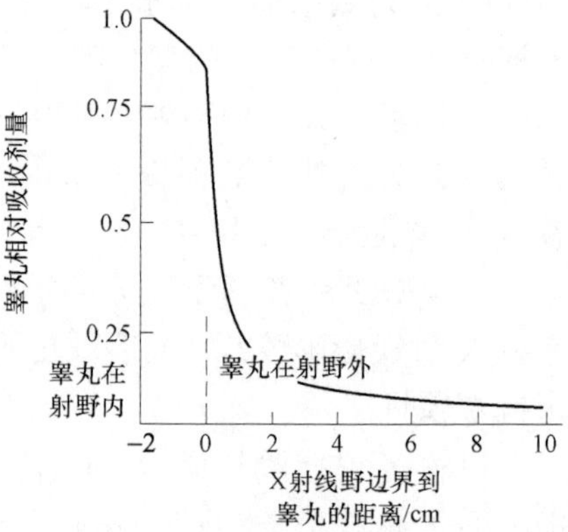

图 4－1　睾丸吸收剂量随睾丸 X 射线野边界距离的典型变化（无屏蔽）

1）对性腺屏蔽

对婴儿、儿童、少年或具生育能力的患者当其性腺处在 X 射线有线束内或离开有用线束边缘不足 5 cm 时，在不妨碍诊断检查和损失重要诊断信息的条件，对性腺屏蔽会收到明显的减少受照剂量的效果。但是，当性腺在有用线束边缘 5 cm 以外时，屏蔽性腺收到减少受照剂量的效果将微乎其微。

当性腺处于有用线束内时，对睾丸屏蔽可使其吸收剂量减少 95%，对卵巢屏蔽能使其吸收剂量减少 50%。由于卵巢位置随年龄不同而不同，也存在个体差异，难于准确定位。例如，多数妇女的卵巢位于骨盆上口，而小女孩的卵巢位置可以达到腰部，范围广，所以获得的屏蔽效果比较低。

有三种屏蔽性腺的方法：接触屏蔽、阴影屏蔽和定形接触屏蔽。屏蔽体的厚度至少不应低于 0.5 mm 铅当量。

接触屏蔽，是把一块合适厚度和尺寸的铅皮或合适铅当量和尺寸的废弃铅橡胶围裙及铅橡胶手套遮盖在性腺区域。患者仰卧位时屏蔽效果最好。屏蔽小儿性腺时，需用布带把屏蔽物固定在性腺区域的皮肤上，以保持恰当位置。

阴影屏蔽，屏蔽建立在 X 射线管球与被防护的性腺区域之间，不接触患者躯体，它的大小限于屏蔽物“所投向”的“阴影”，但其质量和外廓受限制。通常情况下，可以把屏蔽物放在支架上。屏蔽物投影的部位受到屏蔽。这个投影范围就是性腺区域。专门设计的阴影屏蔽装置，在某些 X 射线诊断检查中对性腺防护是有帮助的。

定形接触屏蔽，是把合适铅当量的和合适尺寸的铅皮或合适铅当量和尺寸的废弃铅橡胶围裙制成罩状物罩在睾丸上或固定在内裤里，能起对睾丸的屏蔽作用。市售的具一定铅当量的外照射个人防护衣具中的裤衩也是一种性腺屏蔽物。

2）对眼晶体的屏蔽

在某些 X 射线诊断检查中，眼晶体受到的辐射吸收剂量可以达到 0.2～0.3 Gy，这个剂量远低于电离辐射引起白内障的剂量。但是，在包括脑血管造影、颞骨体层摄影在内的 X 射线诊断检查中，对眼晶体的屏蔽防护是有价的。

在脑血管造影检查时，给患者佩戴专门设计合适铅当量的眼镜，可以使眼晶体的受照剂量减少到未戴铅玻璃眼镜时受照剂量 1/10 左右。在颞骨部体层摄影时戴这种铅玻璃眼镜也能取得同样的防护效果。但是，只有在环动体层摄影时对眼晶体采取屏蔽防护才有效，而在直线体层摄影时不宜对眼晶体进行如此的屏蔽防护。因为所戴的眼晶体屏蔽物投射的阴影将会叠加在诊断影像上。从另一方面考虑，体层摄影时，可以采用后前位投照方式，而不是前后位投照方式，这种方法可以使眼晶体的受照剂量减少到前后位投照方式时的1/20。

（4）控制焦－皮距和焦点与影像感受体的距离

除空气以外，在没有其他介质存在的情况下，来自点状源的辐射照射剂量率与到该点源之间的距离平方成反比。因此，当焦—皮距或焦点到影像感受体的距离变小时，在照射野尺寸和影像感受体平面的辐射剂量不变时，入射到患者体表处有用线束致皮肤剂量将会急剧地增高，见图4－2。所以，当使用移动式X射线发生器诊断检查疾病时，焦—皮距不应当小于30 cm。当使用固定式X射线发生器诊断检查疾病时，焦—皮距不应当小于45 cm。当焦点到影像感受体之间的距离小于100 cm时，往往得不到高质量的影像信息，因为距离过短，所以，应当延长一些焦点到影像感受体之间的距离，在实践中可以做得到。在进行胸部X射线摄影或荧光X射线摄影时，焦点到影像感受体之间的距离不应小于120 cm。

（5）减少散射辐射剂量

在X射线诊断检查中，控制散射辐射既能减少患者受照剂量又可以保证影像质量。例如，在管电压80 kV条件下，采用碳纤维材料代替传统材料铝（其反散射率为30%）制作诊视床、滤线栅和胶片盒时，不仅可增加透射比，而且可以使得在有线束内的患者皮肤吸收剂量减少30%～50%，见图4－3。与此同时深部组织吸收剂量也会得到相应的减少。

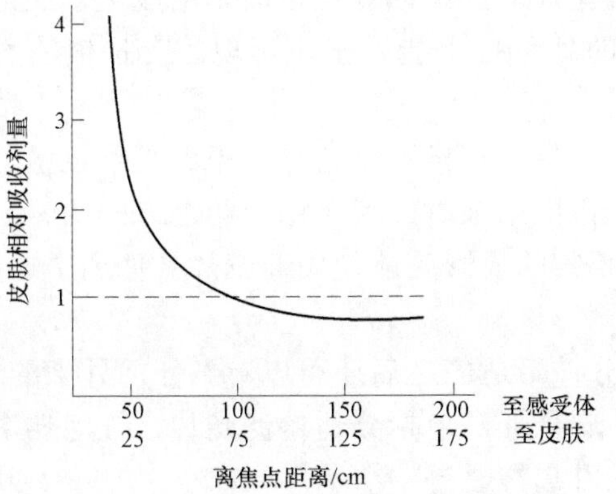

图4－2　皮肤吸收剂量与X射线源距离的依赖关系（其他条件不变，皮肤至影像感受体的距离为25 cm）

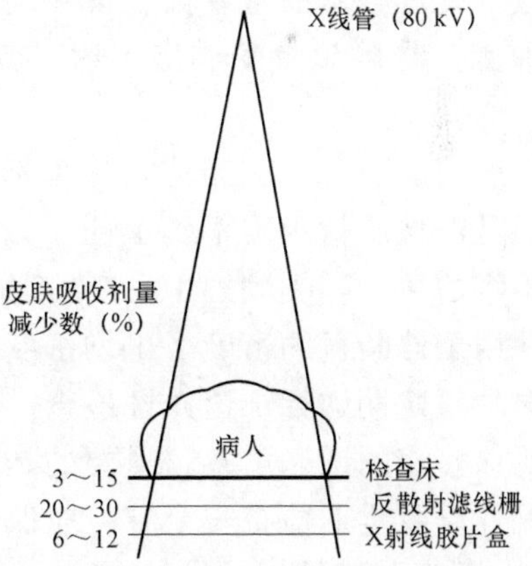

图4－3　与普通材料相比，碳纤维材料可增加投射比而减少皮肤的吸收剂量

为了减少达到影像感受体上的散射辐射，而又能使透射比增大，往往在患者与影像感受体之间放置滤线栅，可保证影像质量。但是，这会使患者受到来自滤线栅反散射的剂量。因此，人们利用患者与影像感受体之间的空间间隙代替滤线栅。例如，在透视或在某些情况下为婴儿摄片时，在2 m距离内以10 cm可用的空间空隙，不用滤线栅，可以使患者的受照剂量减少到使用滤线栅时受照剂量的1/2。ICRP建议，使用管电压在100～120 kV X射线胸部摄影时，可以采用滤线栅，或者采用空间间隙；在为婴儿摄片或透视时，不需要

使用滤线栅。

已经推广了一种带有移动缝隙的医用 X 射线诊断检查技术.这种技术包括放在患者前面的单束限定缝隙或多束限定缝隙。这些限定缝隙和安装在患者远侧消除散射辐射的缝隙相匹配，并同步移动。这种技术不仅可以减少患者受到的散射辐射剂量，而且能改善影像的对比度。

（6）使用高效增感屏

使用含稀土、钡、钽等磷光材料的高效增感屏与普通增感屏相比，只需要较小的辐射便能获得同等质量的X射线诊断检查影像，同时也就减少了患者的受照剂量。所以，在考虑到经济成本的前提下，应当尽可能地选用最佳的增感屏与胶片搭配，没有增感屏的X射线胶片在放射诊断学中是没有地位的。

（7）控制并记录照射时间

所有的医用X射线诊断检查设备的运行启动开关，应当配置能在任何情况下都能以手动方式终止照射的开关，需要多次照射的特殊检查除外；不用手动开关就不能施行照射。

X射线透视设备，应当配置积分计时器；超过预定照射时间，积分计时器能自动终止照射。也就是说，积分计时器应当与X射线透视机的运行开关相联锁。

在X射线透视检查时间达到预定照射时间时，积分计时器能给出声响警视信号。为了提醒放射科医生能保持最短的透视检查时间。研究并优化透视记录时间很有价值。

（8）正确处理感光胶片可减少重复摄片率

胶片处理技术的重要性表现在两个方面。首先，非正确的处理可能是造成重复照射的一个原因，导致患者受加倍照射。其次，正确的处理技术能给出可再现的有价值的影像质量。

一般情况下，不应当使胶片曝光过度和显影不足，那样不仅会导致患者受到过量的照射，而且影像质量也得不到保证。如果需要快速得出结果时，应采用专门配方的快速显影液或单浴溶液。当受到约 10 μGy 剂量照射时，正常的显影应能使中速胶片（使用中速屏）具有适用于诊断目的密度（平均密度约 1.0）。

对暗室定期进行不透光性检查，如果在 20 分钟暗适应之后还可以看到任何外来的光，则说明该暗室的透光过多。重要的是选用合适的安全灯，包括合适的滤光片、灯泡功率和其他配件以及定期检查安全灯，应保证胶片不会引起雾翳。

1）手工胶片处理

应当针对使用胶片的类型选择合适的显影剂和定影剂，并在合适的操作温度下操作。手工显影定影时，溶液温度保持在 18～21 ℃范围，每隔一定时间后进行更换。特别重要的是不可使显影浴器、冲洗浴器和定影浴器接近干燥台。永久性的影像记录应当充分地定影、冲洗和硬化。在专用室内进行干燥。

2）自动胶片处理

对自动化胶片处理，质量控制非常重要。感光计是实现质量控制的方便装置。它是一个非常恒定的光源，经过过滤使之与荧光屏荧光物质发光颜色相匹配。用感光计控制，可使显影期间出现的偏差减至最小。处理过程中出现的问题，可以在大量胶片废弃以前被发现。此外，如果使用几台自动处理机，感光计控制有助于匹配这些机器，使每台机器都产生类似的黑度。

最好以每天使用的胶片带制定质量控制程序。这些胶片带应在临使用前不久已经在感光计中照射过。在较长时间以前制作的胶片带不能使用，因为即使照后三天的胶片，它们对显影剂改变的敏感性也比新片差。如果不用感光计，可采用X射线摄影照射用的阶梯（减光）铝楔子。这种胶片可分割成几部分，将每一部分在不同机器上进行操作。这种技术能对几种机器进行比较，但对检测经过一段时间后机器性能的改变则无价值。

最好用光密度计来检验感光计胶片带，可以得到绝对值并能够作图。在没有光密度计的条件下，凭经验用目视法对两条带进行简单的比较也可以。

如果所拍摄的X射线影像胶片质量差，或该影像不能提供期望的诊断信息，那么重新摄片是必要的。导致重复摄片的原因不外乎因为X射线摄影人员的技术素质和经验；重要的是，是否坚持了质量控制原则。

在已经发表的调查结果中表明，重复摄片率占10%～12%；要想把重复摄片率降低到5%以下是困难的。重复摄片的技术差错分析，见表4－10。在不大注意X射线摄影技术的情况下，其重复摄片率可能会明显地高于5%。从另一方面看，重复摄片率低也许不一定就表明技术精度，很可能是认可了部分不适当的X射线影像的质量。

表4－10　重摄片原因、技术差错出现率

原因	%	原因	%
太黑	29.2	不能辨认	0.4
太亮	35.3	雾翳	1.5
反差过度	0.2	片屏组合差	0.3
太灰	0.8	滤线栅问题	2.3
集光筒偏移	1.1	两次曝光	2.7
移动	8.8	不曝光	2.1
定位	14.5	处理方法	1.0
定中心	18.9	错误检查及投照	0.0
技术原因	3.3	混杂原因	1.1
人为原因	3.1	原因不明	0.2
总重摄率　5.9%			

三、公众

X射线诊断和介入放射学实践中，还必须注意搞好有关公众的放射防护与安全。而放射学中有关公众的放射防护与安全问题，主要直接相关的都是各种放射学机房等工作场所及其周围环境的放射防护与安全。注意加强X射线诊断候诊人员的防护是一个值得重视的公众照射防护的特殊问题。

1. 公众照射及其放射防护原则

（1）公众照射

公众照射（public exposure）是指公众成员所受的各种辐射源的照射，但不包括职业照射、医疗照射和天然本底辐射的照射。

（2）医疗机构对公众照射防护的主要责任

在X射线诊断实践中，有关公众的放射防护与安全必须由获准开展并取得X射线诊断工作许可证的医疗机构法人负主要责任。

医疗机构对其从事的放射诊断工作应做到：① 制定和实施与公众照射控制有关的防护与安全原则和程序，并建立相应的组织机构；② 制定、采取和坚持相应的措施，保证受其所负责的源照射的公众成员的防护是最优化的，并且受其所负责的源照射的关键人群组的正常照射受到限制，使组内成员个人的总受照剂量不超过基本标准附录B所规定的公众成员的剂量限值；③ 制定、采取和保持各种所需要的措施，确保源的安全，使对与公众有关的潜在照射的控制符合基本标准的要求；④ 提供适当且足够的用于公众防护的设施、设备和服务，它们的性能和范围应与照射的可能性与大小相适应；⑤ 对有关工作人员进行防护与安全和环境保护的培训及定期再培训，确保他们始终保持所需要的适任水平；⑥ 按照审管部门的要求，制定和实施公众照射监测大纲，并提供相应的监测设备，以便对公众照射进行评价；⑦ 按照基本标准的要求，保存有关监督与监测的详细记录；⑧ 制定与所涉及危险的性质和大小相适应的应急计划或程序，并做好相应的应急准备。

鉴于X射线诊断只存在外照射源可能引起公众照射，则医疗机构应保证做到：

1）在X射线诊断设备调试之前，所有利用这种外照射源的新设施的平面布置与设备布置资料和现有设施的全部重要修改均已经审管部门审评和认可，未经审评和获得书面认可之前，不得进行调试或修改；

2）为X射线诊断设备的运行制定专门的剂量约束，并报送审管部门认可；

3）按照基本标准的有关要求，提供放射学机房及其周围达到最优化的屏蔽和其他防护措施。

（3）公众照射的剂量限值

遵照我国放射防护基本标准GB 18871—2002的规定，各种放射实践使公众中有关关键人群组的成员所受到的平均剂量估计值不应超过下述限值：

1）年有效剂量，1 mSv；

2）特殊情况下，如果5个连续年的年平均剂量不超过1 mSv，则某一单一年份的有效剂量可提高到5 mSv；

3）眼晶体的年当量剂量，15 mSv；

4）四肢（手和足）或皮肤的年当量剂量，50 mSv。

从尽可能合理降低电离辐射诱发癌症等随机性效应的发生概率出发，由于公众成员会受到各种电离辐射照射来源的照射，则对某种“源”项必须分别设定剂量约束值而加以控制。公众照射的剂量约束是公众成员从一个受控源的计划运行中接受的年剂量的上界。剂量约束所指的照射是任何关键人群组在受控源的预期运行过程中、经所有照射途径所接受的年剂量之和。对每个源的剂量约束应保证关键人群组所受的来自所有受控源的剂量之和保持在剂量限值以内。通常这个剂量约束值取正常公众照射剂量限值的一个份额（例如1/4至1/10），目前大多数选取0.1 $mSv \cdot a^{-1}$。

在电离辐射医学应用的防护中，上述规定的公众照射剂量限值不适用于患者的慰问者

（例如，并非是他们的职责、明知会受到照射却自愿帮助护理、支持和探视、慰问正在接受医用辐射诊断或治疗的患者的人员）。但是，应对患者的慰问者所受的照射加以约束，使他们在放射诊疗患者诊断或治疗期间所受到的剂量不超过 5 mSv。

2. X 射线诊断候诊人员的防护

X 射线诊断候诊人员的防护是 X 射线诊断中一个容易疏忽的问题。在各种放射学工作场所的屏蔽防护设计与建设中，应设置好候诊区域并保证其具备足够的放射安全性。凡是需要进入 X 射线摄影或透视机房的候诊人员，必须让他们避免受到不必要照射（含散射线）。为此，应合理规划设置 X 射线诊断工作场所与机房的布局，专门划出有足够防护条件的候诊区域；必要时应配备各种合适的防护屏风等设施，为候诊人员提供足够的防护。

3. 放射诊断工作场所周围的放射防护与安全

关注各种放射诊断工作场所对公众的影响，主要依赖于做好各种放射诊断工作场所的屏蔽防护设计与建设，并且应安设机房外的工作状态指示灯，以及醒目张贴电离辐射标志与警告标志，明确警示有关公众不要误入射线装置正常工作中的机房，以及滞留于运行中的各种放射诊断工作场所，从而避免不必要照射，远离电离辐射危险。

第四节　放射诊断设备的防护要求

放射诊断设备的放射防护与安全性能是确保临床应用 X 射线诊断时能取得满意医疗质量，并保障医学放射工作人员、广大受检者与患者以及有关公众的身体健康与放射安全的基础。然而，X 射线诊断设备品种类型名目繁多且不断更新发展。本节只选取其中重点，概要介绍设备的通用放射防护要求和数字化 X 射线摄影设备、数字化 X 射线透视设备、牙科 X 射线机、CT 机和乳腺 X 射线机等常见设备防护性能的专用要求。

必须明确的是，放射诊断设备的质量控制和质量保证是放射诊断实践最优化的重要组成部分，同时也是日常防护的重要组成部分和监督检查的重要内容。了解诊断设备的质控和质保对相关防护工作的开展有着重要实践意义。

一、常见放射诊断设备的防护要求

这里从放射诊断设备通用防护要求和特定设备的专用防护要求角度分别进行叙述。设备类型包括透视、摄影、牙科、乳腺、CT、便携和车载等常见设备。

1. 通用防护要求

这里通用的意思是除非特指，否则放射诊断各种设备都需要满足的一般性防护要求。

（1）X 射线设备出线口上应安装限束系统（如限束器、光阑等）。

（2）X 射线管组件上应有清晰的焦点位置标示。

（3）X 射线管组件上应标明固有滤过，所有附加滤过片均应标明其材料和厚度。

1）除乳腺 X 射线摄影设备外，在正常使用中不可拆卸的滤过部件，应不小于 0.5 mmAl；

2）除乳腺 X 射线摄影设备外，应用工具才能拆卸的滤片和固有滤过（不可拆卸的）的总滤过，应不小于 1.5 mmAl；

3）除牙科摄影和乳腺摄影用 X 射线设备外，X 射线有用线束中的所有物质形成的等效总滤过，应不小于 2.5 mmAl；

4）标称 X 射线管电压不超过 70 kV 的牙科 X 射线设备，其总滤过应不小于 1.5 mmAl；

5）标称 X 射线管电压不超过 50 kV 的乳腺摄影专用 X 射线设备，其总滤过应不小于 0.03 mmMo。

2. 透视用 X 射线设备防护性能的专用要求

除了上述通用要求外，透视用 X 射线设备防护性能的专用要求还包括：

（1）透视用 X 射线设备的焦　皮距应不小于 30 cm。

（2）透视曝光开关应为常断式开关，并配有透视限时装置。

3. 摄影用 X 射线设备防护性能的专用要求

除了上述通用要求外，摄影用 X 射线设备防护性能的专用要求还包括：

（1）摄影用 X 射线设备应有可安装附加滤过板的装置，并配备不同规格附加滤过板。

（2）摄影用 X 射线设备应有能调节有用线束照射野的限束装置，并应提供可标示照射野的灯光野指示装置。

4. 牙科摄影用 X 射线设备防护性能的专用要求

除了上述通用要求外，牙科摄影用 X 射线设备防护性能的专用要求还包括：

（1）牙科 X 射线设备使用时管电压的标称值应不低于 60 kV。

（2）牙科全景体层摄影的 X 射线设备，应有限束装置，防止 X 射线超出 X 射线影像接收器平面。

（3）口内牙科摄影的 X 射线源组件应配备限制 X 射线束的集光筒，集光筒出口平面的最大几何尺寸（直径/对角线）应不超过 60 mm。

5. CT 设备防护性能的专用要求

除了上述通用要求外，CT 设备防护性能的专用要求还包括：

（1）在扫描程序开始之前，应指明某一扫描程序期间所使用的 CT 运行条件。

（2）对于任意一种 CT 扫描程序，都应在操作者控制台上显示剂量信息。

（3）应设置急停按钮，以便在 CT 扫描过程中发生意外时可以及时停止出束。

6. 乳腺摄影 X 射线设备防护性能的专用要求

除了上述通用要求外，乳腺摄影用 X 射线设备防护性能的专用要求还包括：

（1）乳腺摄影 X 射线设备的标称最高 X 射线管电压应不超过 50 kV。

（2）用于几何放大乳腺摄影的 X 射线设备，应配备能阻止使用焦　皮距小于 20 cm 的装置。

7. 移动式和便携式 X 射线设备防护性能的专用要求

除了上述通用要求外，移动和便携式 X 射线设备防护性能的专用要求还包括：

（1）移动式和便携式 X 射线设备应满足其相应设备类型的防护性能专用要求。

（2）连接曝光开关的电缆长度应不小于 300 cm，或配置遥控曝光开关。

（3）移动式和便携式 X 射线设备上应在显著位置设置电离辐射警告标志。

8. 车载式诊断 X 射线设备防护性能的专用要求

除了上述通用要求外，车载式 X 射线设备防护性能的专用要求还包括：

（1）车载式诊断X射线设备应满足其相应设备类型的防护性能专用要求。

（2）车载式诊断X射线设备应配备限束装置，确保X射线不超出影像接收器平面。

二、放射诊断设备的质量保证和质量控制

放射诊断的质量保证与质量控制是医疗照射防护最优化的重要组成部分，对X射线诊断的放射防护与安全具有重要作用。

1. 质量保证

质量保证是通过制定一系列的制度和措施来确保整个放射诊断项目符合业内共识和相关国家、国际标准并能够安全有效地实施。许可证持有者应根据GB 18871—2002《电离辐射防护与辐射源安全基本标准》所规定的质量保证要求和其他有关医疗照射质量保证的标准制定一个全面的医疗照射质量保证大纲以防止设备故障和人为失误。制定这种大纲时应邀请诸如放射物理、放射药物学等有关领域的合格专家参加。质量保证大纲应包括：

（1）对辐射发生器、显像设备和辐照装置等的物理参数的测量（包括调试时的测量和调试后的定期测量）；

（2）对患者诊断和治疗中所使用的有关物理及临床因素的验证；

（3）有关程序和结果的书面记录；

（4）剂量测定和监测仪器的校准及工作条件的验证。

2. 质量控制

质量控制是通过测量实际性能指标、比较测量结果与标准要求、并在发现测量结果与标准要求偏离时采取行动，使之保持或恢复与标准一致的一个系统管理过程。它是质量保证的一个组成部分。质量控制检测分为验收检测、状态检测和稳定性检测。验收检测是X射线诊断设备安装完毕或设备重大维修后，为鉴定其性能指标是否符合约定值而进行的质量控制检测。状态检测是对运行中的X射线诊断设备，为评价其性能指标是否符合标准要求而定期进行的质量控制检测，使用中的X射线诊断设备应每年进行一次状态检测。验收检测和状态检测应委托有资质的技术服务机构进行。稳定性检测是为确定X射线诊断设备在给定条件下获得的数值相对于一个初始状态的变化是否符合控制标准而定期进行的质量控制检测，使用中的X射线诊断设备，应按标准要求定期进行稳定性检测，应由医疗机构自身实施检测或者委托有能力的机构进行，各类型设备的稳定性检测项目及周期见表4-11～表4-15。

表4-11　X射线透视设备检测项目与技术要求

序号	检测项目	设备类型	稳定性检测	
			判定标准	周期
1	透视受检者入射体表空气比释动能率典型值/（mGy/min）	非直接透视荧光屏设备	≤25	六个月
2	高对比度分辨力	非直接透视荧光屏设备	基线值±20%内	六个月
3	低对比度分辨力	各类透视设备	≤4%	六个月
4	透视防护区检测平面上周围剂量当量率/（μSv/h）	直接透视荧光屏设备（立位）	≤50	六个月
		直接透视荧光屏设备（卧位）	≤150	
		非直接透视荧光屏设备	≤400	

续表

序号	检测项目	设备类型	稳定性检测	
			判定标准	周期
5	动态范围	DSA	减影影像中，最粗的DSA血管模拟组件在所有灰阶均可见	六个月
6	对比灵敏度	DSA	减影影像中，最薄灰阶上所有血管可见	六个月

表 4-12　X射线摄影设备通用检测项目与技术要求

序号	检测项目	设备类型	稳定性检测	
			判定标准	周期
1	辐射输出量重复性	各类摄影设备	≤10%	三个月
2	曝光时间指示的偏离	各类摄影设备	±10%内 t≥100 ms	三个月
		各类摄影设备	±2 ms内或±15%内，以较大者控制 t<100 ms	三个月
3	AEC响应	各类摄影设备	基线值±25% 内	三个月
4	有用线束垂直度偏离	各类摄影设备	≤3°	三个月
5	光野与照射野四边的偏离	各类摄影设备	±1.0 cm内	三个月
6	信号传递特性（DR）	DR摄影设备	R^2≥0.95	三个月
7	响应均匀性（DR）	DR摄影设备	CV≤5.0%	三个月
8	残影（DR）	DR摄影设备	不存在残影或有残影而像素值误差≤5.0%	三个月
9	伪影（DR）	DR摄影设备	无影响临床诊断的伪影	三个月
10	IP暗噪声（CR）	CR摄影设备	指示值应在规定值范围内，影像均匀，无伪影	一个月
11	IP响应均匀性（CR）	CR摄影设备	±10.0%内	六个月
12	IP响应一致性（CR）	CR摄影设备	±10.0%内	六个月
13	测距误差（CR）	CR摄影设备	±2.0%内	六个月
14	IP擦除完全性（CR）	CR摄影设备	不存在铅块幻影，达到暗噪声规定值	六个月

表 4-13　牙科X射线设备检测项目与技术要求

序号	检测项目	设备类型	稳定性检测	
			判定标准	周期
1	管电压指示的偏离	口内机，口外机	±10%内	六个月
2	辐射输出量重复性	口内机	≤5%	三个月
3	曝光时间指示的偏离	口内机	±5内或±20 ms	三个月
		口外机	±（5%+50 ms）内	三个月
4	高对比度分辨力	数字成像设备	≥2.0 lp/mm	六个月
5	低对比度分辨力	数字成像设备	可分辨0.5 mm厚铝板上1 mm直径孔	六个月

表 4-14　乳腺 X 射线设备检测项目与技术要求

序号	检测项目	设备类型	稳定性检测	
			判定标准	周期
1	胸壁侧射野与影像探测器一致性	各类乳腺摄影设备	超出台边，并≤5 mm	六个月
2	光野与照射野一致性	各类乳腺摄影设备	±5 mm 内	六个月
3	管电压指示的偏离	各类乳腺摄影设备	±1 kV 内	六个月
4	自动曝光控制重复性	各类乳腺摄影设备	±10%内	六个月
5	乳腺平均剂量/mGy	各类乳腺摄影设备	＜2.0	六个月
6	标准照片密度	屏片乳腺摄影设备	基线值±0.2OD 内	一个月
7	AEC 响应	屏片乳腺摄影设备	与 4 cm 的值相比±0.2OD 内	六个月
8	影像接收器均匀性	DR 乳腺摄影设备	±10%内	三个月
9	伪影	DR 乳腺摄影设备	无影响临床的伪影	六个月
10	IP 暗噪声	CR 乳腺摄影设备	—	一个月
11	IP 响应线性	CR 乳腺摄影设备	R^2＞0.95	六个月
12	IP 响应均匀性	CR 乳腺摄影设备	±10%内	六个月
13	IP 响应一致性	CR 乳腺摄影设备	—	六个月
14	IP 擦除完全性	CR 乳腺摄影设备	≤0.3	六个月
15	伪影	CR 乳腺摄影设备	无影响临床的伪影	六个月

表 4-15　CT 检测项目与要求

序号	检测项目	稳定性检测	
		判定标准	周期
1	诊断床定位精度	±2 mm 内	一个月
2	重建层厚偏差	±1 mm 内	一年
3	CTDIw	基线值±15%内	一年
4	CT 值（水）	基线值±4HU 内	一个月
5	均匀性	基线值±2HU 内	一个月
6	噪声	基线值±10%内	一个月

思考题

1. 请叙述放射诊断应遵循的防护原则。
2. 简述 X 射线设备工作场所防护要求。
3. 简述减少患者或受检者受照剂量的措施。
4. 简述职业人员和公众的剂量限值。
5. 简述放射诊断设备的通用防护要求。
6. 放射诊断设备的质量保证大纲应该包括哪些内容？

本章编者：孙　亮

第五章　介入操作的防护

介入放射学（Interventional Radiology）是二十世纪六七十年代开始，八九十年代迅速发展起来的，它是在医学影像设备的引导下，以影像诊断学和临床诊断学为基础，结合临床治疗学原理，利用导管、导丝等器材对各种疾病进行诊断及治疗的一系列技术。介入操作简便、安全、创伤小、合并症少、见效快。20 世纪 80 年代初期传入我国，之后迅速发展起来，融医学影像诊断和临床治疗于一体，涉及人体消化、呼吸、骨科、泌尿、神经、心血管等多个系统。尤其对以往认为不治或难治的病症（各种癌症、心血管疾病），介入操作开拓了新的治疗途径。在 1996 年 11 月国家科委、卫生部、国家医药管理局三大部委联合召开“中国介入医学战略问题研讨会”正式将介入治疗列为与内科、外科治疗学并驾齐驱的第三大治疗学科，称之为介入医学（Interventional Medicine）。

介入放射学的发展与普及，使患者有了更多的康复机会，日渐成为许多疾病的首选治疗方法，倍受患者和医务人员的关注和欢迎。但是，和其他电离辐射临床应用一样，在实施介入操作过程中，职业人员、患者都不可避免地受到射线照射的风险。而且由于是同室操作，介入工作人员的职业照射剂量明显高于医院其他放射工作人员，患者的受照剂量也高于其他放射诊断患者。本章所涉及的介入操作，均指借助 X 射线影像设备的引导。

第一节　介入操作应遵循的防护原则

介入放射诊疗属于微创手术操作，适应症范围广，易受患者接受，因此在临床上有着广泛的应用。但介入操作应当遵守放射防护三原则，即在介入操作实施前，要进行正当性判断，实施过程中做好最优化防护，同时做好剂量监测。

一、介入操作的正当性

介入操作属于计划照射情况，它涉及职业人员、患者、公众三类人员，因此在实施之前必须进行正当性判断，以确定其在总体上是否有益，即采用或继续进行该实践对个人和社会的预期益是否超过该实践所致危害（包括辐射危害）。

在对 X 射线介入操作进行利益风险评估时，应综合权衡预期患者健康利益（延长寿命、缓解疼痛、减轻焦虑、改善功能：相对于开放性手术的优势等）、操作本身的风险（并发症、发病率、死亡率、在接受程序焦虑和疼痛、漏诊或误诊、工作时间的损失等）及辐射风险（随机性效应、确定性效应风险）。利益—风险评估应当贯穿整个介入程序的始终：从初步对特定患者考虑安排程序开始，直至程序已完成或终止。

对于辐射风险的管理，相应行动包括：术前预估风险水平；术中监测辐射剂量；受照剂量增加时可能限制所用辐射剂量；手术成功前调整或终止程序，应慎重权衡临床风险比较的高辐射剂量的损伤风险。

对患者辐射效应可能性和严重程度的预评估需要考虑人口因素（年龄、体重和人种等）、医学史、辐射照射史和程序类型。当预期患者会受到相对较高剂量时，这一预评估过程尤为重要。对绝大多数患者，受照剂量最高、辐射损伤风险最大的组织是X射线束入射部位的皮肤。在涉及头颈部的一些程序中，需要关注眼晶状体剂量，其他一些组织比如甲状腺、乳腺、性腺等也是需要关注的关键组织。

辐射致癌的风险与受照者的年龄成反比。胎儿、儿童和青少年的风险超过成年人平均水平。对年龄在60岁以上的人，大约降低到平均水平的1/5（有限的预期剩余寿命）。

接受经PCI、神经血管介入程序和肿瘤介入治疗的患者平均年龄相对较大，一般辐射诱发癌症的潜伏期较长（一般在10～30年），而这些患者的预期存活时间相对较短，随机性效应风险不构成重大关切，通常视为一个较小的风险因子。对于成人患者，应着重考虑组织反应（即确定性效应，如皮肤损伤、脱发等）的风险。肥胖患者辐射诱发皮肤损伤的风险较高，这是因为辐射穿透其身体的能力较差和距离X射线管的距离较近所致。肥胖患者入射皮肤部位的吸收剂量可达非肥胖患者的10倍。已报道的介入诱发的皮肤损伤病例中，绝大多数是肥胖患者。

在术前，介入医师应向患者（或其家属）提供其所要进行的介入程序的全部信息。应将介入程序相关的风险（尤其是在预期辐射剂量可能较高的情况下）作为患者知情同意的一部分内容与患者进行交流（例如延迟、叠加、时间削减效应）。尤其要关注以下患者：体重低于10 kg或超过135 kg；儿童和年轻成人患者辐射敏感器官（例如眼晶状体、乳腺、性腺、甲状腺）可能接受显著吸收剂量的介入程序；孕妇；预期程序技术上非常困难，需要超长时间；同一解剖部位已接受或计划再接受介入；同一解剖部位60天内已接受过放射学照射，应考虑先前的照射以及患者将受到的附加剂量。

介入医师应具备丰富的放射生物学和放射防护知识，有能力与患者进行辐射风险的信息沟通，并把交流医患双方对辐射风险和患者对辐射损伤的理解等内容详细记录在患者的病历中。待患者同意接受介入程序，并签订辐射风险知情同意书。知情同意书应包括以下辐射风险提示：① 几年后轻微升高的癌症风险，典型情况下低于0.5%。与人群中自然发生率相比，这一风险是很低的。② 皮疹的发生不常见；在非常罕见的情况下，可能会导致组织崩解和严重的皮肤溃疡。脱发（或脱毛）可能是暂时性或永久性。这些症状的发生与介入程序的复杂程度、个人对辐射的敏感程度、近期接受的其他辐射照射、疾病以及遗传等情况有关。

任何改变照射情况的决定都应当是利大于弊。这意味着通过引入新的辐射源，减小现存照射，或减低潜在照射的危险，人们能够取得足够的个人或社会利益以弥补其引起的损害。放射性介入程序，对于患者来说，通常是利大于弊的，但对于公众受到额外的X射线照射，则被认为是弊大于利的，因此，在放射性介入过程中，应避免公众受到不必要的照射。

二、防护的最优化

正当性判断，主要是对介入患者的利益—代价进行分析，对于一项最终被判定为正当的介入操作，在实施过程中，还需要进行最优化防护，防护包括所有的相关人员，如患者、介入操作人员等，甚至要考虑到对机房外公众的防护。

1. 职业人员的防护最优化

在介入放射学中，介入医师和其他工作人员的辐射照射来源包括三种类型：初始 X 射线束（主射束），X 射线管泄漏辐射和来自患者的散射辐射（图 5－1）。

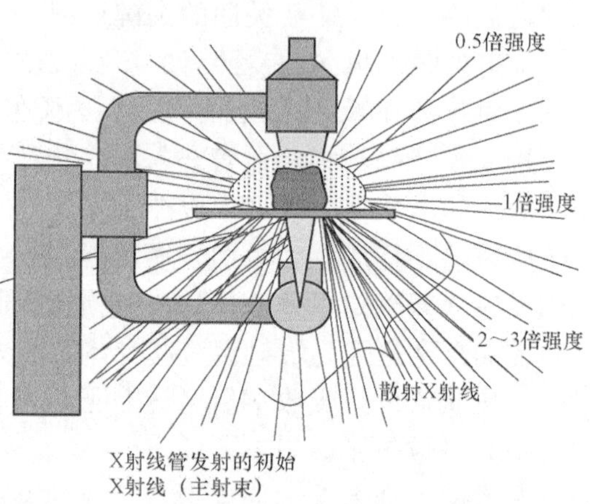

图 5－1　初始和散射辐射的分布及相对强度

无论使用 X 射线透视还是使用 CT 引导介入，均要求 X 射线束严格准直并限定在影像接收器内，以使初始 X 射线束在成像区外尽可能低。透视过程中患者出射表面空气比释动能率范围为 5～20 mGy/h。一些特定程序可能需要介入医师的手短时间接近乃至进入初始 X 射线束路径中操纵器材，应当注意避免手部的直接照射。一般情况中，操作者不会受到主射束的直接照射。操作者主要受到由初始 X 射线照射到患者身体中引起的散射辐射。介入透视条件下，操作者位置的散射辐射空气比释动能率范围为 1～10 mGy/h。CT 引导介入程序连续采集模式下，在靠近成像层面和 CT 机架区域空气比释动能率范围为 10～30 mGy/h。

随着与患者受照部位距离的增加，散射辐射水平大体上依从距离平方反比定律急剧下降。图 5－2 提供了床下管配置的 C 形臂透视系统前向（后前位，PA）投照时的散射辐射等剂量分布图的示例。

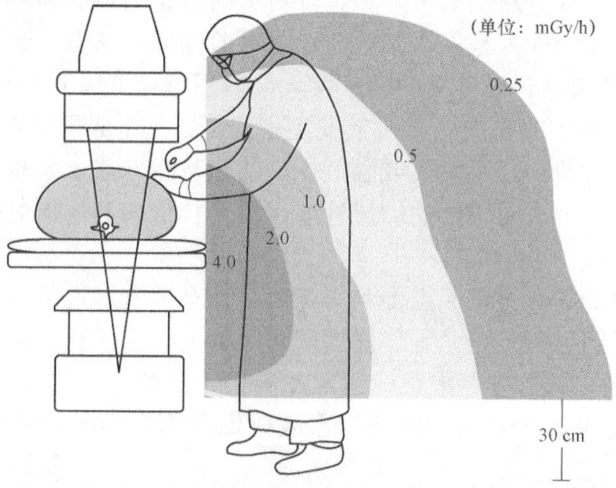

图 5－2　C 形臂透视系统（床下管）前向投照时的散射辐射等比释动能率分布实例

在侧位投照时，靠近X射线管的区域散射辐射水平最高，而影像接收器一侧散射辐射显著降低（图5-3）。

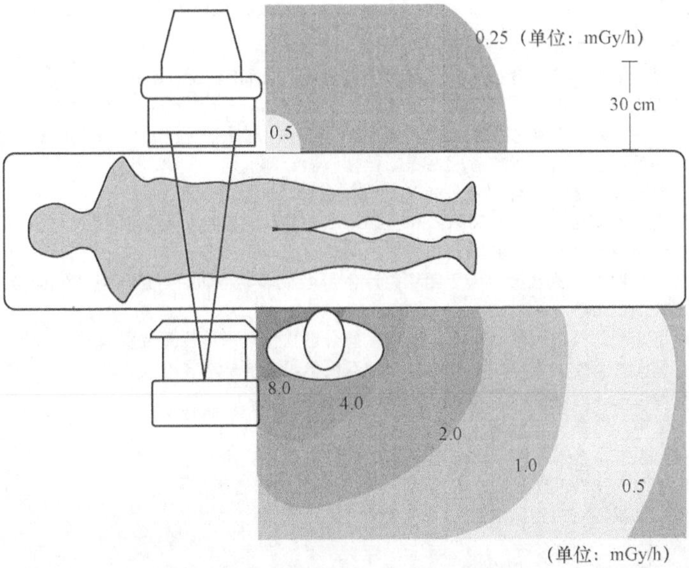

图5-3　C形臂透视系统侧向投照时的散射辐射等比释动能率分布实例

时间防护、距离防护和屏蔽防护，是外照射防护的基本措施。这也是降低介入操作人员受照剂量的必要途径。

时间防护是辐射防护的一个重要方法。应尽可能缩短使用X射线的曝光时间，透视时间和影像采集帧数应与临床目标相称。缩短透视时间和降低透视剂量率，可导致患者剂量降低，从而对操作者受到的辐射剂量也将减少。

一般而言，X射线入射患者身体一侧的散射辐射强度最大。入射到患者身体的辐射仅有1%～5%到达人体另一侧。站在出射束方向一侧（影像接收器），仅剩1%～5%的入射辐射及其散射辐射。如果射线束为水平方向或接近水平方向，操作者应尽可能站在影像接收器一侧。如果射线束为垂直方向或接近垂直方向，应保持X射线管在诊疗床（导管床）之下，这将导致较强的散射辐射指向地面，操作者头颈部受照剂量较低。

辐射屏蔽有三种类型：结构（建筑）屏蔽、辅助防护设施（室内防护装置）、个人防护用品。结构屏蔽是能达到辐射防护目的，纳入建筑结构整体设计的一种屏蔽方式。室内防护装置包括床下铅帘、床侧屏蔽板、天花板悬吊式铅屏、一次性辐射吸收垫（帘）和落地铅屏等。个人防护用品包括防护围裙（铅围裙）、铅眼镜、甲状腺铅领和防护手套等。基本安全标准要求，如果单靠结构屏蔽和行政管理控制措施无法满足所需的职业辐射防护水平，用人单位必须保证向工作人员提供符合相关标准或技术规格适用、足够的个人防护用品和室内防护装置，并确保工作人员合理有效地使用这些个人防护用品和室内防护装置。

一些简单的措施，例如尽可能增加术者与患者和床之间的距离、限制照射野尺寸（准直）和尽可能熟练迅速地实施操作以缩短照射时间等，都可以有效降低职业照射剂量。表5-1提供了改善介入诊疗工作人员辐射防护的一些实用建议。表5-2展示了一个典型导管室特定操作特征的改变所致散射辐射剂量率的相对变化。

表 5-1　介入诊疗工作人员辐射防护的实用措施

- ◆ 仅让工作职责必需的人员进入操作室（导管室）
- ◆ 在任何可行情况下，尽可能加大操作者与患者（散射辐射来源）之间的距离
- ◆ 在影像采集时，工作人员应尽可能远离诊疗床（导管床），最好能站在落地铅屏之后
- ◆ 尽可能站在低散射区域操作。在X射线管一侧散射辐射水平较高，在影像接收器一侧散射辐射水平较低
- ◆ 如果射线束为水平或接近水平方向，操作者应站在影像接收器一侧
- ◆ 如果射线束为垂直方向或接近垂直方向，应保持X射线管在诊疗床（导管床）之下
- ◆ 在对比剂注射时，应使用电动注射器，远离患者和（或）站在移动式落地铅屏之后
- ◆ 如需人工注射，可用延长型导管，尽可能增大与患者之间的距离
- ◆ 在任何可行的情况下，使用天花板悬屏、床下铅帘。床侧屏蔽板和其他防护屏蔽工具，例如防护围裙（铅围裙）、甲状腺铅领和带有侧向屏蔽的铅眼睛
- ◆ 头颈部防护需要使用可活动的天花板悬吊铅屏，应在术前合理摆位，术中注意位置调整
- ◆ 如果需要人员在床两侧同时工作，应考虑安装第二块天花板悬吊铅屏
- ◆ 天花板悬吊铅屏应当尽可能靠近导管入路部位，紧贴患者身体
- ◆ 合理配置和使用床下铅帘，可显著降低操作者下肢剂量
- ◆ 如果使用双面（双向）系统，合理使用侧向屏蔽眼睛对眼防护至关重要
- ◆ 在导管入路部位合理使用一次性辐射吸收垫（帘），有助于降低操作者手部剂量
- ◆ 穿铅当量适宜、合身、重量适当的防护围裙
- ◆ 佩戴甲状腺铅领
- ◆ 佩戴有侧向屏蔽的铅眼镜
- ◆ 尽可能缩短透视时间，在可行情况下使用低剂量透视模式（例如，低剂量率脉冲透视）
- ◆ 尽可能减少采集序列数量和每个采集序列的帧数
- ◆ 尽量避免过度使用图像放大技术
- ◆ 尽可能将X射线束严格准直到目标区
- ◆ 在需要手进入辐射束路径的例外情况下，尽量不要将手置于X射线管和患者之间
- ◆ 在合适的情况下，可以考虑戴辐射防护手套，但戴辐射防护手套可能有负面作用：影响手的触感和灵活性，干扰自动曝光控制（AEC），导致程序时间延长
- ◆ 微调辐射束角度使其离开操作者的手部、严格准直以及小心留意手指位置，有助于减少操作者手的照射
- ◆ 接受辐射管理和辐射防护方面的适当培训
- ◆ 应当牢记：减少患者辐射剂量也将降低自己受到的辐射剂量

表 5-2　某透视系统特定操作特征变化所致工作人员剂量的相对增加

行动	工作人员剂量增加倍数
低剂量透视模式切换到高剂量透视模式（患者身体厚度 20 cm）	×2.6
影像接收器格式由 23 cm 变为 17 cm（患者身体厚度 20 cm）	×1.0
患者身体厚度由 16 cm 变为 28 cm	×4.2
低剂量透视模式切换到电影模式（患者身体厚度 20 cm）	×8.3

2. 患者的防护最优化

介入医师应审阅患者以前所做过的相关影像检查，尽量查阅其原始影像。术前的医学影像检查，建议使用非介入的断层成像方式，优先选择非电离辐射的成像方式。在选择放射影像引导方式后，应当正确选择合适尺寸和形状的影像接收器（平板探测器或影像增强器），以进一步改善诊断影像质量。

不同投照方位的皮肤入射剂量率差异很大（表 5-3）。现代透视设备在透视和影像采

集过程中，能够自动调整辐射输出量以适应成像部位身体厚度的变化，维持预设的影像质量水平。侧位或角度过大的斜位投照时，与前后位（AP）或后前位（PA）投照相比，辐射强度可能会提高几倍至十几倍（图 5－4）。因此应避免使用侧位或角度过大的斜位投照。

表 5－3　心血管造影中不同投照方位的剂量率（标准模体测量）

心血管造影投照方位	透视剂量率/（mGy/min）	电影摄像剂量率/（mGy/min）
前后位	3.1	38.8
右前斜 30°	1.9	20.3
左前斜 40°	2.0	21.6
左前斜 40°，头 30°	8.0	99.1
左前斜 40°，头 40°	9.9	123.6
左前斜 40°，足 40°	2.9	34.1

在照射野内的乳腺组织将增加成像部位的厚度，导致曝光参数（kV，mA）和射束强度增加，因此，应避免将乳房作为 X 射线束的入射面。出射束的强度仅为入射束强度的 1%～5%（图 5－5），因此，在可行且不干扰临床操作时，选择 PA 投照而不用 AP 投照，有助于减少乳房部位皮肤损伤的概率。

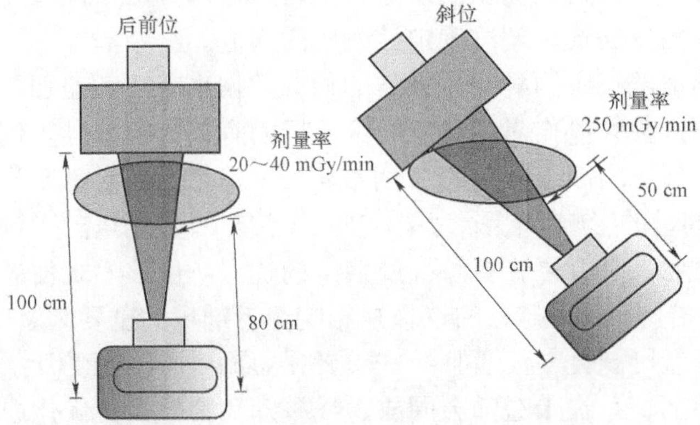

图 5－4　投照方向对患者入射皮肤剂量率的影响

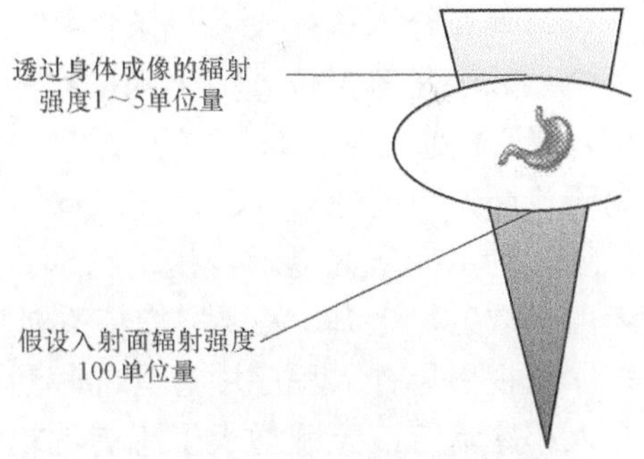

图 5－5　患者入射侧和出射侧的相对辐射强度

辐射野应当仅限于必须成像的身体部位，但不需要成像的身体部位的图像会增加骨骼或其他组织的伪影，干扰对目标解剖结构或导管等介入器械的观察，导致辐射强度增加及操作时间的延长。在侧位或斜位投照时，侧上肢可能会受到足以导致皮肤损伤的高吸收剂量（图 5－6）。

肥胖患者身体厚度较大，因而成像需要更高的辐射输出量，且身体距离 X 射线管的长度较近，入射皮肤部位的吸收剂量可达非肥胖患者的 10 倍。因此可通过升高诊疗床和采用非等中心成像来降低剂量。

术前应当指定专人（技师、护士或其他人员）负责密切监控术中辐射剂量监测仪表的累积读数，并在达到首次通知或后续通知水平时立即通知介入医师。

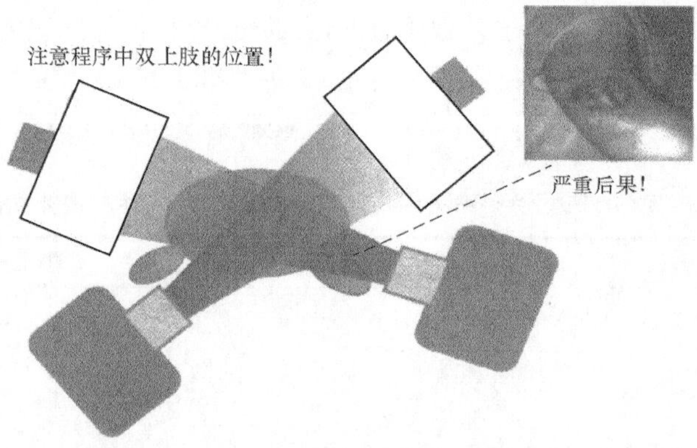

图 5－6　不需要成像的组织（例如上肢）处于辐射束路径时将导致辐射强度增加，上肢可能受到很高的辐射剂量；在耗时较长的程序中，可能导致皮肤损伤

患者在介入过程中防护最优化的基本目的，是在考虑社会和经济状况的条件下把超过损害的利益最大化，用尽可能低的辐射剂量获取必要临床信息。防护最优化可能比较复杂，包括设备和方法的选择、人员操作要求、剂量测量和校准、质量控制等内容。

心脏介入手术过程中，透视和造影时间、管电压、诊疗床与影像增强器距离、球管与诊疗床距离、焦点尺寸、摄影帧频、过滤条件、观察野等 DSA 操作参数影响患者的受照剂量。介入放射学设备最好能在操作过程中对放射量测量信息进行实时的监测并给予操作者及时的反馈，以避免检查期间患者接受的皮肤剂量超过确定性效应的阈值。

即使在介入诊疗设备等条件相同的情况下，同种介入操作的相关数据也有较大差别，其主要原因是解剖位置、手术操作的复杂性和操作者的熟练程度不同而有较大的差异。例如，冠心病患者在 PTCA 诊疗过程中受到一次性大剂量的 X 射线辐射，治疗的辐射量明显高于诊断，单纯造影（CA）诊断对总剂量的影响以摄影为主，PTCA 治疗对总剂量的影响以透视为主。研究提示，桡动脉术式虽然具有方便、血管并发症少的优点，但该术式使患者所受放射量上升，需要增加特殊防护措施。操作方法的选择是影响患者剂量的重要因素。

透视引导介入程序中患者的辐射剂量可能会高，而且一些患者在短期内可能接受几次介入程序治疗，无疑增大了患者的辐射剂量。临床医师会同放射线技师和其他人员优化患者的辐射防护十分有必要。透视引导介入程序如果超过了确定的剂量阈值，会导致组织反应，典型的组织反应就是皮肤损伤，高辐射剂量也会增加随机性效应的风险（癌症和遗传效应）。

尽管尚未确定，心脏和大脑等循环系统损伤的吸收剂量阈值可能低于 0.5 Gy，临床医师清楚这一点很重要（ICRP，2011）。在一些复杂的透视引导介入心脏学程序中，器官剂量可能＞0.5 Gy。有报道表明在这一剂量范围出现了心血管辐射效应，包括病灶的心肌变性和纤维化，并且加速了主要血管的动脉粥样硬化（ICRP，2012）。心血管疾病的附加风险仅是在低剂量（1～2 Gy）暴露的 10～20 年后才变得明显（ICRP，2011）。

因此，防护的最优化是设备持有者（设备购买和维护）、医学物理人员（参与设备测试和其他质量过程）、放射线技师/技术人员（选择患者和程序操作规范）和临床医生（执行程序、提供指导和解释）共同的责任。执行医生应该积极关注设备的设置和整个程序中剂量的使用情况，个别导致大量皮肤或其他器官剂量的程序需要额外的患者监视和交流。医院应根据《电离辐射防护与辐射源安全基本标准》（GB 18871—2002）所规定的质量保证要求和其他有关医疗照射质量保证标准，会同放射物理领域的合格专家，制定一个全面的医疗照射质量保证大纲，质量保证计划中应该包括图像质量和程序操作规范的定期评估，重视对照射剂量的校准。为确保辐射的合理应用，有必要增加患者的临床剂量监测和审查，所有程序（诊断和治疗）和模式可用的剂量测定信息都应该收集到机构数据库中。这些数据应该被内部变异性统计评估，并与发表的外部规范相比较。

3. 对公众的防护要求

在介入操作过程中，为了使公众的辐射防护达到最优化，尽可能地减少公众受照剂量的防护措施也不外乎时间防护、距离防护和屏蔽防护。

时间防护：缩短操作时间以减少射线的总量。在介入诊断或治疗时，公众一般是不会进入到治疗室中的，但是，很多时候，一些公众会在治疗室外逗留，医院应该进行相应的管理，减少甚至禁止公众在治疗室墙外或门外停留。

距离防护：在单位时间内，人员受到的外照射剂量与其离开放射源的距离的平方成反比。因此，当进行介入诊断或治疗时，公众应当尽可能的远离介入场所，以减少不必要的照射。

屏蔽防护：在人体与外照射之间设置的能减弱剂量率的实体屏障，称为屏蔽体。公众应停留在机房外，充分利用墙体和防护门阻挡、吸收射线。

时间防护、距离防护和屏蔽防护都可以减少人员受外照射的剂量。然而，屏蔽防护从设计和实体上为职业人员和公众提供了安全的工作条件和生活环境。应当根据具体情况综合应用这三项外照射防护技术。

三、工作人员、公众的剂量限值与患者的剂量指导水平

1. 工作人员的剂量限值

介入操作人员均需遵照职业照射的剂量限值，即，应对任何工作人员的职业照射水平进行控制，使之不超过下述限值：

① 审管部门决定的连续 5 年的年平均有效剂量（但不可做任何追溯性平均），20 mSv；

② 任何一年中的有效剂量，50 mSv；

③ 眼晶体的年当量剂量，150 mSv；

④ 四肢（手和足）或皮肤的年当量剂量，500 mSv。

对于年龄为 16～18 岁接受涉及辐射照射就业培训的学徒工和年龄为 16～18 岁在学习过程中需要使用放射源的学生，应控制其职业照射使之不超过下述限值：

① 年有效剂量，6 mSv；

② 眼晶体的年当量剂量，50 mSv；

③ 四肢（手和足）或皮肤的年当量剂量，150 mSv。

2. 患者的剂量指导水平

介入操作主要使用 DSA 和 CT，对于 X 射线透视、CT 检查医疗照射指导水平，在 GB 18871—2002 中有明确的给予（表 5-4、表 5-5）。

表 5–4 典型成年患者 X 射线透视的剂量率指导水平

X 射线机类型	入射体表剂量率[1]/mGy·min^{-1}
普通医用诊断 X 射线机	50
有影像增强器的 X 射线机	25
有影像增强器并有自动亮度控制系统的 X 射线机（介入放射学中使用）	100

注：1）表列值为空气中的吸收剂量率（包括反散射）

表 5–5 典型成年患者 CT 检查的剂量指导水平

检查部位	多层扫描平均剂量[1]/mGy
头	50
腰椎	35
腹部	25

注：1）表列值是由水当量体模中旋转轴上的测量值推导的：体模长 15 cm，直径 16 cm（头）和 30 cm（腰椎和腹部）。

这里仅是简单介绍典型 X 射线透视、CT 检查的医疗照射指导水平，具体普通 X 射线透视、CT 设备引导介入程序的诊断参考水平有待进一步研究。

3. 公众的剂量限值

除了患者的医疗照射之外，任何个人受到来自监管源的计划照射的剂量之和不能超过国家标准中规定的相应限值。使用剂量限值和辐射防护最优化对公众的辐射暴露进行限制，这些剂量限值不包括天然辐射。因此在介入操作实践中涉及的公众应遵守以下剂量限值。

（1）年有效剂量，不超过 1 mSv；特殊情况下，如果 5 个连续年的年平均剂量不超过 1 mSv，则某一单一年份的有效剂量可提高到 5 mSv；

（3）眼晶体的年当量剂量，不超过 15 mSv；

（4）皮肤的年当量剂量，不超过 50 mSv。

第二节　介入操作场所与设备的防护要求

放射工作场所有别于其他的工作场所，由于电离辐射的存在，因此在场所的选址与布局上，有着特殊的要求。而介入操作属于介入人员与患者同处一室，因此介入工作场所又有着有别于其他放射诊疗场所的防护要求。合理设计、配置完善的介入机房（导管室），可为有效实施患者诊疗和辐射防护提供优化的环境条件。设在介入操作中，可能需要多名工作人员配合操作或管理不同的设备，设施应能为所有团队成员提供充足的工作空间，以确保医疗质量和尽可能降低医患双方的辐射风险。

一、场所的防护要求

介入放射学场所的选址和设计时，必须考虑：可能影响对射线装置的安全管理和控制的因素；可能影响射线装置引起的职业照射和公众照射的因素。

1. 选址与布局要求

选址和布局应综合考虑操作类型、工作负荷、设施内外的人流物流。设计时综合运用与降低剂量相关的三个因素（时间、距离和屏蔽），优化职业照射和公众照射的防护。图 5－7 提供了介入设施平面布局的一个示例。

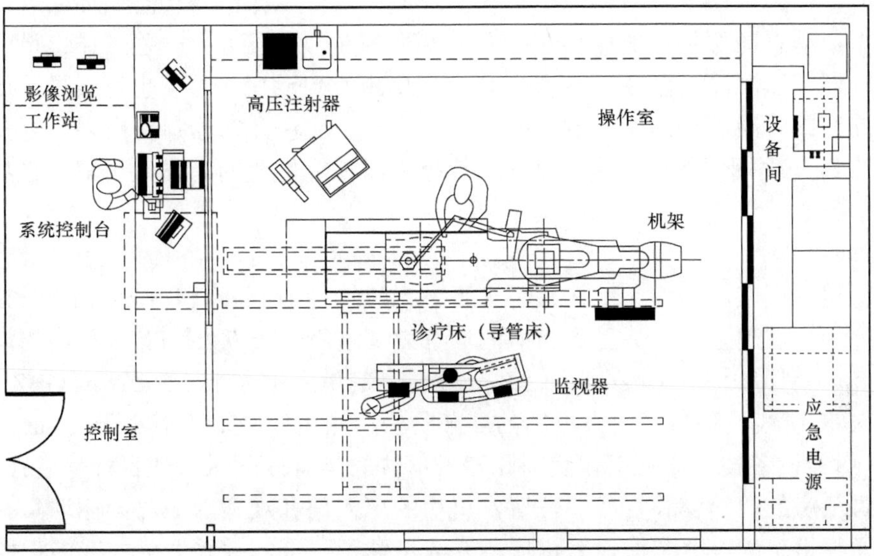

图 5－7 介入场所平面布局的示例

从防护角度看，作为放射工作场所的介入机房，最好选址在一个对公众影响很小的地方，比如医院的某一个相对偏僻的角落，有一个相对独立的建筑空间。如果设置在大型医疗用房中，如病房大楼、门诊大楼，则介入机房应当设立在大型建筑的底层一端，同时注意不与儿科、产房等人员较多的场所毗邻。

介入机房的布局，也是在建筑设计阶段就要考虑的。根据 GB 18871—2002 的要求，所有的放射工作场所都应当根据自身条件，合理布局，设立控制区和监督区，相关要求可以参考第四章对应内容。可以肯定，介入操作机房属于控制区（即图 5－7 中的操作室），而控制室、设备间、紧邻机房的走廊等属于监督区（即图 5－7 中的控制室、控制台、设备间等）。

由于介入操作需要一定量的手术器械，对患者有轻微创伤，所以操作间需要视同手术室要求，在介入机房的设计和建造中一并考虑无菌要求。

2. 面积与屏蔽要求

（1）面积要求

我国尚没有专门的对应介入操作的机房面积要求标准，在《GBZ 130—2013 医用 X 射线诊断放射防护要求》这一放射诊断通用防护标准里面，仅有单管头和双管头 X 射线机机房的最小有效使用面积分别为 20 m^2 和 30 m^2 的规定。成像设备厂家型号不同，机房面积的需求也有差别。美国心脏病学院（ACC）和美国心脏协会（AHA）推荐介入诊疗室使用面积约 47 m^2（大于 56 m^2 更佳），不小于约 37 m^2。世界卫生组织（WHO）建议应不低于 40 m^2。ICRP 第 120 号出版物建议介入诊疗室面积不低于 50 m^2。在规划阶段，需要综合考虑设备安装、操作类型、工作负荷、人流物流、辐射防护、感染控制、辅助设备等多种因素及可能的变化，对不同的诊疗目的应用具体要求。

应对介入诊疗室内的所有工作人员提供X射线出束状态的明确指示，提醒他们采取必要的个人防护措施。由于患者影像在辐射照射停止后可以保留或动态循环回放，显示器上出现的静态或动态图像也不能作为X射线出束状态的视觉指示，一些工作人员的位置也可能无法看到监视器画面。室内光线可在X射线出束时自动变暗，但也可根据操作者的个人习惯手动连续或分段调节照明亮度。基于上述原因，应在介入诊疗室内多个位置安装警示灯，在X射线产生期间保持常亮，使介入诊疗室内任意位置的工作人员都能轻易地看到警示灯的显示状态。

（2）屏蔽要求

介入机房的墙壁、顶棚、地板（不含下方无建筑物的）、门和窗应有足够的屏蔽厚度，确保机房外（含控制室）人员受到照射的年有效剂量不大于0.25 mSv（相应的周有效剂量不大于5 μSv），距机房屏蔽墙外表面0.3 m处周围剂量率不大于2.5 μSv/h。GBZ 130—2013规定，介入X射线设备机房所有方向的屏蔽防护铅当量厚度均不应小于2 mm，并依据机房结构、X射线设备技术参数工作负荷和建设单位的年有效剂量管理目标值进行具体核算。应合理设置机房的门、窗和管线口位置，机房的出入门和观察窗应与同侧墙具有同等的屏蔽防护。通往机房的电器和通风管道应避开人员驻留位置，并采取弧式或多折式管孔。

介入诊疗室内经常需要进行较长时间的透视和大量影像采集，工作负荷较高，可用线束的投照方向经常变化。在双管头或多管头的场合，需要对每一X射线管分别评估，对辐射防护屏障的设计应保证源于所有X射线管的总空气比释动能率不超过屏蔽设计目标值。

介入操作中，工作人员常需要靠近患者和X射线源进行操作，除建筑屏蔽外，悬吊式铅屏和床侧铅帘等辅助防护屏障也是不可或缺的。这些辅助防护屏障的设计和安装应保证在不妨碍医疗活动（例如无菌要求）的前提下，尽可能降低工作人员所受剂量。

在介入操作中任何可能的期间，那些常规负责患者临床监护的工作人员应该留在控制室。然而，术中也可能需要麻醉师、护士或其他相关人员进入介入诊疗室履行工作职责。对这些主要负责患者临床监护的人员，应考虑提供固定式或移动式落地铅屏风，铅屏风可以全透明或半透明，高度至少 2 m。铅屏风的设计和摆位应在确保不妨碍临床监护的前提下，处在屏风之后不穿戴防护衣具的任何个人所受年有效剂量不大于1 mSv。

心血管介入、神经血管介入、外周血管介入和综合介入诊疗需配套的重症监护室、医学影像科的基本要求，均需具备院内安全转运重症患者的措施和设备。

二、设备的防护要求

介入操作中主要放射学导向设备有X射线透视、DSA、CT等。在X射线导视下的介入操作曝光最大、时间长，工作人员操作位置在患者的床侧，与诊断X射线检查相比，介入操作者和患者接受的辐射剂量相对较高，特别是介入放射学的工作过程较为复杂，往往需要相关临床医师、护士与放射科医师相互配合才能完成。临床学科医务人员大多没有经过系统放射防护知识的培训，对辐射损害的严重性及其防护重视不够，而放射科医师虽然对放射防护知识有一定的了解，但他们对新引入的放射实践活动重视不够，对参与操作活动的临床医师没能给予安全上的指导和帮助。一些医师裸手在X射线透视下进行穿刺插管、造影、灌注化学治疗药物或做某些治疗等，眼、面、四肢等部位完全暴露在 X 射线下。这种时间长、距离短的工作，使介入操作医师接受的辐射剂量比传统核工业的工作人员还要高，已有报道介入操作人员晶状体浑浊以及心脏射频导管消融术而导致患者皮肤损害的病例。

各种介入操作的临床目的和复杂程度千差万别，影像质量的需求不尽相同，对患者和医务人员的辐射剂量及其潜在风险也存在显著差异。为了确定具体介入操作所需的设备特征，有必要将介入操作区分为“潜在高辐射剂量程序”和“非潜在高辐射剂量程序”。

如果一个介入操作中有 5%以上的病例参考点空气比释动能超过 3 000 mGy 或空气比释动能－面积乘积（PKA）超过 300 Gy • cm^2，则应归类为“潜在高辐射剂量程序”。高辐射剂量的程序包括：经颈静脉肝内门体支架分流术（TIPS）、栓塞治疗（任何部位、任何病变）、脑卒中治疗、胆管引流、血管成形术（无论是否合并支架置入）、支架或移植支架置入、化疗药物栓塞、胃肠道出血的血管造影和介入治疗、颈动脉支架置入、心脏射频消融、置入复杂的心脏电生理装置、经皮冠状动脉介入治疗（单支血管或多支血管）等。临床中“潜在高辐射剂量程序”的归类决策可参考上述建议，最好利用本医院的介入患者剂量数据集来确定某一具体程序类型是否划入“潜在高辐射剂量程序”。

一些介入操作（例如中心静脉置管术）可用简单的影像设备在任何地点实施，需要的辐射剂量很小，有些操作可能需要使用高度专业化的设备在手术室或介入诊疗室内进行。潜在高辐射剂量程序中的一些操作类型（例如大血管重建）可能需要长时间的透视、大量影像采集和高剂量模式，使患者受到显著的辐射剂量，大多数介入操作（例如神经血管介入和复杂的血管成形术）会不同程度地面临这种情况，通常需要特定的操作环境和为计划用途专门设计的设备。

介入透视设备可能外观很相似，但不同用途所需的硬件、软件和配置设定常存在显著差异，如果在特定介入程序中使用部件或配置不当的设备，可能对患者或操作者产生潜在危害。设备供方应与用户的应用工程师、医学物理师和介入医师密切协作，使设备及其配置与拟议的操作类型相匹配。

大多数介入设备和移动式 C 形臂系统的配置应使 X 射线管相对于影像接收器而言更靠近地面（床下管系统），这样的配置可避免操作者头颈部遭受最强的散射辐射照射，仰卧位患者的乳腺组织也很少受到入射束的照射。并且床上管系统会显著增加患者和工作人员的辐射风险。应充分警惕，且尽量不使用床上管系统。

介入设备生产商应提供人性化的防护装备、降低辐射剂量的有效措施和提供适当的辐射剂量显示设备。介入操作应有专用的介入放射学系统，其电气、机械、辐射安全和影像质量技术等要求及测试方法应符合 IEC 标准或与之等效标准。

介入患者的医疗风险和辐射风险都不是微不足道的，为有效实施恰当的辐射风险管理措施，需要配备合适的透视系统。美国国家辐射防护与测量委员会（NCRP）基于空气比释动能（Ka，r）或 PKA 的预期值，将介入程序分为潜在高辐射剂量程序和其他程序两类，并提供了介入设备关键性能建议（表 5－6）。对预期风险水平而言，如果透视系统不具备表 5－6 所建议的绝大多数性能，则不应用于潜在高辐射剂量介入操作。同时应确保介入医师和有资质的医学物理师参与设备选型采购、验收、配置和设施规划过程。

表 5-6 期望介入设备关键性能的示例

设备特征	用于潜在高辐射剂量程序的要求[a]	用于其他程序的可接受的特征
机械几何结构	等中心	依程序而定
透视模式	可调频率脉冲	持续或可调频率脉冲
附加滤过	自动滤过板	建议用固定滤过板，但不强调
准直调节	虚拟准直：在无辐射照射状态下可调	辐射照射状态下可调
解剖编程	配置图像产生和处理控制	建议，但不强制
数字透视	需要	高度推荐
数字影像采集	需要	需要
透视存储	动态循环回放	末帧图像保持（LIH）
辐射检测仪	Ka，r 测量仪和 PKA 测量仪	Ka，r 测量仪或 PKA 测量仪
可预设的辐射剂量水平警示装置（目前介入设备未配备）	需要	依程序而定
床设屏蔽	需要	依程序而定
天花板悬吊式铅屏	需要	依程序而定

注：如果一个介入程序中有 5%以上的病例 Ka，r 超过 3 000 mGy 或 PKA 超过 300 Gy·cm^2，则应归类为“潜在高辐射剂量程序”。

在介入操作中，可以通过合理透视设备的基本特性和剂量降低技术来实施剂量管理，高度专业的附加设备也有利于剂量管理。介入设备控制台上应能显示管电压、管电流、焦点大小、过滤、源—影像接收器距离（SID）、照射野的大小、曝光时间、辐射剂量（最好是能显示 PSD，否则至少显示 Ka，r 或 PKA 之一）等参数，剂量参数指示精度应在±35%以内。

有些类型的介入操作（例如静脉通路程序），几乎都是以极低的辐射量来成功实施，伴随的辐射风险很小，仅在罕见的例外情形下产生足以引起关切的高辐射剂量。

陈旧型号的透视系统电源在 X 射线产生时伴有噪声，噪声的变化通常取决于技术条件（例如，脉冲和剂量率）。现代透视系统已经消除了这种噪声。为优化个人防护，参与介入操作的工作人员应当了解何时有 X 射线发生，缺乏意识可导致工作人员的意外受照。

对透视脚踏开关用途和操作缺乏了解的工作人员，如果无意中踩到或站在脚踏开关上，推车或其他设备碾过脚踏开关，皆有可能使系统意外产生辐射。在设备控制面板上应当提供一个附加的安全开关，最好能在控制台和床侧分别安装一个安全开关，防止安全开关激活后产生 X 射线。

第三节 减少人员受照剂量的措施

介入操作时造成的工作人员和患者剂量远远大于传统 X 射线检查，加强介入患者的放射防护，对减少医用辐射照射剂量是十分必要的。长期以来，患者的剂量控制就是一项持续而复杂的工作，需要临床工作者和放射防护专业人员相互协作，共同完成。要完成此项工作，既要有良好的设备性能和防护设施做基础，也要有高水平的医师和技术人员做保证。在介入操作过程中，涉及的人员有工作人员、患者、公众与候诊人员以及陪护人员。

一、介入工作人员

工作人员辐射的来源是病人的身体，在透视和摄影期间，病人的身体的散射辐射在各个方向上。介入工作人员的有效剂量估算通常由两组个人剂量计导出，第一组个人剂量计应该戴在铅围裙下（见图 5－8），第二组应该戴在外面并且在围裙上面颈部水平，其有效剂量的估算是第一组剂量计数值乘以 0.5 与第二组剂量计数值乘以 0.025 的值相加（NCRP，1995）。介入过程中应该测量皮肤，手和脚以及眼晶体的剂量，同时使用特殊剂量计（指环剂量计）。图 5－9 中，显示了一个典型的手术室的等剂量曲线。根据等剂量曲线能够知道，散射剂量的大小和分布受很多因素的影响，包括病人的大小，射线的角度，病人的位置，过滤器，设备参数的设置以及屏蔽设施的使用情况等，总的来说，在一个无防护的环境中，床下管球进行后前位方向的照射时，散射辐射剂量最大是在床下，其次是在操作人员的腰部，最小是在眼部。然而，在一些不利的情况下（如身材较大的患者，高剂量透视/摄影，或射线有一定的角度），眼睛也会接受大量的辐射，因此对各个器官应进行适当的防护，尤其是眼睛。

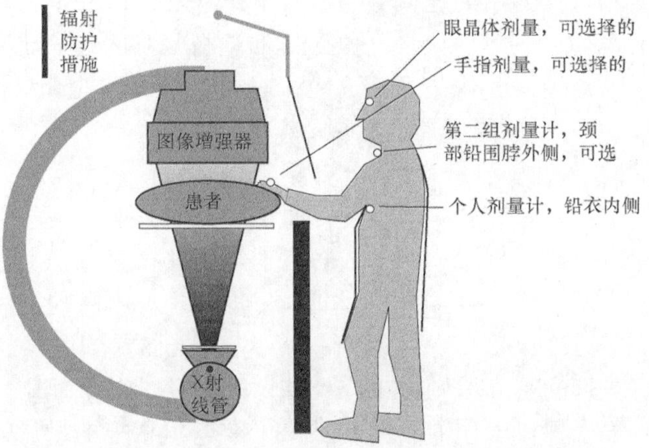

图 5－8　描述介入放射学中职业人员辐射暴露的剂量

根据 NCRP 第 168 号报告，典型的操作者剂量水平为：1. 100 0 个程序的工作负荷的年辐射剂量：颈部 10～450 mSv；眼晶状体 10～550 mSv；手 30～640 mSv。2. 混合负荷的介入放射科医生的调查：年平均剂量（根据防护围裙上的剂量计）49 mSv（3～115 mSv）。表 5－7 给出了透视程序中的操作者曝光剂量计位置。

表 5－7　透视程序中的操作者曝光剂量

程序类型	每个程序的平均当量剂量/μSv			年平均有效剂量 [1)]/mSv	参考文献
	颈部	眼晶状体	手		
混合介入手术	30～325	300	270～400	2～15	NCRP168
ERCP	450	550	640	21	NCRP168

续表

程序类型	每个程序的平均当量剂量/μSv			年平均有效剂量[1]/mSv	参考文献
	颈部	眼晶状体	手		
血管内手术	300		400	23	NCRP168
经皮冠状动脉干预	10～130	10～170	30～350	0.2～9	Kim et al，2008
心脏消融术	8～200	50～320	40～230	0.2～10	Kim et al，2008

注：1）假设每年工作量为 1 000 个程序。

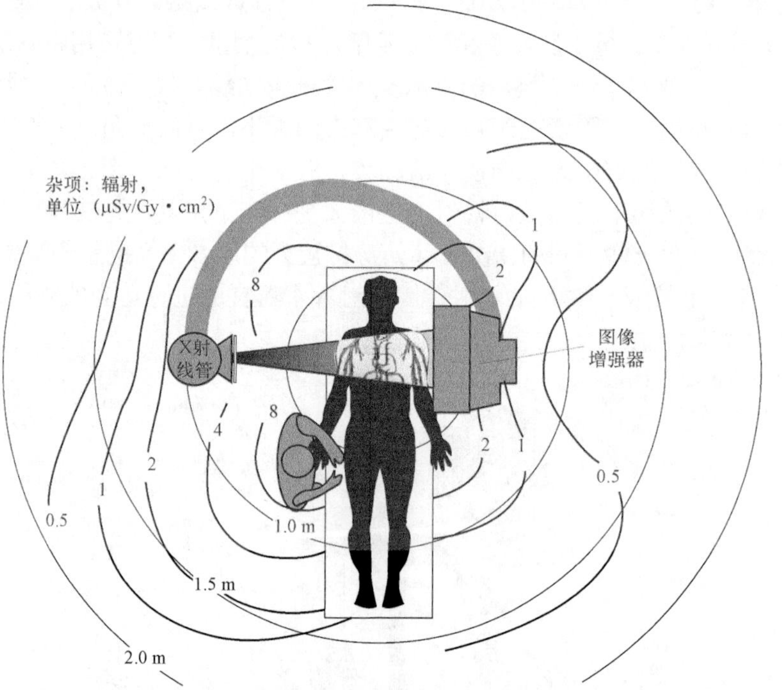

图 5－9　介入操作中的 X 射线设备等剂量曲线平面图

剂量面积乘积（DAP）为 1 Gy·cm² 时的剂量值。高度为距地面 150 cm。

在使用高剂量率模式的透视条件下，在等剂量曲线上的剂量率是相同的

对于操作人员和其他工作人员来说，辐射暴露最大的源头就是来自患者的散射，控制患者剂量就会减少散射，从而减少操作人员的辐射剂量，然而，工作场所长期的辐射暴露要求工作人员使用防护用具，以限制职业人员辐射剂量在一个可接受的水平。这个辐射防护用具的目的是提高操作人员和其他工作人员的安全，同时能使患者得到很好的治疗。

（1）屏蔽防护：有三种类型的屏蔽措施，建筑防护，包括防护墙、铅观察窗、防护门等，适合于在透视/摄影期间不需要待在治疗室中的医务人员，患者家属或候诊人员等；移动或固定的屏蔽防护，如铅屏风，对护士和麻醉师等工作人员比较适合；悬挂铅屏风和个人防护用品，如铅衣、铅围裙和铅围脖等，对操作人员来说是必须使用的。

（2）屏蔽效能：建筑屏蔽防护每年由国家职能部门对其防护效果进行监督检查；在介入机房，铅屏风对护士或麻醉师的防护效果是非常可观的；关于个人防护用品，70～100 kV

的X射线穿过0.5 mmPb的铅围裙时，散射辐射剂量减少为原来的0.5%～5%，典型的铅眼镜的防护厚度为0.75 mmPb，它可以衰减98%的辐射，而戴上铅眼镜后，实际眼晶状体剂量多来自侧面或下面的暴露和头部的散射。

（3）减少职业照射的方法

降低病人的剂量同时也会降低操作人员的散射剂量，因此，使用减少病人剂量的一些技术或方法一般也会减少职业照射剂量。一般可采取以下方法。

1）减少透视时间：透视应该只用于观察运动中的物体或者结构，不必使用多余的透视。为了确定或者调整准直光栅的定位而使用的透视应该被虚拟准直功能取代。

2）使照射最小化：对于数字血管造影，使用通过测试调整适应的可变的帧速率（1帧/秒持续6秒，然后在进行24秒腹腔主动脉造影）取代恒定不变的帧速率（2帧/秒持续30秒）。尽量使用最后图像储存功能存储的图像来避免额外的照射。如果图像质量是允许的，尽量使用一个存储透视循环，而不再进行额外的拍片。

3）有效地减少患者剂量：包括低透视剂量率设置、低帧率脉冲透视、防散射栅格的移动、过滤装置以及增加X射线能量等方法。

4）患者的定位：使患者尽可能远离X射线管球，尽可能接近影像增强器。

5）使用准直器：调整准直器以适当的大小对准感兴趣的部位。

6）使用所有可用的信息来计划介入程序：使用以前的图像（MR、CT）来定义相关的解剖和病例位置并且计划介入程序。

7）术者站位：只要操作允许，术者尽可能在远离X射线的位置。

8）使用防护屏蔽：当执行透视引导的介入程序时，操作人员应该穿戴个人防护服和铅围脖（对甲状腺防护）。天棚悬挂的铅屏风可以明显地使辐射剂量减少，尤其是对工作人员的头部和颈部。床下铅帘能够明显地降低辐射剂量，因此应该尽可能使用。

9）使用较好的透视设备：使用具有减少辐射剂量相对比较好的透视设备。

10）进行放射防护培训：所有的放射性医务工作人员都应该在上岗前和在岗期间定期地进行放射防护以及对透视和摄影设备审慎地操作方面的培训。

11）佩戴个人剂量计并应知道自己的剂量：医务工作人员需要知道自己的辐射剂量以确保他们工作安全，并且一定要一直正确地佩戴个人剂量计，否则测量数据不会准确。

二、患者

要减少患者的受照剂量，可以从下面几个方面展开。

（1）增加透射比，降低皮肤剂量

介入放射学操作对患者的损伤主要是辐射诱导的皮肤损伤，因此防护措施应该主要针对这种皮肤剂量的减少。透射比是指平均出射空气吸收剂量与平均入射空气吸收剂量的比值。通常情况下，这个比值约为0.01或更小。增加透视比的方法很多，其中就是之一就是提高管电压，相对而言降低了管电流，可增加X射线的硬度，使其贯穿能力增强，达到降低射野内皮肤剂量的目的。但是，增加透视比会增加患者体内深部组织的吸收剂量，也会增加X射线在患者体内的散射，影像质量可能会难以保证。在不影响图像质量的前提下，应采用高千伏和低毫安秒进行X射线摄影，以减少患者的受照剂量。

（2）控制照射野，准直投照角度

控制照射野应该最小化仅包括感兴趣的解剖区域，适当的 X 射线束准直能够明显减少患者的受照剂量。透视和摄影时尽量使用小照射野，根据需要视野从小到大。控制可行的最小照射野并准直定位，一方面能减少患者的受照剂量，另一方面可以提高影像质量。在介入心脏病学程序中，复杂的程序、C 型臂过度斜位投影或连续几个相似的斜位投影时剂量很大，尽量避免过度斜位投影。

（3）器官屏蔽

介入医生既要正确使用影像引导设备已有的防护装置，也要充分利用患者配备的个人防护用品，不要因各种原因让防护设施或防护用品束之高阁。尤其要做好受检者临近照射野的敏感器官和组织的屏蔽防护，特别是儿童患者，必须保护他们的眼、甲状腺和性腺，在不影响临床操作过程和影像质量的前提下，对某些重要器官进行屏蔽，可以减少它们的受照剂量。

1）对性腺的屏蔽

当其性腺处在 X 射线有用线束内或离开有用线束边缘不足 5 cm 时，在不妨碍诊断检查或损失重要影像信息的条件下，对性腺屏蔽会收到明显的减少受照剂量效果。当性腺处于有用线束内时，对睾丸屏蔽可使其吸收剂量减少 95%，对卵巢屏蔽能使其吸收剂量减少 50%。

2）对眼晶体的屏蔽

在某些 X 射线诊断检查中，眼晶体受到的吸收剂量可以达到 0.2～0.3 Gy，这个剂量远低于电离辐射引起白内障的剂量。但是，包括脑血管造影、颞骨体层摄影在内的 X 射线诊断检查中，对眼晶体的屏蔽防护是有价值的。在脑血管造影检查时，给患者佩戴专门设计合适铅当量的眼镜，可以使眼晶体的受照剂量减少到未戴铅玻璃眼镜时受照剂量的 1/10 左右。

（4）控制焦皮距和焦点到影像探测器的距离

当焦皮距或焦点到影像探测器的距离（影像增强器和平板）变小时，入射到患者体表处有用线束致皮肤的剂量将会急剧地增高。但是影像探测器和 X 射线管球的距离过远会影响成像质量。因此，在透视引导介入程序中，影像探测器的位置应该与患者身体尽可能近，而且应该调节床的高度使患者与 X 射线管球尽可能远。

（5）减少散射辐射剂量

控制散射辐射既能减少患者受照剂量，又可以保证影像质量。例如，采用碳纤维材料代替传统铝材料（其反射率为 30%）制作诊断床、滤线栅，不仅可以增加透射比，而且可以使得在有用线束内的患者皮肤吸收剂量大量减少，与此同时，深部组织的吸收剂量也会得到相应的减少。

（6）控制并记录照射时间和频率

所有的 X 射线诊断检查设备的运行启动开关，应当配有在任何情况下都能以手动方式终止照射的开关（需要多次照射的特殊检查除外）；不用手动开关就不能实施照射。X 射线透视设备应当配置积分计时器，超过预定照射时间，积分计时器能自动终止照射。也就是说，积分计时器应当与 X 射线透视机的运行开关联锁。在 X 射线透视检查时间达到预定照射时间时，积分计时器能给出声响警示信号以提醒放射科医生保持最短的透视检查时间。

（7）其他措施

如制定统一的剂量测量方法和评价指标；定期对剂量减少措施进行评估，确保这些措施的有效实施；如果患者接受了一种临床上重要的辐射剂量类型，应该在病历上记录其剂量数据；开发利用新的介入性引导工具，如开放式 MRI 设备与其相应配套器具的开发以及超声的配合使用，使介入放射学向低或无放射线方向发展；加快针对不同介入操作类型患者的防护设施研究。

三、公众与候诊人员

介入放射学中所用到的射线装置（X 射线机或 CT 机）对人体的照射为外照射，因此在介入过程中，减少公众受照剂量的防护措施包括时间防护、距离防护和屏蔽防护。

X 射线机房屏蔽经过了充分的设计（包括治疗室四周墙壁，天棚，地板，防护门窗等），使射线来源最小化。控制公众不能随便进入 X 射线机房，是避免公众受到额外照射的一个非常好的方法，同时，良好的布局设计和警示信号（电离辐射警示标识，工作状态指示灯等）对于控制公众照射也是至关重要的。

一般情况下，在介入操作过程中，候诊人员只在治疗室外等候，不需要进入机房室中，因此，只要机房的防护设计达到国家标准的要求，候诊人员受照剂量是很小的。

四、陪护人员

如果因病人需要提供帮助，陪护人员必须进入治疗室时（如孩子进行介入治疗，需要父母陪护），进入治疗室的陪护人员应该注意以下问题。

（1）应该穿戴适当的防护用具（铅衣、铅帽和铅围脖等）；

（2）根据医生的指示，陪护人员应站在适当的位置上（如果条件允许的话，站在铅屏风后面），在不影响放射诊疗的前提下，最大限度地减少自己的辐射剂量；

（3）医生应该指导陪护人员，保持他们的双手和身体在 X 射线束外；

（4）如果这个病人需要进行长时间的照射，应该进行轮流陪护，避免同一个人接受较大剂量的照射；

（5）孕妇不应该成为陪护人员。

思考题

1. 为什么说介入工作人员放射性风险较高？
2. 有效减少工作人员受照剂量的措施有哪些？
3. 如何做好介入患者的放射防护？
4. 介入工作人员的剂量监测有哪些特殊性？
5. 介入机房与普通放射科机房有哪些特殊要求？

本章编者：涂　彧

第六章　放射治疗的防护

放射治疗是利用电离辐射生物学效应进行肿瘤临床治疗的方法。射线作用于肿瘤组织可损伤其 DNA 分子进而诱导肿瘤细胞的凋亡与坏死，进而抑制它们的生长、繁殖和扩散，最终达到控制或治疗肿瘤的目的。放射治疗在肿瘤治疗中的作用和地位日益突出，已成为治疗恶性肿瘤的主要手段之一。目前大约 70%的癌症患者在治疗癌症的过程中需要用放射治疗，约有 40%的癌症可以用放疗根治。

放射治疗按照治疗方式的不同可以分为远距离治疗和近距离治疗。这两种治疗方式的作用模式不同，采用的辐射源项也各不相同。某些病人由于病情的需要有可能会接受两种形式的放射治疗。

（1）远距离治疗：是指设备位于人体外，直接把高能量射线照在肿瘤部位即射线从患者体外对病变组织进行照射治疗。一般远距离治疗的辐射源至皮肤间距离大于 50 cm。远距离治疗是目前临床大部分患者接受的一种治疗方式。目前临床上常见的 γ 刀、医用电子直线加速器、射波刀、TOMO 加速器等都是进行远距离放射治疗的设备。

（2）近距离治疗：是指将放射源植入肿瘤内或靠近肿瘤的位置，近距离对肿瘤组织进行照射。近距离放射治疗主要技术包括：腔内近距离治疗（intracavitary brachytherapy）、管内近距离治疗（intraluminal brachytherapy）、组织间近距离治疗（interstitial brachytherapy）治疗、术中近距离治疗（intraoperative brachytherapy）和模具近距离治疗（mould brachytherapy）五种治疗方式。现广泛应用于宫颈癌，前列腺癌，乳腺癌，和皮肤癌的治疗，也同样适用于许多其他部位的肿瘤治疗。

人体不同组织器官以及各种肿瘤组织的放射敏感性各不相同，在受到辐射照射后出现变化的反应程度各不相同。放射敏感性与肿瘤细胞的增殖周期和病理分级有关，即增殖活跃的细胞比增殖慢的细胞敏感，细胞分化程度越高放射敏感性越低，反之愈高。此外，肿瘤细胞的氧含量也会影响其放射敏感性，例如早期肿瘤体积小，血运好，乏氧细胞少时疗效好，晚期肿瘤体积大，瘤内血运差，甚至中心有坏死，则放射敏感性低；生长在局部的鳞癌，较在臀部和四肢的肿瘤血运好，敏感性高；肿瘤局部合并感染，血运差（乏氧细胞多），放射敏感性下降。因此，保持照射部位清洁，预防感染、坏死，是提高放疗敏感性的重要条件。

临床上根据对不同剂量的反应，将肿瘤组织对射线敏感性分为：1）放射高度敏感肿瘤：指照射 20～40 Gy 肿瘤消失，如：淋巴类肿瘤、精原细胞瘤、肾母细胞瘤等；2）放射中度敏感肿瘤：需照射 60～65 Gy 肿瘤消失，如，大多数鳞癌、脑瘤、乳腺癌等；3）放射低度敏感肿瘤：指照射 70 Gy 以上肿瘤才消失，如，大多数腺癌，肿瘤的放射敏感性与细胞的分化程度有关，分化程度越高，放射敏感性越低；但一些低（差）分化肿瘤如骨的网状细胞肉瘤、尤文肉瘤、纤维肉瘤腹膜后和腘窝脂肪肉瘤等，仍可考虑放射治疗；4）放射不敏感（抗拒）的肿瘤：如，纤维肉瘤、骨肉瘤、黑色素瘤等。

病人在接受放射治疗时，高能射线会杀伤肿瘤细胞、抑制肿瘤的生长和增殖，但同时周期正常组织不可避免地也会受到一定程度的照射，导致副作用的出现。放疗副作用因人而异，它主要取决于治疗剂量和治疗部位。病人的健康状况也会影响身体对放疗的反应以及是否产生副作用。即使是今天的个体化精准放疗仍然有可能发生严重的放疗副作用，因此，在进行放射治疗过程中，做好患者和工作人员的防护是至关重要的。

第一节　放射治疗应遵循的防护原则

电离辐射的生物学效应决定了射线会对细胞产生一定的杀伤作用，同时电离辐射是不具有区分正常细胞和病变细胞的能力，因此利用电离辐射进行肿瘤治疗时，不可避免地会对周围正常组织造成一定的损伤。在所有医用电离辐射中，放射治疗施加给患者的电离辐射剂量远大于放射诊断和核医学诊疗，潜在照射的危害也最大，因此应更加重视放射治疗过程中患者、放射工作人员的防护与安全。辐射实践的正当性、辐射防护的最优化和个人剂量限值是辐射防护的三项基本原则。这三项基本原则在放射治疗过程中都是必须要遵循且不可偏废的。

一、放射治疗的正当性

目前放射治疗已经成为治疗恶性肿瘤的常规手段之一。一般情况下如果患者的病情需要，且自身状况允许，就具备进行放射治疗的基础。对于患者个人而言，正当性判断的规范做法是：医院应该组织一个由外科手术医师、化疗医师和放疗医师组成的医疗小组，结合患者具体情况和医院的能力，判断是否给该患者实施放射治疗。如果放射治疗专家根据专业知识及临床经验，判断放射治疗将会给患者带来净利益，即能使患者的健康状况得到明显改善。那么这就满足了辐射实践正当性原则“利＞弊”的要求，可以允许对患者进行放射治疗。肿瘤患者由于本身疾病恶性程度高，若拒绝这种治疗方法，患者将面临生命丧失的危险，因此一旦做出放射治疗的抉择，就应当认为接受这种治疗是最合理的治疗手段。当然，在进行放射治疗正当性判断时，我们还需考虑患者的经济情况，做出正确的选择。

电离辐射的生物学效应使得其对很多疾病都具有一定的治疗作用，但考虑到放射治疗射线照射剂量高，在对放射治疗的正当性进行判断的过程中需注意以下几个问题。

（1）根据患者所患肿瘤的病理类型、分期、身体条件，确定其是否属于放射治疗的适应证；

（2）放射治疗方法与其他治疗方法相比是否确有优越之处；

（3）针对具体患病器官和相邻器官对电离辐射的敏感程度、照射方式（全身或局部）和治疗剂量大小所引起的有害效应及危险程度进行利益代价权衡，是否利大于弊；

（4）严格控制对放射治疗敏感的良性疾病的体外放疗，良性疾病尽量不采用放射治疗。

二、防护的最优化

为了保证治疗的效果，放射治疗过程中对患者实施的射线剂量较大，足够其杀死肿瘤细胞，但同时周围正常组织也会受到一定的影响。因此，放射治疗过程中，应逐例制定对治疗靶区的照射计划，使靶区受到适当的照射并使非靶区的器官和组织所受剂量保持在尽可能低的水平。① 为了确保最优化在放射治疗中的实施，应有实施辐射照射的书面程序，在没有辅助设施和治疗配件时更应该给予特别的注意。② 应鼓励对密闭源的适时更换，从而使治疗性照射保持在合理的短时间内。③ 对计划照射的靶体积施以所需要的剂量的同时，采取适当的屏蔽措施使正常组织在放射治疗期间所受到的照射保持在可合理达到的最低水平。④ 对所有接受远距离放射治疗的患者，治疗之前必须得到由放射肿瘤医师标明日期并签署的照射处方。处方应包含下列信息：治疗点的位置、总剂量、单次剂量、分次和总治疗周期；还应说明在照射体积内会受到危险的器官的最大剂量。⑤ 对所有接受近距离疗法的患者，治疗之前必须得到由放射肿瘤医师标明日期并签署的照射处方。处方应该包括下列信息：参考点和会受到危险的器官的总剂量、参考剂量、体积大小、源的数量及其剂量分布、放射性核素和源的活度。⑥ 实施放射治疗前，必须将放射治疗可能产生的危险以书面形式告知患者及家属。

为实现放射治疗的防护最优化，放射治疗单位应确保有适当的设备、技术、辅助设备，以及全面的质量保证体系。

（1）设备要求

应符合国家的有关要求；应能及时发现系统内单个部件的故障；减少患者的非计划照射；尽可能避免或减少人为失误。医院等许可证持有者应保证：所使用的设备符合国家有关标准及规定；备有防护与安全说明书；将操作术语（或缩写）和操作值显示于操作盘上；设置辐射束控制装置，以安全方式指示辐射束处于“开”或“关”的状态；设备带有准直装置；诊治部位的辐射场尽可能均匀；漏射或散射在非诊治部位所产生的剂量率保持在可合理达到的尽量低水平。对于放射治疗设备：照射装置配备有用于可靠地选择、指示和（必要并可行时）证实诸如辐射类型、能量指标、射束调整因子、治疗距离、照射野大小、射束方向、治疗时间或预置剂量等运行参数的装置；辐照装置一旦电源中断，放射源将自动被屏蔽；高能放疗设备具有两个独立的终止照射系统；安全联锁装置；治疗用的放射源应符合国家对密封源的要求；必要时，配备能对放射治疗设备使用过程中出现的异常情况报警的监测设备。

（2）操作要求

从事放射治疗单位应在分析供方所提供资料的基础上，辨明各种可能引起非计划医疗照射的设备故障和人为失误；采取一切合理措施防止故障和失误，包括选择人员、制定质量保证与操作程序，对有关人员进行充分的培训与定期再培训；采取一切合理措施，将可能出现的故障和失误的后果减至最小；制定应急计划或程序，必要时进行应急演练。相关单位还应保证在实施计划照射的同时使正常组织受到的照射控制在可合理达到的尽量低水平，并在可行和适当时采用器官屏蔽措施；除有明显临床指征，避免对怀孕或可能怀孕的妇女施行腹部或骨盆的放射治疗；周密计划对孕妇施行的放射治疗，以使胚胎或胎儿所受到的照射剂量减至最小；将放射治疗可能产生的危险通知患者。

（3）医疗照射的质量保证

应制定一个全面的医疗照射质量保证大纲；制定这种大纲时应邀请诸如放射物理、放射影像等有关领域的合格专家参加。

医疗照射质量保证大纲应包括：

（1）对辐射发生器、显像设备和辐照装置等的物理参数的测量（包括调试时的测量和调试后的定期测量）；

（2）对患者诊断和治疗中所使用的有关物理及临床因素的验证；

（3）有关程序和结果的书面记录；

（4）剂量测定和监测仪器的校准及工作条件的验证；

（5）放射治疗质量保证大纲的定期和独立的质量审核与评审。

从事单位应保证进行下列临床剂量测定并形成文件：对于利用外照射束放射治疗设备进行治疗的患者，计划靶体积的最大与最小吸收剂量，以及有关部位（例如靶体积中心或开具处方的执业医师选定的其他部位）的吸收剂量；在使用密封源的近距离治疗中，每位患者的选定部位处的吸收剂量；在各种放射治疗中，有关器官的吸收剂量。

在设备、管理与质量保证体系符合国家要求时，医技人员、公众正常情况下职业照射的防护基本上处于最优化状态。从事肿瘤放射治疗的工作人员应当具有对患者防护的主动性，并建立健全对患者的防护计划，增强对患者实施防护的意识，促进电离辐射在肿瘤治疗中发展。

三、工作人员的剂量限值与患者的处方剂量

个人剂量限值是指在受控源实践中个人受到的有效剂量或当量剂量规定的不得超过的数值。个人剂量限值是不可接受的下限，是最优化的约束条件。《电离辐射防护与辐射源安全基本标准》（GB 18871—2002）关于职业照射的个人剂量限值给出了明确的要求，这也是放射治疗过程医务人员必须遵守的剂量标准。

对职业照射人员个人规定的剂量限值

（1）成年人

1）连续 5 年间的年平均有效剂量 20 mSv，不可做任何追溯性年平均；

2）连续 5 年中的任何一个单一年份的年有效剂量 50 mSv，但连续 5 年的年平均有效剂量不得超过 20 mSv；

3）眼晶体的年当量剂量，150 mSv；

4）四肢（手、足）或皮肤的年当量剂量，500 mSv。

（2）16 岁到 18 岁徒工和学生

年龄在 16 岁到 18 岁的实习生，他们的受照剂量应当遵守下述年剂量限值：

1）年有效剂量，6 mSv；

2）眼晶体的年当量剂量，50 mSv；

3）四肢（手、足）或皮肤的年当量剂量，150 mSv。

（3）孕妇

GB 18871—2002 规定：女性工作人员和用人单位（或雇主）都有责任保护胚胎或胎儿。女性工作人员在意识到自己已经怀孕时应立即通知其用人单位或雇主，以便必要时改善其工作条件。不得将怀孕视为解雇女工作人员的理由。用人单位或雇主有责任改善职业照射的工作条件。以确保向胚胎或胎儿提供与公众成员相同的防护水平，使胎儿在余下的妊娠期受到的附加的当量剂量不可能超过 1 mSv。

对接受放射治疗的患者而言，个人剂量限值是不适用的。通常患者接受放射治疗剂量的多少，是由放射治疗医师和物理师根据患者的病情结合临床经验而确定，以治疗处方的形式下达给放射治疗技术人员，由技术人员实施对患者的放射治疗。表 6－1 和表 6－2 分别给出了在不同级别医疗保健水平国家，对不同位置肿瘤远距离、近距离放射治疗的处方剂量。治疗计划要求肿瘤体积接受的射线吸收剂量偏差不超过处方剂量的±5%，同时使靶区周围正常组织或器官的受照剂量最小。

表 6－1　远距离放射治疗处方剂量/Gy（1991—1996）*

国家	白血病	淋巴瘤	乳房肿瘤	肺胸部肿瘤	妇科肿瘤	头颈部肿瘤	脑肿瘤	皮肤癌	良性疾病
阿根廷 1)	14	36	60	66	50	70	65	75	15～75
加拿大 1)	25	40	50	40	45	60	50	35	6～20
爱尔兰 1)	30	30～60	45	40～50	40	60	40	35	—
新西兰 1)	15	40	50	50	45	60	50	40	8～15
阿联酋 1)	12	40	50	60	45	66	54	50	30～45
丹麦 1)	12	40	48	30～50	46	64	54	48	—
瑞典 1)	—	37	49	51	55	59	52	46	—
澳大利亚 1)	15	34	53	44	49	56	50	45	6～26
罗马尼亚 1)	10～40	6～45	—	2～74	18～70	2～87	16～60	—	—
科威特 1)	18	36	50	60	46	60	60	40	—
利比亚 2)	18	45	50	30	50	66	55	45	—
约旦 2)	20	35	50	30	44	60	50	50	10～40
秘鲁 2)	18	44	60	50	50	60	60	50	—
土耳其 2)	22	34	54	50	51	63	55	58	9～25
墨西哥 2)	24	40	50	55	80	75	65	65	24～32
马达加斯加 3)	24	40	45	45	45	45	45	50	—
摩洛哥 3)	24	36	50	30～70	46	70	60	70	—
苏丹 3)	30	50	45	45	55	55	—	55	20～30
坦桑尼亚 4)	30	30	50	30	64	60	45	60	6

注：1）为Ⅰ级保健国家；2）为Ⅱ级保健国家；3）为Ⅲ级保健国家；4）为Ⅳ级保健国家；

*引自 UNSCEAR 2000 年报告。

表 6-2 近距离放射治疗处方剂量/Gy（1991—1996）*

国家	头颈部肿瘤	胸部肿瘤	妇科肿瘤	前列腺癌
阿根廷	75	—	60	70
加拿大	60	40	70	—
爱尔兰	30	30	15	—
新西兰	45	15	70	—
阿联酋	10	—	20	—
俄罗斯	30～50	20～40	20～40	—
捷克	65	12	60	60
澳大利亚	30	10	32	—
突尼斯	55～75	—	20～60	—
土耳其	21	20	24	—
墨西哥	30	15	30	—
马达加斯加				
摩洛哥	24	—	24	—
苏丹	—	—	35	—

注：*引自 UNSCEAR 2000 年报告。

第二节 放射治疗场所的防护要求

放射治疗场所要求既能够满足患者治疗的基本要求，同时还要兼顾电离辐射对周围环境及人员的影响，因此，在场所的选址和布局上都有严格的规定与要求。放射治疗工作场所的设计与建设是肿瘤放射治疗防护十分重要的环节，其中包括放疗工作场所恰当选址、合理布局、防护屏蔽与卫生防护要求、机房安全联锁、必要配套设施等。

一、选址

从放射防护角度，为了减少电离辐射对公众的影响，放射工作场所宜设置在建筑物底层的一端或单独建筑物内。治疗机房的坐落位置应同时考虑周围环境与场所的人员驻留条件及其可能的改变。对于现代医院，放射治疗场所一般选址于独立的放疗科小楼，或者大型建筑的地下层。这些地方地点相对偏僻，人员的流动性少，有利于减少放射治疗过程中机房漏射线对周围人员和环境的影响。同时独立建筑的选择也有助于放射治疗场所区域的划分和屏蔽设计的实施。

二、场所

根据 GB 18871—2002 的要求，放射治疗场所应当划分出控制区和监督区。控制区，即在辐射工作场所划分的一种区域，在这种区域内要求或可能要求采取专门的防护手段和安全措施，以便在正常工作条件下控制正常照射或防止污染扩展，防止潜在照射或限制其程度。监督区，即未被确定为控制区，通常不需要采取专门防护手段和安全措施但要不断检查其职业照射条件的任何区域。射线直接操作场所，如机房、治疗间、操作室、模拟定位室等作为控制区，监督区包括候诊室、登记室、医师办公室等。对放射治疗而言，控制区通常指的是机房，因为机房是放疗设备安装的场所，也是患者接受射线照射的场所，因此，该场所需要进行专门的防护设计和建造，以符合我国放射卫生标准对机房的防护要求。监督区通常指的是设备操作间（设备控制间）和辅助机房，是工作人员操作放疗设备和维修维护设备的场所，监督区一般紧邻控制区，由于有厚实的屏蔽墙，正常情况下，监督区的漏射线水平是很低的，不足以引起工作人员超剂量照射（图 6－1）。

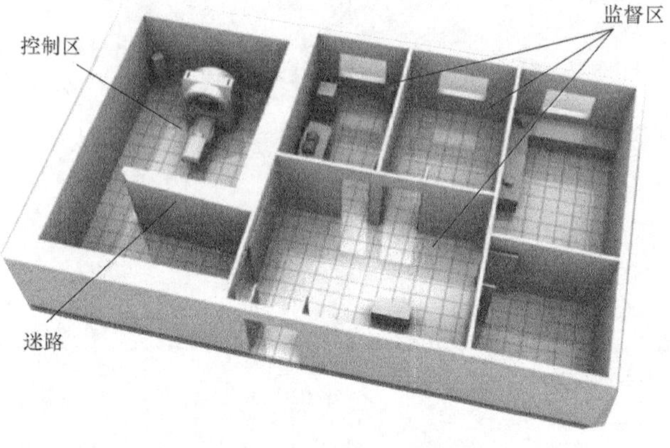

图 6－1　放射治疗场所示意图

在平面布局上，放射治疗场所要求：放射治疗场所宜设在底层并自成一区；治疗装置控制室应与治疗机房分离，同时治疗装置辅助机械、电器、水冷设备应尽可能设置于治疗机房外；控制室和其他居留因子较大的用室应尽量避开有用射线束的方向；钴－60 治疗室、加速器治疗室、γ 刀治疗室及后装机治疗室的出入口应设“迷路”（图 6－1），防护门和“迷路”的净宽均应满足相关设备的防护要求；放射治疗治疗室的屏蔽设计要严格按 GBZ/T 201.1—2007《放射治疗机房的辐射屏蔽规范 第 1 部分：一般原则》的有关要求设计；治疗室内的适宜位置，应装设供紧急情况使用的强制中止辐照的设备；治疗室内门旁应有可供应急开启治疗室门的部件；治疗室门必须安装联锁设备，门外近处应有醒目的照射状态指示灯和电离辐射警告标志；治疗室要保持良好的通风，同时需注意治疗室内噪声不应超过 50 dB；电缆、管道等穿过治疗室墙面的孔道应避开有用线束及人员经常驻留的控制台，并采用弧状孔、曲路或地沟。

安全防护联锁系统是放射治疗场所必不可少的重要组成，有效的安全防护联锁可以防止出现超剂量照射和无关人员受到额外照射等情况的发生。放射治疗设备及工作场所的安全防护联锁系统的设计应遵循下列原则。

1）多重性：对重要的，其失效可能产生人身危害的安全防护措施须有足够的冗余，至少应设有两种或两种以上的安全对策以及相应的硬件设备。

2）多样性：对重要的安全控制器件，应采用两个或两个以上不同原理、不同厂家的产品，以防止因同一原因使执行同一功能的措施同时失效。

3）独立性：各种安全联锁措施应是相互独立的，以防止因同一原因造成两个或两个以上安全措施同时失效。

不同的放射治疗设备所产生的射线种类、能量各不相同，因此，其机房的设计建造要求（如机房的面积、层高、屏蔽墙厚度、通风换气等）也各不相同。

（1）对于γ远距治疗室，平面布局和防护的要求如下：① 治疗室可单独建造，也可建在建筑物底层的一端；② 治疗室及其辅助设备室，如操作室、检查室、候诊室应同时设计，并根据安全、卫生、方便的原则合理布局；③ 治疗室应采用迷路形式与操作室相通；④ 治疗室应有足够的使用面积，一般不应小于 30 m^2，层高不低于 3.5 m；⑤ 布置治疗机时，有用线束不应朝向迷路；⑥ 机房屏蔽防护设计时，机房周围的环境剂量应小于相关放射工作人员和公众中的个人剂量限值；⑦ 屏蔽设计要严格按 GBZ/T 201.3—2014《放射治疗机房的辐射屏蔽规范 第 3 部分：γ 射线源放射治疗机房》的有关要求设计；⑧ 迷路内墙与外墙共同防护迷路外某区域的安全时，可作为一个整体来计算其屏蔽厚度；⑨ 单层建筑的治疗室，其顶棚的屏蔽厚度应根据贯穿顶棚的射线，通过空气散射对地面的影响，以及γ源 45° 角的射线对附近高出治疗室顶棚的建筑物的影响而进行设计；⑩ 防护门应设有放射源控制系统与防护门的联锁装置，确保关上门后才能开机，开机后不能启开，但从操作室内可开门。

（2）对于医用电子/质子加速器治疗室，平面布局和防护的要求如下：① 总体布局基本上和γ远距离治疗室的总体布局相同，但治疗室的使用面积应足够大；② 治疗室选址和建筑设计必须符合国标 GB 18871—2002 的要求，保障周围环境安全；③ 在屏蔽防护设计中，应采用设备的最大工作负荷；④ 应根据治疗室周围的自然条件、人员活动和分布情况等选择居留因子与利用因子的最大值；⑤ 在计算有用线束所需的屏蔽厚度时，不应把可能吸收一部分射线的可移动体考虑在内；⑥ 在计算散射和泄漏辐射所需的屏蔽厚度时，应考虑产生最大散射和泄漏辐射的预期使用条件；⑦ 有用线束直接投照的防护墙（包括天棚）按初级辐射屏蔽要求设计，其余墙壁按次级辐射屏蔽要求设计；⑧ 穿越防护墙的导线、导管等不得影响其屏蔽防护效果；⑨ X 射线标称能量超过 10 MeV 的加速器，屏蔽设计应考虑中子辐射防护；⑩ 治疗室和控制室之间必须安装监视和对讲设备。⑪ 治疗室入口处必须设置防护门和迷路，防护门必须与加速器联锁；⑫ 治疗室外醒目处必须安装辐照指示灯及辐射危险标志；⑬ 治疗室通风换气次数应达到每小时 3～5 次。

（3）对于后装γ源近距离治疗，平面布局和防护的要求如下：① 治疗室必须与准备室和控制室分开设置；② 治疗室使用面积应不小于 20 m^2；③ 治疗室入口必须采用迷路设计，设置门机联锁，在治疗室门上要有声、光报警；④ 治疗室屏蔽体外 30 cm 处的周围剂量当量率应不超过 2.5 μSv/h；⑤ 治疗室内适当位置应设置急停开关；⑥ 治疗室通风换气次数应不小于每小时 4 次。

（4）对于立体定向γ射线全身治疗，平面布局和防护的要求如下：① 治疗机房和控制室的建筑面积应不小于 90 m^2；② 机房最小净长 9.3 m，净宽 6.5 m，净高 3.6 m；③ 墙和顶棚防护厚度应根据放射源活度及使用条件计算求得，屏蔽墙必须现场一次浇注，水泥要用 425 硅酸盐水泥，骨料用铁矿石或重晶石，堆积密度不小于 2 500 kg/m^3。浇筑成后不得有空洞，裂缝和蜂窝；④ 治疗室机房防护门，根据全身γ刀在治疗状态下，机房内空气吸收剂量分布图，结合现场实际情况确定其铅当量。

（5）对于医用 X 射线治疗，平面布局和防护的要求如下：① 治疗室的设置必须充分考虑周围地区与人员的安全，一般可以设在建筑物底层的一端。50 keV 以上治疗机的治疗室必须与控制室分开。治疗室一般应不小于 24 m^2。室内不得放置与治疗无关的杂物；② 治疗室有用线束照射方向的墙壁按主射线屏蔽要求设计，其余方向的建筑物按漏射线及散射线屏蔽要求设计；③ 治疗室必须有观察治疗的设备（如工业电视或观察窗）。观察窗应设置在非有用线束方向的墙上，并具有同侧墙的屏蔽效果；⑤ 治疗室门的设置应避开有用线束的照射。无迷路的治疗室门必须与同侧墙具有等同的屏蔽效果。⑥ 治疗室要保持良好的通风。

第三节　减少人员受照剂量的措施

医疗照射中人员受照剂量最大的主要是来自于放射治疗，治疗剂量的射线既可杀伤肿瘤细胞，也能损伤正常组织产生一定的辐射损伤。因此，在放射治疗过程中对人员的防护与安全是非常重要的。目前放射治疗过程中人员受照的辐射源项主要有两种：射线装置和放射源。这两种辐射源项产生的射线主要有：主射线、散射线、漏射线，高能加速器还会产生感生放射性。

（1）主射线

射线装置或放射源产生、释放的初始射线，经射线出束口准直后直接照射在患者肿瘤病灶区域。主射线可直接杀伤破坏照射靶区内的肿瘤组织，是放射治疗过程中实现肿瘤治疗的有用辐射，也是患者受照的主要来源。例如，γ 远距离治疗机释放出的 γ 射线；加速器产生的高能 X 射线、电子束、质子或重离子等。

（2）散射线

无论何种射线类型（电子、光子、中子），只要从射线出口发出，便会经由与物质的各种相互作用过程发生能量和运动方向的改变，即散射。放射治疗中的主射线与出束口构件、空气、治疗设备（治疗床、相关辅助设施等）和治疗室内的墙壁、地板、顶棚，甚至受照患者的身体都可以发生相互作用产生散射线。散射线是主射线经过了一次或多次相互作用后产生的，其能量一般远远低于初始射线。但散射线的方向往往很难准确确定，这对职业人员和公众的防护而言是个不利因素。

（3）漏射线

漏射线是指从医用射线装置的射线出口或防护套中泄漏出的非可控射束。漏射线的数量及其漏射方向由射线装置的相关设计和构件的加工组合所决定。漏射线能量与初始射束相差不大，对职业人员危害较大。但一般可通过实际测量确定漏射线的主要方向。漏射线在标准距离（如 1 m）处造成的空气比释动能率或吸收剂量率通常是衡量射线装置本身辐射防护性能的一个重要指标。

（4）感生放射性

加速器产生的高能粒子（如质子、电子或 α 粒子等）轰击任何靶物质（如加速器的靶材料、遮线器、均整器、治疗室内的空气以及人体等）的原子核时，会发生核反应产生反冲核。反冲核不稳定需要经过衰变等才能变成稳定核，在此过程中产生的 β 射线和 γ 射线等被人们称之为感生放射性。但是，必须明确指出的是，当电子束能量低于或等于 10 MeV 时，在电子直线加速器的任何部位产生中子很少，因此活化产生感生放射性核素也很少，可忽略不计，详见表 6－3。加速器产生感生放射性核素种类较多，半衰期长短不一，短者只有 7.3 秒，长者可达 15 小时，这就导致了感生放射性在加速器停机后仍然存在。在高能加速器的使用过程中，某些部件需要维修或更换，而这些部件在受到高能粒子的长期照射后，某些半衰期较长的感生放射性核素已经积累到相当浓度，必然会对维修工作人员形成照射危害。放射治疗工作中的摆位人员，他们同接受放射治疗的患者一样，将受到来自加速器机头和治疗室内空气中感生放射性的照射。关于感生放射性的防护，对患者来说，就是根据感生放射性的性质，选取适当材料进行局部防护。对于放射治疗工作人员，推迟进入治疗室的时间，不用手直接接触可能产生感生放射性核素的表面。加速器的机头，应选择适当的准直材料进行屏蔽。治疗室应设有监测感生放射性的仪器。

表 6－3　电子加速器运行中可能产生的辐射

加速类型	加速电子	射束能量/MeV	辐射类型
电子直线加速器	电子	1～10	电子 X 射线
		＞10	电子 X 射线 快中子 热中子 γ 射线
电子感应加速器	电子	1～50	电子 X 射线

放射治疗中涉及的受照人群主要有：放射工作人员、患者及其他无关人员。从事放射治疗的工作人员在给患者实施治疗过程中受到医用电离辐射源的照射属于职业照射；患者在治疗中的受照属于医疗照射，其他人员则属于公众照射的范畴。不同的人群在放射治疗过程中扮演的角色不同，他们受照的射线来源自然也不同。从辐射安全的角度考虑，放射治疗过程中的三类主要人群（放射工作人员、患者和公众），放射防护的要求与措施也不尽相同，彼此之间既有联系又各有侧重。

一、放射工作人员

根据我国《放射诊疗管理规定》，开展放射治疗必须具备以下四类人员：中级以上职称的放射肿瘤医师；病理学、医学影像学专业技术人员；大学本科以上学历或中级以上专业技术职务任职资格的医学物理人员；放射治疗技师和维修人员。现临床上开展放射治疗的相关职业人员除包括以上四类人员外，还包括其他临床医师、护理人员和服务人员（清洁工人、服侍人员）等。这些放射工作人员是放射治疗过程中实施照射的主体，且无论采取怎样的防护与安全措施，放射工作人员都会不可避免地受到电离辐射的照射以及潜在照射，因此，对放射工作人员采取行之有效的防护措施使其受照剂量尽可能低是至关重要的，毕竟只有医务工作人员的健康得到保障才能确保放射治疗的顺利开展。

随着放射治疗技术和计算机系统的发展，现代放射治疗基本都采用隔室操作的模式，即放射工作人员在治疗时是不用出现在机房内。这样的治疗模式使得放射工作人员的受照剂量被大大地降低了。正常和不可避免的职业照射是不会对工作人员产生明显的辐射损伤。真正的辐射危险是来自于潜在的事故或意外事件所造成的高剂量照射情况。因此，放射治疗单位必须有确保安全的工作条件、规范的操作步骤和预防辐射事故的应急措施。

虽然放射治疗过程中使用的辐射剂量很高，但职业照射水平是比较低的。远距离放射治疗的工作人员治疗时不停留在治疗室内，正常的工作条件下，极少可能受到医用放射源及射线装置发出的有用射线束照射，更多的是受到散射线、漏射线或感生放射性的照射。将一个密封源插植到某一特定器官进行近距离放射治疗时，由于很难提供屏蔽，操作者（例如外科医生，妇科医生和护士）在接收或准备放射源时、在装卸源以及在治疗过程中均可能受到照射，这也是近距离治疗的工作人员受照的最主要来源。英国的一项调查显示：年有效剂量超过 1 mSv 的放射技师、放射治疗医师和其他辅助人员的人数很少，而在近距离治疗中，手术室和病房护士年有效剂量则可超过 5 mSv。

由于对设备、机房进行严格的屏蔽，散射线和漏射线的绝对量大大降低，正常情况下，医技人员的受照剂量均十分安全。但这并不意味着放射治疗的工作人员就不需要采取辐射安全防护措施。因此，放射治疗工作人员的辐射安全与防护措施要从以下几个方面进行：个人剂量监测、职业健康监护和辐射安全培训。对工作人员的职业受照剂量进行严格的控制和管理；定期组织放射工作人员接受健康体检；同时加强人员安全文化的培养、进行防护与安全知识的培训。

1. 个人剂量监测

个人剂量监测是指利用工作人员个人佩带剂量计所进行的测量以及对这些测量结果的解释。应当根据工作场所的辐射水平高低和变化情况，以及根据潜在照射的可能性与大小，确定个人监测的类型、周期和不确定度要求。放射治疗的射线能量较高，单次治疗剂量都在 Gy 级以上，因此相关工作人员均应当接受个人剂量监测。放射治疗的工作人员在正常工作情况下受照方式为外照射，故采用外照射个人剂量监测方法进行日常的测量工作。

外照射个人剂量监测方法有：① 只接受外照射的人员，在左胸前暴露部位佩带一组个人剂量计；② 事故应急人员应佩带直读式或报警式个人剂量计；③ 外照射个人剂量计的测读周期一般为 30 天，也可视情况缩短或延长，但最长不得超过 90 天。

个人剂量监测管理：① 从事放射防护工作的机构和各放射工作单位应设专（兼）职人员做好个人剂量监测工作；② 接受监测的放射工作人员必须正确佩戴个人剂量计：在左胸前外上方佩戴一枚个人剂量计，号码固定，不能擅自拆开，不能损坏，不能转借他人使用，不工作时不能将佩戴有个人剂量计的工作服挂在有射线的地方，按时更换剂量计；③ 各医疗机构应对所有接受监测的人员建立个人剂量档案，各地放射防护机构和放射单位应根据监测机构的监测结果报告建立个人剂量档案，并终身妥善保存。放射工作人员调动时，其在本单位的个人剂量档案应随其人事调动而转往调入单位；④ 当放射工作人员的年有效剂量小于 5 mSv 时，只需记录个人监测的剂量结果。当放射工作人员的年有效剂量达到或超过 5 mSv 时，除应记录个人监测结果外，还应进一步进行调查。当放射工作人员的年有效剂量大于年限值 20 mSv 时，除应记录个人监测结果外，还应估算人员主要受照器官或组织的当量剂量；必要时，需全面估算人员的有效剂量，以进行安全评价，并查明原因，改进防护措施。

外照射个人监测的主要目的是：① 得到有效剂量的评价，需要时获得受到有意义照射的组织中当量剂量的评价，以说明符合管理要求和法规的要求；② 为控制操作和设施的设计提供信息；③ 在事故过量照射的情况下为启动和支持适当的健康监护和治疗提供有价值的信息。

监测职业人员在一个给定周期内或在一次操作过程中受到的外照射累积剂量的目的是评价个人受照剂量上限，或借以评价工作场所现有防护措施的有效性。通过职业照射人员佩戴的个人剂量计可获得事故受照剂量，作为医学处理的剂量依据。

2. 职业健康监护

根据“职业病防治法”的要求，必须对放射工作人员进行职业健康监护，其主要目的是：① 评估工作人员的健康状况；② 确定工作人员在特殊工作条件下从事预定任务的适任性；③ 提供用于事故情况下暴露于特定危险物或职业病的基础资料。

职业健康检查机构应具备持有《医疗机构执业许可证》，由省级以上人民政府卫生行政部门批准，并在《医疗机构执业许可证》上注明获准开展的医疗性职业卫生服务项目（职业健康检查），具有一定数量的具有执业医师资格的职业卫生医师。

负责职业健康监护医生必须是具有执业医师资格的合格医生；熟悉放射卫生防护与放射性疾病诊断标准以及相关法规的要求；具有辐射生物学知识；熟悉用于保护工作人员的预防措施和程序；丰富的放射防护实践经验。

放射工作人员的职业健康检查包括上岗前、在岗期间、离岗时和应急（或事故）照射的健康检查。

（1）上岗前健康检查：一是判定拟参加职业照射的人员是否具备所承担的职业照射工作的健康条件；二是为其在就业以后的定期健康监护或在事故照射后的医学检查做对照。未经就业前健康检查的人员不可以从事职业照射的工作。根据《GBZ 98—2017 放射工作人员健康要求》中的规定，职业照射人员就业前体检内容包括：医学史的询问，特别是先前的辐射照射史和各种毒物接触史的调查；内科、眼科及皮肤科体格检查；血液常规化验检查（表 6-4 是允许从事放射工作的人员血细胞指标的参考区间）；外周血淋巴细胞染色体畸变分析和（或）外周血淋巴细胞微核分析；胸部 X 射线摄影、心电图、腹部 B 超等检查；以及根据工作和健康情况，由负责医师提出的其他有关检查。

表 6-4　放射工作人员血细胞分析参考区间

性别	血红蛋白/（g/L）	红细胞数/（10^{12}/L）	白细胞数/（10^9/L）	血小板数/（10^9/L）
男	120～175	4.0～5.8	4.0～9.5	100～350
女	110～150	3.5～5.1	4.0～9.5	100～350

高原地区应参照当地参考标准

健康检查发现有以下疾病或症状者则不应从事放射性工作：

1）严重的视觉和（或）听力障碍，例如：伴有明显视力障碍的眼晶体混浊或高度近视、色盲、立体感消失、耳聋等。

2）严重和反复发作的疾病，使之丧失部分工作能力，例如：严重造血器官疾病、失代偿功能的慢性肺部疾患、未能控制的糖尿病、未能控制的癫痫和暴露部位的严重皮肤疾病等。

（2）在岗期间健康检查：在岗期间健康检查的对象是指对已从事放射工作的人员进行的定期例行医学检查。体检机构按照放射工作人员体格检查表的内容全面进行，并逐项做好记录。

检查内容分为一般检查内容和特殊检查内容。一般检查内容包括：

1）一般情况：年龄、性别、婚姻、生育情况、个人生活史；

2）以往患病情况：包括药物过敏史；

3）从事有毒有害作业的职业史；

4）临床内科、外科、眼科、皮肤科、神经精神科等；

5）血、尿、便常规、肝功能等。

对于放射工作人员还应根据其接触射线种类及暴露情况选择特殊检查项目：

1）对接触 X 射线、γ 射线及中子外照射的放射工作人员要做眼晶体的检查；

2）对从事非密封放射性物质操作的工作人员，根据接触的放射性核素在人体内代谢的特点，做紧要器官功能检查，并可进行生物样品的监测，必要时，用体外计数法测定全身或部分器官的放射性；

3）血液学检查包括白细胞总数及分类、血红蛋白含量、红细胞及血小板计数，必要时进行微循环、内分泌功能、免疫功能、淋巴细胞微核及染色体畸变、细胞遗传学检查；

4）对在事故中受到照射的男性应增加精液的常规检查；

5）根据需要可进行皮肤、毛发、指甲、血和尿生化、痰涂片的细胞学检查等。

就业后体检的频度为两年一次，必要时可适当增加检查次数。就业后体检要求同就业前，检查结果应与就业前进行对照、比较，以便判定是否适应继续从事放射工作，或需调整做其他工作。事故或应急照射的医学记录应尽可能完整，应详细记录应急照射的经过、防护情况、机体反应、详尽的体格检查，并在在岗期间定期检查项目的基础上，可结合个人剂量监测或生物、物理剂量估算和临床表现等具体情况，适当增加必要的有针对性的检查项目。

（3）离岗时健康检查：其主要目的是了解工作人员离开工作岗位时的健康状况，以分清健康损害的责任，特别是依据有关法律所要承担的民事赔偿责任。检查项目基本与在岗期间检查项目相同，进行系统全面的健康检查，同时根据工作人员的医学史、症状及体征、职业照射记录、接触放射线或放射性同位素的类型、方式及靶器官的不同，检查时要侧重于不同的项目，以评价工作人员在离开工作岗位时的健康变化是否与职业危害因素有关。必须对受过量照射工作人员的辐射随机性效应（包括致癌效应和遗传效应）与确定性效应进行长期医学随访。

3. 辐射安全培训

医学放射工作人员上岗前、医学院校学生进入与放射工作有关的专业实习前、各类医学放射工作人员在岗期间都应当接受放射防护和有关法律知识的培训，考核合格方可参加相应的工作。

医疗单位应当定期组织本单位的放射工作人员接受放射防护和有关法律知识培训。放射工作人员两次培训的时间间隔不超过 2 年，每次培训时间不少于 2 天。同时应当建立并按照规定的期限妥善保存培训档案。培训档案应当包括每次培训的课程名称、培训时间、考试或考核成绩等资料。

培训应当由符合省级部门规定条件的单位承担，培训单位可会同放射工作单位共同制订培训计划，并按照培训计划和有关规范、标准实施和考核。放射工作单位应当将每次培训的情况及时记录在《放射工作人员证》中。

二、患者

射线能量沉积在细胞上可导致其 DNA 发生损伤，进而引起细胞的凋亡与坏死，肿瘤放射治疗就是利用电离辐射的这一生物学效应治疗恶性肿瘤的。放射治疗采用特殊设备产生的高能量射线照射癌变的肿瘤，杀死或破坏癌细胞，抑制它们的生长、繁殖和扩散。但同时我们必须认识到：射线是不会区分正常细胞与肿瘤细胞的，即使采用最先进的放射治疗技术进行精确治疗，患者病灶周围的正常组织仍不可避免地会受到射线的照射。因此，放射治疗中对患者的防护不是要求避免对患者的照射，而是要求设法使肿瘤靶体积邻近的正常组织或器官受到的漏射辐射和散射辐射的剂量减少到可以合理做到的尽量低的水平，目的是降低放射治疗并发症的发生率。

放射治疗的方式主要有两种：远距离治疗和近距离治疗。远距离治疗是指设备位于人体外，直接把高能量射线照在肿瘤部位即射线从患者体外对病变组织进行照射治疗；近距离治疗是指将放射源密封植入肿瘤内或靠近肿瘤的位置。大多数肿瘤患者接受其中一种治疗方式，个别患者可能会出现两种治疗方式联合使用的情况。不同的治疗方式，射线作用于患者的方式不同，其对患者机体照射的特性也不同。如何做好患者的防护措施，在确保治疗效果的同时尽量降低周围正常组织的受照剂量，在远距离治疗和近距离治疗中，根据各自治疗方式的特点其要求也有所区别。

1. 远距离治疗的患者防护要求

针对远距离放射治疗而言，患者的安全与防护需遵循以下要求。

（1）放射治疗前应根据临床检查结果制定详细的放射治疗计划，包括放射治疗的类型、靶组织剂量分布、分割方式、治疗周期等。

（2）对放射治疗计划单要进行核对、签名确认与存档。治疗计划应由中级专业技术任职资格以上的放射肿瘤医师和医学物理人员共同签名。

（3）制度患者放射治疗计划时，应对靶区外重要组织器官的吸收剂量进行测算，按病变情况，采用包括器官屏蔽在内的适当的技术和措施以保护正常组织与器官，在保证治疗要求的前提下，使其处于可合理达到的尽量低的水平。

放射治疗过程中只要可行，就要酌情对辐射敏感的器官，如性腺、眼晶状体、乳腺和甲状腺进行屏蔽。患者的防护用品应设计得方便使用，患者自己就能将其正确地放置在需要防护的部位上。目前，临床放射治疗中常见的患者个人防护用品如下。

1）性腺防护裙

在放射治疗全过程中，能够把性腺防护裙系在患者身上恰当位置来提供性腺防护。性腺防护裙的使用材料应该是柔软的，在整个性腺防护裙区域上，其铅当量应不小于0.5 mmPb。性腺防护裙应根据表6－5中的尺寸分类，并应符合表中所示的尺寸。

表6－5　性腺防护裙的型号大小

标准尺寸	字母符号	最小尺寸/cm	
		长	宽
儿童1	C1	20	25
儿童2	C2	30	30
成人1	A1	37	40
成人2	A2	40	45

2）阴囊屏蔽器具

阴囊屏蔽器具应无间隙，内外表面所覆盖的防护材料都应防水、易于清洗和消毒。在放射治疗全过程中，应采用把阴囊屏蔽器具保持在合适位置的方法来提供阴囊防护。阴囊屏蔽器具分为两类：轻型阴囊屏蔽器具和重型阴囊屏蔽器具。轻型阴囊屏蔽器具在整个区域上的铅当量应不小于 0.5 mmPb，重型阴囊屏蔽器具在整个区域上的铅当量不小于1.0 mmPb。

3）卵巢屏蔽器具

卵巢屏蔽器具应设计成易于应用，在放射治疗的全过程中，使之能保持在合适的位置来提供性腺保护。卵巢屏蔽器具或设计成可方便地调节成不同尺寸，或应成套提供适宜尺寸的卵巢屏蔽器具。在整个卵巢屏蔽器具区域上，其铅当量不小于1.0 mmPb。

4）阴影屏蔽器具

阴影屏蔽器具应设计成能保证将阴影屏蔽器具放置在辐射源与患者之间合适的位置上，阴影屏蔽器具应适合于同光野指示器一起使用。在阴影屏蔽器具的整个区域上，轻型阴影屏蔽器具的铅当量应不小于 0.5 mmPb，重型阴影屏蔽器具的铅当量应不小于1.0 mmPb。

5）防护眼镜

在头颈部放射治疗过程中，给患者佩戴专门设计的合适铅当量防护眼镜，可以使眼睛体的受照剂量减少到未戴铅玻璃眼镜时受照剂量的1/10左右。

（4）对怀孕或可能怀孕的妇女及儿童应慎重采用放射治疗。因病情需要必须要给孕妇实施任何放射治疗时应进行更为缜密的放疗计划，以使胚胎或胎儿所受到的照射剂量减至最小。

（5）在治疗过程中，应定期对患者进行检查与分析。根据病情变化的需要调整治疗计划，密切注意体外放疗中出现的辐射损伤效应与可能出现的放射损伤，采取必要的医疗保护措施。

（6）放射治疗技师应把接受放射治疗时的注意事项告知患者，包括接受放疗时的体位保持、呼吸调节、在身体出现不适时如何示意工作人员等。

（7）首次放疗时，主管放射肿瘤医师应指导放射治疗技师正确摆位，落实治疗计划。

（8）照射过程中特别是 X 刀、γ 刀等精确放疗过程中应采取措施保持患者体位不变，对于儿童患者可适当使用镇静剂或麻醉剂。

（9）照射过程中密切观察设备运行情况，发现异常时，应立即停止照射，详细记录并查明原因。

（10）放射治疗完成后，若发现远距离治疗 γ 射线装置的放射源未退回贮存位置，应迅速将患者从治疗室内转移出去，并详细记录滞留时间和所处位置。

（11）放射治疗装置自身防护性能和安全性能要达标，并在使用过程中定期进行验证。

2. 近距离治疗的患者防护要求

针对近距离放射治疗而言，患者的安全与防护需遵循以下要求。

（1）后装治疗应配备相应的治疗计划系统，应制定并实施质量保证计划，确保剂量准确。既能使治疗区域获得合理的剂量及其分布，又能控制正常组织的受照范围，最大限度缩小正常组织的受照剂量与范围。

（2）在治疗开始前对设备及相关防护措施进行检查，确保治疗设备和防护设备处于正常工作状态。

（3）每个治疗疗程实施前，应由放射治疗医师和医学物理师分别核对治疗计划。

（4）首次治疗时，放射治疗医师应指导放射治疗技术人员正确摆位，落实治疗计划。

（5）治疗中，技术人员应密切注视控制系统的各项显示与病人状况，以便及时发现和排除异常情况。不得在去掉保护与联锁控制装置的条件下运行。

（6）实施治疗时，应详细记录治疗日期、治疗方式、放射源类型、活度、数目、通道、照射时间、单次照射剂量及总剂量和放射源在施源器内的驻留位置及照射长度，并绘示意图存档。

（7）实施治疗时，除病人外，治疗室内不得停留任何人员。

（8）施源器、治疗床等表面因放射性物质所造成的 β 污染水平应低于 4 Bq/cm^2，若高于此污染水平应采取相应去污和放射源处理措施。

放射治疗过程中有两类人群不可避免地会受到电离辐射的照射，一是接受放射治疗的肿瘤患者，二是从事放射治疗的医护人员。这是两种受照性质截然不同的人群，因此对这两种人群的防护原则与防护对策有相同的方面，也有不同的方面。相同的方面是，无论是患者还是职业人员，在防护上共同的原则都是要针对具体情况，运用正当化和最优化的原则进行控制。两种人群接受或受到电离辐射照射都是正当的，但都应避免一切不必要的照射。

不同的方面是，患者接受电离辐射照射的目的是治病，因而保证治疗效果和治疗安全是患者防护的两个最重要指标。尤其是由于放射治疗是人体局部接受大剂量直射线照射，患者病灶部位不同、病程不同，接受的辐射剂量不可能有适当的限值，即患者防护不可能以剂量限值制度衡量或管理；而从事放射治疗的职业人员，尤其是放射治疗机的操作人员与维修人员，不可避免地受到辐射照射，但这种照射在非事故情况下，一般属于全身性长期小剂量慢性照射，因此，防护原则是执行剂量限值制度。

三、公众

在放射治疗过程中，公众指的是除医务人员和患者及其陪护人员之外的所有与电离辐射无关的人员，包括：非接受电离辐射治疗的患者及其陪护人员、到放射治疗场所参观的人员、探视人员等，他们不是电离辐射的直接受益者。由于各种原因，他们滞留或者出现在放射治疗场所及其附近，他们是有机会受到医用电离辐射的照射。公众在放射治疗过程中受照的来源主要是机房的漏射线。虽然现在机房屏蔽体的辐射防护效果比较好，机房漏射线的剂量水平均能够满足国家标准的要求。但公众人员的受照情况是必须要严格控制，因此对他们的防护与安全也是必须加以考虑的。现在对于公众人员的辐射安全与防护的措施主要是从三个方面开展：个人剂量限值、人员行动管理和科普宣传。

1. 公众个人剂量限值

（1）实践时公众中有关关键人群组的成员所受到的平均剂量估计值不应超过下述限值：

① 年有效剂量，1 mSv；② 特殊情况下，如果 5 个连续年的年平均剂量不超过 1 mSv，则某一单一年份的有效剂量可提高到 5 mSv；③ 眼晶体的年当量剂量，15 mSv；④ 皮肤的年当量剂量，50 mSv。

（2）慰问者及探视人员的剂量限制

公众成员个人受照射剂量限值不适用于患者的慰问者（例如，并非是他们的职责、明知会受到照射却自愿帮助护理、支持和探视、慰问正在接受医学诊断或治疗的患者的人员）。但是，应对患者的慰问者所受的照射加以约束，使他们在患者诊断或治疗期间所受的剂量不超过 5 mSv。应将探视食入放射性物质患者的儿童所受剂量限制在 1 mSv 以下。

2. 人员行动管理

根据《电离辐射防护与辐射源安全基本标准》（GB 18871—2002）中有关放射性工作场所划分的要求，应把放射治疗场所划分为控制区和监督区，以便于辐射防护管理和职业照射控制，这样的划分也有利于公众成员的防护与安全。

一般来说，放射治疗场所的控制区只有放射工作人员和患者才有机会在该区域内出现并逗留；公众人员只能在监督区或其边界出现。在明确监督区区域划分时，医院必须做到：采用适当的手段划出监督区的边界；在监督区入口处的适当地点设立表明监督区的标牌；定期审查该区的条件，以确定是否需要采取防护措施和做出安全规定，或是否需要更改监督区的边界。对于放射治疗场所，应当把照射室列为控制区，工作期间禁止患者以外的任何人员随意进出与滞留；把操作间列为监督区，必须限制公众成员在监督区域的逗留，由于是放射工作人员长期滞留区域，必须加强对该区域的剂量监测，确保工作人员剂量安全。确保公众不受到额外辐射照射。

3. 科普宣传

放射性知识科普宣传是卫生科普宣传的一部分，是把深奥的放射学理论、放射性利弊，转换成通俗易懂、易为大众接受的各种医学知识、健康卫生常识的过程。科普宣传可增强人们的健康意识，潜移默化地帮助人们建立科学、文明、健康的生活方式，积极主动地参与防病治病、自我保健活动，消除危险因素，全面提高人们的健康素质、心理素质。

医院应当将普及放射性科普知识，提高公众的放射性知识水平为己任，做到院领导重视，职能管理部门协调，放射性科室操作，多方面做好放射性科普知识的宣教和组织工作，形成医院内人人关注，放射性科室人人参与的良好氛围。

医院进行放射性知识宣传方式主要有：电子显示屏、宣传手册、宣传橱窗、宣传标语等。电子显示屏通过滚动方式，在介绍医疗收费标准、医院特色专科、各科专家、开展的新技术新业务、服务新举措的间隙介绍放射防护和安全小常识等，既向患者提供了放射性知识又缓解了患者在候诊时的无聊。宣传手册可以系统介绍医院放射诊断、放射治疗基本情况，同时比较全面地图文并茂地介绍电离辐射的医学应用以及防护与安全的基本知识等，供患者免费索取，方便患者就医。宣传手册体现了医院对患者的切身关怀，取得了很好的宣传效果。当然，医院给每个病区制作精美的科普橱窗，内容由放射性科室灵活安排，定期更换宣传资料，以图文并茂的方式形象地介绍科室最新开展的新技术和医疗动态。在放射治疗科室的墙壁、走廊设置放射性知识的宣传栏、宣传标语也有良好的效果。

同时也可向公众讲述一些放射性基本知识，如什么是放射性、电离辐射源的种类、电离辐射对人体的作用、电离辐射产生的效应、电离辐射的医学应用、日常生活中所能接触到的电离辐射，以及如何远离辐射源，从而保护自己。

第四节　放射治疗设备的防护要求

现代放疗技术中的射线类型包括：放射性同位素产生的 α、β、γ 射线，以及各类射线装置如 X 射线治疗机或加速器产生的 X 射线、电子线、中子束、质子束及其他粒子束等。目前放射治疗设备种类繁多，基本形成了完整的放射治疗产品体系。所有放射治疗设备都必须有产生电离辐射的辐射源，辐射源主要有四类：1）发射 α、β、γ 射线和中子的放射性同位素；2）产生不同能量 X 射线的 X 射线治疗机；3）产生高能电子束和高能 X 射线的各类医用加速器；4）产生质子束、中子束、负π介子束，以及其他重粒子束的各类重粒子加速器。下面我们将分别介绍 ^{60}Co γ 射线治疗机、医用电子直线加速器、质子/重离子加速器、X 射线治疗机和后装治疗机，这几种临床上常见的放射设备以及其防护要求。

一、^{60}Co γ 射线治疗机

^{60}Co 治疗机由放射源、放射源的贮存、传动、定位装置、治疗床和控制台构成。放射源照射时准直器、非照射时的贮存位及防护层都设计在机头内（图 6-2）。当放射源传动装置启动后，将源从贮存位输送到照射位置，γ 射线束经准直口垂直向下射出。通过转动机头可改变射束的照射方向。由于 ^{60}Co 放射源发射出的 γ 射线能量单一且辐射安全性能较差，因此，^{60}Co 治疗机的一些应用领域被 MV 级医用直线加速器替代。但是，由于 ^{60}Co 治疗机价格便宜，维修方便，且其产生的 γ 射线能量已具备了高能射线的特征，目前临床上 ^{60}Co 放射源在肿瘤放射治疗上仍有应用。伽马刀是利用 γ 射线进行放射治疗的一种立体定向照射系统。立体定向照射是一种照射技术，它是利用类似神经外科立体定位的方法，对欲治疗的病变精确定位，然后利用射线（γ 射线或 X 射线），予以多个窄束射线束三维聚束照射。

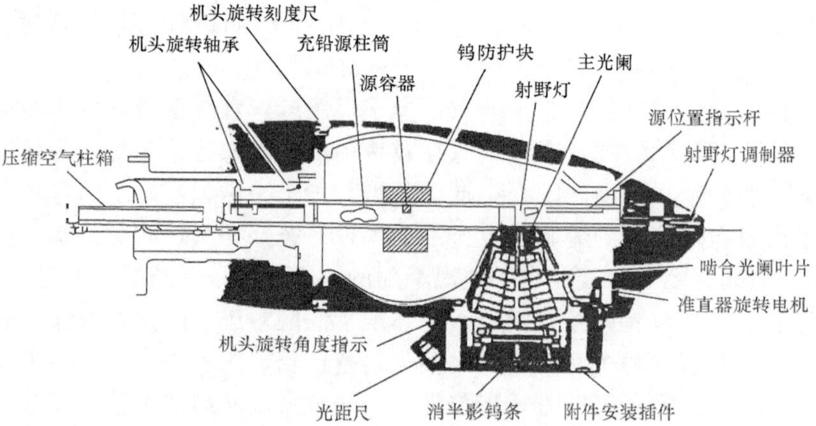

图 6－2　^{60}Co 治疗机示意图

1. γ 远距治疗设备的技术要求

γ 远距治疗设备的技术性能要求：γ 远距治疗设备内的 ^{60}Co 放射源应符合 GB 4076 密封放射源一般规定的要求。放射源的活度应不少于 37 TBq。γ 远距治疗设备用于治疗的源皮距不得小于 600 mm，源皮距指示器指示的源皮距位置与实际位置的偏差不得大于 3 mm。有用射束在模体校准深度处吸收剂量的相对偏差不大于±3%。辐射野内有用射束非对称性不大于±3%。γ 射束远距治疗机计时器在一定时间间隔内控制给出的输出剂量与在相同时间间隔内剂量仪测出的剂量之间的相对偏差不大于±2%。有用射束轴，在不同准直器位置时，束轴在与其垂直的参考平面上的投影点的变化范围不大于 2 mm。经修整的半影区宽度不得超过 10 mm。灯光野边界线与照射野边界线之间的重合度每边不大于 2 mm。辐射野的均整度，在辐射野边长 80%的范围内，最大、最小剂量相对于中心轴剂量的百分偏差不大于±3%。机械等中心在与束轴垂直的参考平面上的投影轨迹最大径不大于 2 mm。

γ 远距治疗设备的放射防护性能要求：在正常治疗距离处，对任何尺寸的照射野，透过准直器的泄漏辐射的空气比释动能率都不得超过在相同距离处，照射野为 10 cm × 10 cm 的辐射束轴上最大空气比释动能率的 2%。最大有用射束外泄漏辐射的限值为：在正常治疗距离处，以辐射束轴为中心并垂直辐射束轴、半径为 2 m 圆平面中的最大辐射束以外的区域内，最大泄漏辐射的空气比释动能率不得超过辐射束轴与 10 cm × 10 cm 照射野平面交点处的最大空气比释动能率的 0.2%；平均泄漏辐射的空气比释动能率不得超过最大空气比释动能率的 0.1%。距放射源 1 m 处，最大有用射束外泄漏辐射的空气比释动能率不得超过辐射束轴上距放射源 1 m 处最大空气比释动能率的 0.5%。载源器的表面由于放射源泄露物质所造成的 β 辐射污染水平低于 4 Bq/cm^2。

γ 远距治疗设备的辐射安全性能要求：辐射头外表面上必须清晰地、永久性地标有按 GB 18871—2002 中规定的辐射安全标志。γ 远距治疗设备的载源器或快门关、出束状态转换、治疗控制台的显示装置与控制装置、治疗床的负荷以及电气与机械等的安全性能应符合 GB 9706.17 医用电气设备　第 2 部分：γ 射束治疗设备安全专用要求的相应要求。

2. γ 远距治疗应用的要求

（1）γ 远距治疗工作人员：γ 远距治疗单位应配备放射治疗的医生、物理师和技术人员，正确合理地使用放射治疗并保证放射治疗的质量。γ 远距治疗工作人员除应具备高中以上文化水平和放射治疗专业知识外，还应掌握放射防护知识，并经过培训，考试合格。

（2）γ 远距治疗与防护的质量保证：实施 γ 远距治疗应建立质量保证体系，保证辐射照射的准确性及防护的最优化。实施 γ 远距治疗应使用符合标准的 γ 远距治疗设备，建设合格的治疗室，配备辐射剂量和辐射防护的测量仪器，并由有资格的人员进行质量控制检测。同时应做好患者防护。

3. 伽马刀设备防护性能要求

新安装的 γ 刀治疗设备在投入使用前，应由具备检测资质的技术机构对其剂量学参数和防护安全等性能进行验收检测，确认合格后方可启用。

使用中的 γ 刀治疗设备及其配套的影像设备应定期维修，设备大修或更换重要部件后应由具备检测资质的技术机构对其剂量学参数和防护安全等性能进行验收检测，确认符合标准后方可启用。

使用中的 γ 刀治疗设备应进行稳定性检测和状态检测，剂量学参数和防护安全等性能应符合标准相应要求。

治疗单位应保证 γ 刀治疗设备的正常运行，禁止在设备工作状况不稳定的情况下进行治疗。

二、医用电子直线加速器

医用电子直线加速器，是指电子在微波电磁加速场中获得能量并沿直线轨道加速运动的设备。加速器产生的能量在 4～25 MeV 范围的 X 射线与组织作用时具有明显的射程，且射程随能量的增加而加深，使用 X 射线治疗肿瘤时，可以根据肿瘤深度，选择不同能量的 X 射线，使其射程恰好超过肿瘤的范围，X 射线的大部分能量消耗在肿瘤组织内，而病灶后面及表层正常组织受到较小损伤，因此医用电子直线加速器适用于全身各部位肿瘤的常规放射治疗。医用电子加速器主要由加速管、微波功率源、微波传输系统、电子枪、束流系统、真空系统、恒温水冷却系统、电源及控制系统、照射头、治疗床等组成（图 6－3）。

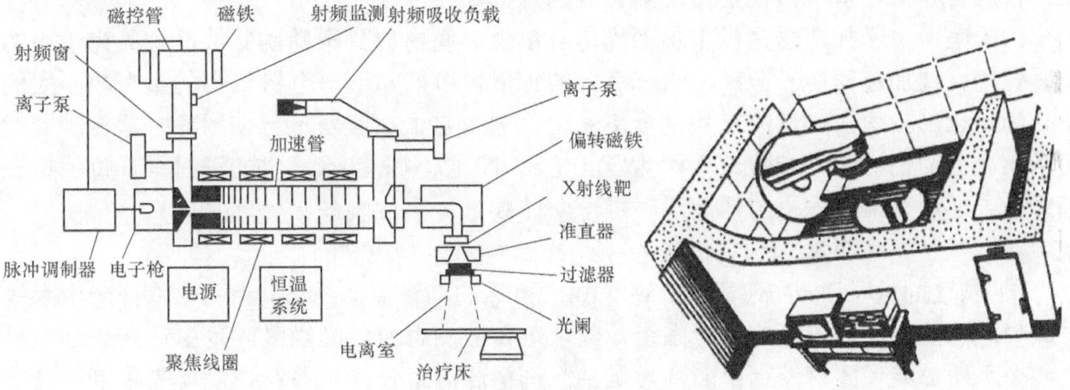

图 6－3　电子直线加速器的主要系统及加速器外形

近十多年来，基于计算机技术于医学中广泛的应用，影像学以及医疗仪器设备的进步，肿瘤放射治疗技术得到了变革性的发展，进入图像引导放疗的“精确定位、精确计划、精确治疗”时代，而在2002年，螺旋断层放射治疗系统（helical tomotherapy，HT/TOMO）一经问世便获得国际放疗界的肯定与推崇，将其认为是放疗历史上里程碑式的重要发明，把放疗真正的引入了IGRT时代。TOMO是以CT扫描的方式用扇形射野进行螺旋照射实现调强放疗的设备。该系统将普通的6 MV直线加速器安装在特制的螺旋CT滑环机架的结构上，窄扇形射线照射野可以环绕机械等中心做360° 连续旋转照射，每个旋转周期中形成51个弧形照射野（机架每旋转7° 算一个射野方向），采用气动二元多叶光栅，通过64片互锁设计的二元叶片调制40 cm宽的照射野，能够对小到0.6 cm左右的单个或多个颅内外的奇特小肿瘤病灶，大到60 cm直径的横断面和160 cm长的全身范围内的大肿瘤精确进行影像引导下的调强治疗。射波刀（Cyberknife）系统是利用一台具有一个自由度的机械手系统，将一台兆伏的单光子直线加速器抓在机械手中，在肿瘤处放置金属标志，在X射线的定位系统的引导下，从非共面的不同角度照射肿瘤。机械手臂非常灵活是该系统的突出特点。它的优越性能使之可以应用于全身大多数部位的肿瘤和血管畸形，如：颅脑、脊髓、肺脏、肝脏、胰腺、前列腺、乳房及全身骨骼的肿瘤，对颅底和脑内重要功能部位的肿瘤治疗更显示出不可替代的作用，是真正意义上的治疗全身肿瘤的刀，是唯一兼容放射外科和放射治疗两种功能的设备。

加速器的技术要求

国家职业卫生标准《电子加速器放射治疗放射防护要求》GBZ 126—2011规定了标称能量在50 MeV以下的加速器进行人体治疗时的放射卫生防护要求。

（1）加速器辐射安全、电气、机械安全技术要求

加速器辐射安全、电气、机械安全技术要求及测试方法必须符合GB 9706.5的有关规定。

（2）机械构造方面

控制台须能显示射线类型、能量、照射时间、吸收剂量预选值、剂量监测值、吸收剂量率、照射方式和楔形过滤器规格；加速器在机械上须设有保护装置，使设备按预选的照射方式工作。当在固定线束治疗过程中，治疗机机头发生移动，或在移动式治疗过程中，治疗机的机头不能移动或机架转动角度超过选择的角度范围5° 以上等情况下，能有效地制止；控制台和治疗室内须分别安装紧急停机开关。

由于医用电子加速器是以大小不均匀且单位时间内数目不等的脉冲产生其光子束的，所以医用直线加速器在一分钟内给予病人的辐射量可能与下一分钟给出的量有相当大的差别。为防止影响病人剂量的这种剂量率变化，医用电子加速器不再使用计时器控制照射，而是在源室的辐射束中安装一个探测器（电离室）以测量机器产生的辐射量。每测量一定辐射量，连接到探测器上的计数器产生一个计数。

（3）多重联锁装置

① 预选剂量联锁：加速器须有两个独立可靠的剂量监测系统，当两个或任一个系统发生故障时，能自动停机。若两个系统是冗余剂量监测组合，则当吸收剂量达到预选值时，这两个系统都能使照射停止；若两者是主次剂量监测组合，主系统控制使吸收剂量到达预选值时照射停止，次系统控制使吸收剂量最多超过预选值10%（或正常治疗距离处不超过等效值0.25 Gy）时使照射停止。② 时间联锁：当预选的照射时间到达后，定时器能独立地切断照射。③ 超剂量联锁：当正常治疗距离处吸收剂量率超过额定值一倍时，使照射停

止。④ 剂量分布联锁：当吸收剂量分布相对偏差大于 10%时，应停止照射。

（4）为防止超剂量照射的要求

① 辐照启动必须与控制台显示的辐照参数预选值联锁，控制台选择各类辐照参数之前，辐照不得启动。② 必须装备两道独立的剂量监测系统，每一道剂量监测系统必须能单独终止辐照，一道剂量监测系统发生故障不得影响另一道系统的功能。③ 两道剂量监测系统显示的剂量读数在辐照中断或终止后必须保持不变，辐照中断或终止后必须把显示器复位到零，下次辐照才能启动；由于元件或电源失效造成辐照中断或终止，失效时刻读数显示必须储存在一个系统内，以可读取方式至少保留 20 min 以上。④ 两道剂量监测系统采用双重组合情况下，当吸收剂量达到预选值时，两道系统必须都终止辐照。⑤ 两道剂量监测系统为初/次级组合情况下，当吸收剂量达到预选值时，初级剂量监测系统必须终止辐照，次级监测系统必须在超过吸收剂量预选值不大于 10%或不超过等效于正常治疗距离上 0.25 Gy 的吸收剂量时终止辐照。⑥ 控制台必须配置带有时间显示的辐照控制定时器，并独立于其他任何控制辐照终止系统。⑦ 若设备处于某一种状态下，在正常治疗距离上能产生高于规定最大值二倍的吸收剂量率时，则必须提供一联锁装置，以便在吸收剂量率超出规定最大值不大于二倍时终止辐照。在任何情况下，不得切断这一联锁装置。⑧ 必须对非直束式加速器提供剂量分布监测装置，当吸收剂量分布相对偏差超过±10%时终止辐照。⑨ 必须装备检查所有安全联锁的设施，用于在辐照间歇期间检查安全联锁（包括防止剂量率大于预选值十倍的联锁），确保各类系统终止辐照的能力和防止超剂量照射。⑩ 控制台和治疗室内必须分别安装紧急停机开关。⑪ 使用计算机控制系统的加速器软件和硬件控制程序必须加密，未经允许不得存取或修改；用于监视联锁或作为测量线路、控制线路一部分的计算机一旦发生故障，必须终止辐照。

（5）有用线束内杂散辐射限制

以电子束治疗时，其中的 X 射线百分份额不能超过表 6－6 中规定的数值。

表 6－6　电子束中 X 射线份额限制

电子能量/MeV	1	2	5	6	10	15	18	35	50
剂量比/%	3.0	3.2	3.7	3.8	4.2	5.0	5.8	10	20

X 射线治疗时，在照射最大条件下，相对表面剂量（表面吸收剂量与最大吸收剂量之比）不应当大于表 6－7 中规定的数值。

表 6－7　X 射线束中心皮肤表面剂量限值

X 射线最大能量/MeV	1	2	5	6	8～30	35	40～50
相对表面剂量/%	80	70	60	58	50	58	65

（6）有用线束外泄漏辐射限制

在正常治疗距离上，固定限束装置截面内，透过可调限束装置的漏射线吸收剂量与有用线束中心轴最大吸收剂量之比应满足以下限制：① X 射线治疗时，在 10 cm×10 cm 的照射野内不得超过 2%。② 电子束治疗时，在 50%等剂量曲线外 4 cm 至最大有用线束边缘之间的范围内平均不得超过 2%。③ 电子束治疗时，在 50%等剂量曲线外 2 cm 至最大有用线束边缘之间的范围内最大不得超过 10%。

最大有用线束外的漏射线（中子除外）限制：在正常治疗距离上，垂直于有用线束中心轴并以轴为圆心，半径为 2 m 的圆平面上漏射线不得超过有用线束中心轴吸收剂量的 0.2%（最大）和 0.1%（平均）。距电子轨道 1 m 处的漏射线不得超过正常治疗距离上有用线束中心轴吸收剂量的 0.5%。

最大有用线束外的中子泄漏辐射：X 射线标称能量大于 10 MeV 的加速器在规定区域内，最大有用线束外的中子泄漏辐射不得超过有用线束中心轴吸收剂量的 0.05%（最大）和 0.02%（平均）。距电子轨道 1 m 处的中子泄漏辐射不得超过正常治疗距离上有用线束中心轴吸收剂量的 0.05%。

（7）感生放射性限制

X 射线标称能量大于 10 MeV 的加速器，距设备表面 5 cm 和 1 m 处测得感生放射性的周围剂量当量分别不得超过 2 μSv/min 和 1 μSv/min。

三、质子/重离子加速器

相对于传统的光子治疗，质子和重离子的大多数能量都沉积在曲线的末端区域，此后的能量沉积更少，形成“布喇格峰”。质子布喇格峰（Bragg 峰）在射程终点处的剂量值比入口处的剂量值大 3～4 倍（即肿瘤前范围内的正常细胞只有峰值剂量的 1/4～1/3），在射程终点后的剂量几乎等于零（图 6－4）。费米国家加速器实验室的第一任所长罗伯特 •R •威尔逊（Robert R. Wilson）基于这种布喇格峰特征提出可以将质子重离子用于疾病的治疗。相对于传统的光子而言，它的主要优势在于可在射程末端释放大部分能量，且束流能够与肿瘤的形状精确契合，这样就对肿瘤前部的正常组织损伤较小。正是因为质子/重离子在肿瘤放射治疗领域里面的这种较大优势，它才会发展非常迅速。

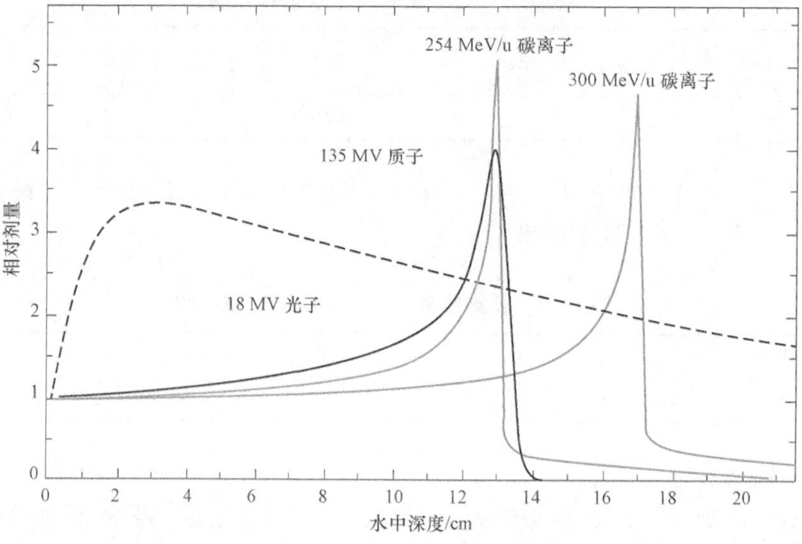

图 6－4　不同射线粒子在人体内的能量损失和剂量分布

日本在1994年建立了世界上第一个重离子医用加速器中心（HIMAC），开展重离子治疗。欧盟国家，尤其是许多核物理医学研究所在瑞士、瑞典、英国、德国、法国、意大利等开展了质子治疗的早期研究工作，并且相当成功。自1997年以来德国GSI重离子治疗的研究颇有成效。我国质子/重离子的发展受国际上质子重离子发展的影响而逐渐发展起来。开始主要是由一些诸如万杰质子治疗中心及中日友好医院的北京质子医疗中心这样的民营改革者推动发展，而政府涉及参与不多。目前中国大陆投入使用的粒子治疗中心仅有上海和山东淄博两家，甘肃武威已经出束。截至2018年底，由于社会力量的介入使得我国申请的质子/重离子项目已达到70余家。

一般情况下，质子/重离子加速器由1）加速器系统，包括离子源、低能输运线、直线加速器/回旋加速器、中能输运线和同步加速器；2）束流传输系统是将从同步加速器中引出的离子传输到治疗室内，包括多级高能输运线（根据实际情况可以是水平输运线、垂直输运线、半垂直输运线或者其他形式输运线）；3）束流应用系统组成，主要是指不同治疗室内各个方向束流的配送方式、监控和支持装置等，如束流配送可以以栅扫描的方式实现，就可以控制和传输到治疗室内靶处的剂量。不同的束流角度配置不同的支持装置，如水平固定束流、垂直固定束流、以某一个角度固定束流甚至360°任意角度束流等需要不同的支持装置。

1. 质子/重离子加速器的防护要求

（1）源项评估是辐射防护设计的基础。对于质子/重离子治疗设施的源项评估主要包含中子能谱与产额、伽马（γ）能谱与产额、单位束流的吸收剂量率、材料的残余辐射场以及不同工况的源项分布及强度等。源项评估前需要设定各种可能出现的工艺状况，根据不同工况进行详细的计算分析，才能保证项目通过安全评估。

（2）辐射屏蔽主要是体现在加速器防护墙的最优化设计，作为辐射屏蔽所需防护墙厚度的最优化来源可以通过数学解析计算的方法完成，也可以通过蒙特卡洛完成，后者计算起来更方便，在所建立的蒙特卡洛模型中输入相关参数即可在电脑服务器上完成计算。因为屏蔽设计的好坏直接影响工程项目的成本及建设周期。屏蔽设计的主要目的是将评估的辐射水平合理地降低到设计目标规定的剂量限值以下，并对建筑内的工作区域按辐射水平进行合理的分区。剂量限值的设计目标通过现行有效的国家标准给出，由当地环保部门在环境评价报告中予以确认。而工作区域的划分是对设计目标中的放射性工作区域划分的响应。屏蔽厚度直接影响工程土建成本及环评验收，其重要性毋庸置疑，设计过薄会引起局部区域的剂量率超过设计目标值，而过厚会增加成本。屏蔽结构还要求考虑结构自身的安全性、施工的难度和可行性，需要结构设计与屏蔽设计人员协同完成。屏蔽设计通常还应包含局部屏蔽的设计，作为主屏蔽（通常是混凝土墙）的补充。

2. 质子/重离子加速器的技术要求

质子/重离子加速器屏蔽防护的要点是在辐射源与人体之间放置一种能有效吸收射线的屏蔽材料。与常规光子治疗不同，质子治疗装置产生的主要辐射场是中子场，其最有效的屏蔽材料是混凝土或（含硼）聚乙烯这类含氢丰富的材料，为了解决上述材料密度较低的问题，可通过增加厚度和密实度的方法来加强防护性能。当然质子/重离子加速器周围环境也会对优化屏蔽结构起到重要作用，如一般情况下，质子/重离子加速器装置建在地面以下，设计中利用土壤屏蔽替换混凝土屏蔽，将加速器室和束流传输线的外墙混凝土厚度优化很多，这样可以大幅度降低建造难度和节省项目投资。

（1）安全联锁系统主要是确保加速器运行中无关人员不会受到额外的照射而提出的，是防止人员受到辐射伤害的最后屏障，给出治疗装置所有可能工况的控制措施以确保该设施的安全。也就是为防止人员及环境受到设计目标外的照射，制止治疗系统非正常工况的出现等。包括人身安全联锁系统、门禁系统和紧急逃逸措施等。辐射工作区域的划分、工作模式的变化（如维修/出束）、加速器出入控制、所用的联锁设备以及搜索路径的优化等都是保证人身安全联锁系统正常运行的重要环节。

（2）质子/重离子加速器治疗设施建设时应同步建设辐射与剂量监测系统，对个人剂量、工作场所剂量和环境剂量进行监测。该系统不仅包括治疗时照射的监测，还包括从治疗室流出的空气、水及固体垃圾的监测及制定相应的管理措施。应根据治疗装置的实际情况选用合适的监测设备，合理布置探测器。主要监测项目包括辐射种类、测量的范围，能量响应范围，设备的稳定度，抗电磁场干扰能力以及系统接口等。同时该系统对于质子/重离子治疗设施另外一个重要作用在于让建筑内外的工作人员与公众确信整个治疗装置设施及所处环境是安全的。应该在质子/重离子的相关区域布置在线监测系统，这样可以在任何时间给出剂量率以及累积剂量的值。应根据加速器运行过程中相关的实际情况，通常会以γ射线和中子作为监测对象。

（3）辐射监测包括请有监测资质的服务机构对工作场所的剂量监测和进入辐射场的职业工作人员的个人剂量的监测两部分。其中个人剂量监测可以获得每一名职业人员的γ射线和中子的累积剂量。

（4）设备相关的辐射防护设计在主屏蔽的设计以外还需要对特殊的设备进行针对性的辐射防护设计，以确保安全、降低造价、方便维护与使用。其包含的内容十分复杂而且根据不同的工艺要求差别巨大，例如：选能器的屏蔽设计；束流穿墙管道上的束流阻挡器及中子屏蔽塞子用于不同束流线切换时对各个治疗室的防护：电缆、净水、污水、空调管道穿墙时的剂量泄露评估及相应的防护措施；高频照射区的防护；设备材料及电缆在辐射场中的使用寿命评估；放射性废物的处置等。

总而言之，由于质子/重离子治疗装置的复杂性，尤其是直接与人接触，因此在辐射防护上更具有独特的复杂性，这过程主要体现在质子/重离子加速器治疗过程的复杂性，加速器运行过程的复杂性，生物效应的复杂性等方面，尤其是质子/重离子作为高能离子在与作用对象发生相互作用后产生的次级中子会导致二次肿瘤的发生，这就更加迫使人们在使用其过程中必须要注重辐射防护的重要性，只有把辐射防护放在重要的位置后，才能使得这种风险降到最低。在设置了有效和足够的屏蔽后，质子/重离子装置运行使得工作人员受电离辐射照射主要来自因加速器组成器件的活化而产生的感生放射性。特别是对加速器治疗组件进行运行维护和检修的工作人员，从辐射安全上需要严格管理和控制，以确保其受到的年累积剂量不超过剂量目标限值。辐射防护设计是需要在质子/重离子加速器项目工程设计、建设和调试全程参与的重要环节。质子/重离子治疗装置的辐射防护设计人员需要对治疗装置的工艺流程有着深入的了解及一定的工程实践经验才能够进行有效的设计，实现项目的安全运营。

四、X 射线治疗机

X 射线治疗机即发生并控制 X 射线用于对人体组织放射治疗的设备。X 射线治疗机是最早的外照射治疗机，与 ^{60}Co 治疗机和加速器相比，X 射线治疗机由于其绝缘限制，只能产生 kV 级 X 射线，其能量低、易散射、深部剂量分布差、表面吸收剂量大，目前临床上仅用于某些特殊部位的治疗以及作为电子束治疗的代用装置。该类设备具有 X 射线发生装置，治疗床及设备支撑装置，过滤板等必要部分，还包括信号分析和显示部分、冷却系统、体腔治疗管和治疗方案程序等，主要用于临床肿瘤治疗。

治疗机防护性能的技术要求如下。

（1）治疗机泄漏辐射的限制

治疗状态下，X 射线源组件的泄漏辐射应按表 6－8 控制。非治疗状态下，X 射线源组件的泄漏辐射和非有用辐射的控制值当X射线源处于以手动中断治疗而X射线管高压仍通电，或预定的治疗终止且 X 射线管高压断电的非治疗状态时，自中断或终止辐射束发射后 5 s 开始，空气比释动能率控制值：在距 X 射线管焦点 1 m（包括治疗束方向）处，不得超过 0.02 mGy/h；在距 X 射线源组件表面 50 mm 处，不得超过 0.2 mGy/h。

表 6－8　治疗状态下 X 射线源组件 [1]泄漏辐射控制值

X 射线管额定电压/kV	空气比释动能率控制值/mGy/h
＞150	距源组件表面 50 mm 300 距 X 射线管焦点 1 m　10
≤150	距 X 射线管焦点 1 m　1
≤50[2]	距源组件表面 50 mm　1

1）X 射线源组件包括固定安装在 X 射线管套上的限束器

2）适于可手持的治疗机

限束器的泄漏辐射控制水平：限束器仅指直接与 X 射线管组件连接但可拆卸的集光筒或可调限束器的整体固定部分。在可卸式限束器出口照射野全屏蔽条件下，限束器照射野外的相对空气比释动能率不得超过表 6－9 的控制水平。

表 6－9　可卸限束器的相对泄漏辐射控制水平

限束器出线口处屏蔽铅板的尺寸为照射野横（纵）向相应尺寸的倍数	可卸限束器的相对泄漏辐射 [1]控制水平，%
1.5 倍	0.5
1.1 倍	2

注：1）在距铅板边缘 20 mm 以外任何位置的最大空气比释动能率占同一平面上无铅板时射线束中点处空气比释动能率的百分数。

除 X 射线源组件外其余部件的泄漏辐射控制值，距 X 射线机的任一部件表面 50 mm 的任何位置上，空气比释动能率不得超过 0.02 mGy/h。

（2）与有用线束辐射输出量相关的技术要求：照射野内有用线束累积空气比释动能的

重复性应不大于 5%（X 射线管电压≤150 kV）和 3%（X 射线管电压＞150 kV）。照射野内有用线束累积空气比释动能的非线性应不大于 5%。

（3）治疗机控制台

控制台应具有下列安全控制设备：主电源锁，预置的照射条件的确认设备，在确认照射条件无误后启动照射的设备，在紧急情况下中断照射的设备，辐射安全与联锁装置。

（4）计时器和剂量监测仪

治疗机的计时器和剂量监测仪，应能防止自动终止照射的意外故障，其要求如下：当治疗机同时设有两台独立的计时器或剂量监测仪时，必须以并列或主/次组合方式配置。其中每一台必须能够独立终止照射；当达到预置值时，并列组合的两套系统或主/次组合的主系统必须终止照射。因主次组合的主系统故障未终止照射并超过了预置值的 10%，或计时器超过 0.1 min，或剂量监测仪在相应标称距离处的吸收剂量超过 0.1 Gy 时，次级系统必须立即终止照射。

（5）辐射安全与联锁要求

治疗机必须具有辐射安全与联锁设施，当出现下列任何一项错误或故障时，能中断照射，并有相应故障显示。① 对 X 射线源组件移动设备故障的保护：治疗机照射时，X 射线源组件相对患者的移动设备在执行预置的移动指令过程中，受到卡、阻或发生其他移动故障时，应由保护设备强制自动中断照射。② 防止 X 射线管通电时误照射：若吸收部件工作不正常，不可能使 X 射线管通电；当 X 射线管通电时，吸收部件出现故障应导致 X 射线管断电；当辐射束停止发射时，吸收部件应工作到位。③ 防止组合照射条件误置时误照射：组合照射条件包括 X 射线管电压、X 射线管电流、固定与附加过滤、限束器（可调限束器或集光筒），以及 X 射线源组件移动设备等与病人治疗相关的诸照射条件的组合。控制台设置的组合照射条件有下列情况之一时，治疗机不能输出辐射：没有按治疗计划预置；预置超过了设备的性能指标；预置条件不正确（如过滤器、限束器安放位置不当或安放方向错误）；当组合照射条件能够在治疗室内和治疗室外的控制台设置时，控制台的设置与机旁的设置不一致；预置未经控制台确认检验。④ 防止人员误入治疗室，治疗室的防护门必须与治疗机的工作状态联锁，只有关闭治疗室门时才能照射；在治疗机照射状态下意外开启防护门则中断照射。应当采取预防措施，防止照射中意外开启防护门，且此时在控制台应有相应显示。

（6）辐射束发射的启动与中止

正常情况下，必须按顺序设置上述的组合条件，并经控制台确认验证设置无误时，由“启动”键启动照射，在完成预置的照射后自动终止照射。再次发射辐射束，必须按上述步骤重新设置与操作。在异常情况下，设备自行中断照射，此时，必须在排除故障并在控制台“复原”后才可由“启动”键启动照射，继续完成原预置的照射；或者在重新设置后才能再次启动照射。

（7）手持治疗机的特殊要求：治疗机的 X 射线管标称电压不得大于 50 kV。X 射线管组件除手持外还应有其他的固定方法。只能由手持 X 射线管组件的工作人员控制 X 射线管的通电。必须具有表征 X 射线管通电的声响和灯光警告信号。治疗机必须配备个人防护用帽子、手套和围裙，其对 X 射线的衰减不小于 0.25 mm 铅当量，并在随机文件中给出提醒操作者使用这些防护用品的要求。

五、后装治疗机

后装治疗机即近距离后装治疗机，使用放射核素产生的射束治疗肿瘤的设备。它是先在病人的治疗部位放置不带放射源的治疗容器，包括能与放射源传导管相连接的空的装源管、针或相应的辅助器材（又称施源器），可为单个或多个容器，然后在安全防护条件下或用遥控装置，在隔室将放射源通过放射源导管，送至已安放在病人体腔内空的管道内，从而进行放射治疗（图 6－5）。由于放射源是后来装上去的，故称之为后装治疗（Treatment of After Loading）。后装治疗已被广泛应用于宫颈癌，前列腺癌，乳腺癌和皮肤癌的治疗。后装治疗是一种近距离治疗方法，基本特征是放射源贴近肿瘤组织，肿瘤组织可以得到有效的杀伤剂量，而邻近的正常组织，由于辐射源剂量随距离增加而迅速跌落，受照剂量较低。

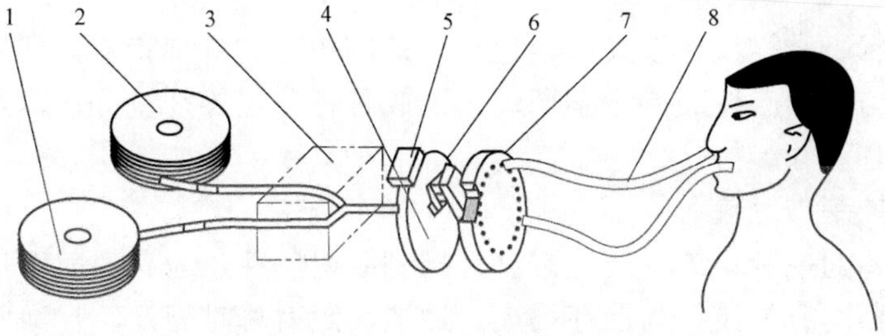

图 6－5 后装治疗工作原理示意图

1—假源轮；2—真源轮；3—安全区；4—换路器；5—编码器；6—换路导管；7—接管盘；8—前导管

一套完整的后装治疗设备有以下几个部分组成：治疗机、施源器、治疗计划系统、附加安全设备。尽管近距离治疗可选择不同形状不同活度的放射源，但通常使用具有高活度的 ^{192}Ir 微型源作为后装近距离治疗用的放射源。^{192}Ir 放射源特点为：其 γ 射线的平均能量只有 0.384 MeV，半价层为 3 mmPb，在距源 7 cm 内组织中散射线量与介质吸收量基本相等，组织中与空气中剂量比值为 1，简化了剂量计算。^{192}Ir 半衰期只有 74 天，比其他近距离治疗用放射源如 ^{137}Cs（半衰期 30 年）或 ^{60}Co（半衰期 5.3 年）要短，在废弃放射源的管理方面具有一定优势。

后装机的防护要求如下。

后装放疗设备应符合规定的技术条件，应有相应的放射治疗计划系统。后装放疗设备的安全防护性能应在订购、安装调试、验收检测和常规维护中给予质量保证。新安装和维修后的后装放疗设备在投入使用前，应对设备性能、安全防护性能及临床剂量学参数进行全面测试。应对后装放疗设备进行定期检测和维修。当设备工作不正常时，应立即停机检查。禁止在设备工作状况不稳定的情况下进行治疗。应保证后装设备正常运行，确保多通道系统进出源顺畅，剂量监测系统可靠，联锁系统齐全和防护性能符合要求。近距离治疗设备应配备相应的放射治疗计划系统。

（1）放射源

后装治疗用 γ 放射源，应符合 GB 4075 的规定。应尽可能选择高比活度、能量合适的

γ 放射源。放射源应有生产厂家提供的说明书及检验证书。说明书应载明放射源编号、核素名称、化学符号、等效活度与标定日期、表面污染、泄露检测结果和生产单位名称等。放射源外观活度值与检测值的相对偏差应不超过±5%。放射源的更换应由专业技术人员进行，在换源过程中应加强操作人员的放射防护措施和辐射剂量监测。放射源的运输应符合GB 11806 的规定。退役放射源应按国家有关规定进行处理。

（2）贮源器

放射源运输贮源器表面应标有放射性核素名称，最大容许装载活度和牢固、醒目的、符合 GB 18871 要求的电离辐射警告标志。工作贮源器内装载最大容许活度的放射源时，距离贮源器表面 5 cm 处的任何位置，因泄漏辐射所致周围剂量当量率不大于 50 μSv/h；距离贮源器表面 100 cm 处的球面上，任何一点周围剂量当量率不大于 5 μSv/h。装载放射源的运输贮源器或工作贮源器，应存放在限制一般人员进入的放射治疗室或专用贮源库内。

（3）施源器

施源器的形状、结构设计以及材料选择应适应靶区的解剖特点，保证放射源在其中正常驻留或运动。施源器应按照剂量学原理，形成各种预定的剂量分布，最大限度地保护邻近正常组织和器官。

（4）放射源控制与运输

后装治疗设备的控制系统，应能准确地控制照射条件，应有放射源启动、传输、驻留及返回工作贮源器的源位显示与治疗日期、通道、照射总时间及倒计数时间的显示。后装治疗设备控制系统应有安全锁等多重保护和联锁装置。应有防止因放射源传输系统失效，控制程序错误以及放射源连接脱落等电气、机械发生故障等造成的患者误照射。实施治疗期间，当发生停电、卡源或意外中断照射时，放射源应能自动返回工作贮源器，并显示和记录已照射的时间和剂量，直到下一次照射开始，同时应发出声光报警信号。当自动回源装置功能失效时应有手动回源措施进行应急处理。在控制台上，应能通过 γ 射线监测显示放射源由工作贮源器内输出和返回贮存位置的状态。控制台上应有紧急停机开关。控制照射时间的计时误差应小于 1%。连接施源器各通道与施源器的放射源传输管道及施源器应平滑，具有可允许的最小曲率半轻，以保证放射源传输畅通无限。连接施源器与放射源传输管道时应使接头衔接严密、牢固，防止放射源脱落。放射源在施源器内驻留位置的偏差不大于±1 mm。后装治疗程序中放射源的输送路径应保持尽可能短。

（5）源的管理

后装治疗用的放射源数目、类型、源置入腔内的日期和时间、源在腔内置放时间、源被撤除腔内的日期和时间，都要准确并作详细记录，备案。腔内的源被撤除后，应及时探测并判定腔内是否有遗留的源存在。

第五节　退役源的管理与防护要求

放射治疗技术中有一部分射线是来源于放射源的。放射源是指用放射性物质制成的能产生辐射照射的实体。放射性核素会自发衰变释放出射线和粒子，这些射线和粒子可以用来治疗恶性病变组织。伴随衰变的发生放射性核素的活度会慢慢降低，当其活度下降到一定程度已经不能再满足正常医学治疗的需求时就成为了具有一定安全隐患的废弃源。随着放射源使用期满，这些放射源都会逐步退役，按照目前社会放射源使用量估算，每年将有数千枚放射源因使用期满而退役。按照《中华人民共和国放射性污染防治法》、国务院449号令与国家环保总局31号令有关规定，国产放射源使用期满后应该返回原生产单位，或者收储到城市放射性废物暂存库；进口放射源应该返回原出口国。但这些退役源大部分都是十多年甚至二十年前购买的，国内部分原生产单位现在已经不具备回收处置能力，进口的放射源因为当时没有签返回协议也无法返回原生产国。绝大多数都是由各单位简单予以保管，有的单位由于管理人员退休或者调离等因素，使得少数放射源甚至处于无人管理状态，存在极大安全隐患。近年来，因管理不善等原因造成放射源丢失、被盗的事件时有发生，导致多起放射性污染事故，严重威胁着人民群众的生命健康。为了加强放射源管理、规范放射源利用、消除安全隐患，2004年4月起全国开展“清查放射源，让百姓放心”专项行动。从2004年10月份开始已经对放射源实行身份证管理制度，放射源从生产到废弃都执行终身编码制度，以免出现下落不明的情况。

目前回收的退役源主要有两大类：一类是放射性活度很小（毫居里级或微居里级）或者半衰期短（100天以内）的放射源，这类源再利用价值不大。它们主要是科研、教学以及部分仪表用源，这些放射源绝大多数都是Ⅳ、Ⅴ类源；另一类是半衰期长、放射性活度较大或者退役放射源内的原材料比活度高，这些放射源绝大多数是Ⅰ、Ⅱ类源，有再利用价值。目前对返回到原生产单位的有再利用价值的部分退役放射源，一般会将其加工再生产，制成非标准源，如活度较大的^{60}Co医疗源，在经过加工后制成非标准型^{60}Co工业辐照源后再销售。

放射治疗中常见的放射源有：^{60}Co远距离治疗源、^{60}Co伽马刀治疗源、^{60}Co或^{192}Ir后装治疗源。这其中又以^{60}Co远距离治疗源的活度较大，放射性活度主要有111 TBq、185 TBq和296 TBq三种规格。^{60}Co远距离治疗源一般使用年限为6～10年，根据^{60}Co半衰期推算，正常情况下，这些放射源在回收时的放射性活度一般为18.5～74 TBq。^{60}Co伽马刀治疗源可开展头颈部和全身立体定向放射治疗，由于其治疗精确度高、治疗效果好，近10年伽马刀治疗技术的发展非常快，大有逐步取代^{60}Co远距离治疗机的趋势。每套伽马刀一般由25或30枚源组成，每枚源都是两层包壳结构，每枚放射源的放射性活度约为7.4 TBq。这些放射源一般在使用1～2个半衰期后会陆续退役，退役时单枚放射源的放射性活度尽管不大（1.85～2.96 TBq），但其放射性比活度还比较高，完全可以满足远距离治疗源对比活度的要求，可以再利用其作为^{60}Co远距离治疗源的原材料。如果将退役伽马刀里的^{60}Co源取出用作医疗源，而退役医疗源的^{60}Co源再用来做工业源，如此循环，^{60}Co源可以反复使用3次，放射性^{60}Co源的废弃时间将可以推迟二三十年。

按照《中华人民共和国放射性污染防治法》《放射性同位素与射线装置安全和防护条例》和《放射性废物安全管理条例》中的相关要求，放射治疗过程中产生的废弃放射源的管理与防护应遵循以下要求。

（1）医疗卫生机构应当将其产生的不能回收利用并不能返回原生产单位或出口方废旧放射源，送交取得相应许可证的放射性固体贮存单位集中贮存，或者直接送交取得相应许可证的放射性固体废物处置单位处置。禁止将废旧放射源和其他放射性固体废物送交无相应许可证的单位贮存、处置或者擅自处置。

（2）放射性固体废物贮存单位应当按照国家有关放射性污染防治标准和国务院环境保护主管部门的规定，对其接收的废旧放射源和其他放射性固体废物进行分类存放和清理，及时予以清洁解控或者送交取得相应许可证的放射性固体废物处置单位处置。

（3）将废旧放射源和其他放射性固体废物送交放射性固体废物处置单位贮存、处置时，送交方应当一并提供放射性固体废物的种类、数量、活度等资料和废旧放射源的原始档案，并按照规定承担贮存、处置的费用。

（4）医疗卫生机构应当按照放射性废物危害的大小，建立健全相应级别的安全保卫制度，采取相应的技术防范措施和人员防范措施，并适时开展放射性废物污染事故应急演练。

（5）医疗卫生机构应当对其直接从事放射性废物处理、贮存和处置活动的工作人员进行核与辐射安全知识以及专业操作技术的培训，并进行考核；考核合格的，方可从事该项工作。

（6）进行废弃源的倒源操作时须采取辐射安全防护措施，防止潜在照射的危害，确保个人辐射安全。工作中必须贯彻“辐射防护三原则”，做好辐射防护工作和个人剂量监测，使操作人员所受照射控制在合理可行的尽量低的水平。

（7）医疗卫生机构负责编制废弃源倒源应急预案和退役放射源应急方案标准管理规程，成立倒源现场指挥和应急组织机构，明确职责分工。

（8）医疗卫生机构应当按照在废弃放射源退役活动完成之日起 20 日内如实报告放射性废物产生、排放、处理、贮存、清洁解控和送交处置等情况。

思考题

1. 放射治疗可以分为几种治疗方式？分别包括哪些技术？
2. 放射治疗防护的原则是什么？
3. 放射治疗单位应从哪几个方面确保最优化的实施？
4. 医用电子/质子加速器室的选择和布局要求是什么？
5. 放射治疗过程中如何做好放射工作人员的防护工作？
6. 放射治疗过程中如何做好患者的防护工作？
7. 请简述 γ 远距治疗设备的防护技术要求。
8. 请简述医用电子直线加速器的防护技术要求。
9. 请简述后装治疗的防护要求。
10. 废弃源的管理和防护要求有哪些？

本章编者：陈　娜

第七章　核医学诊疗的防护

第一节　核医学概述

核医学（Nuclear Medicine）是利用核素和核技术来进行生命科学和基础医学研究并在临床进行诊断和治疗疾病的一门综合性交叉学科，是现代医学的重要组成部分，是核探测技术、电子技术、计算机技术、化学、物理和生物学等现代科学技术与医学相结合的产物。

核医学在疾病的诊断、治疗过程中需使用放射性药物，其为非密封型放射源。在诊疗过程中，需将放射性药物引入到患者体内，患者在受到放射性核素内照射的同时，又可作为一个核辐射的来源，对周围人群产生外照射。另外，患者的排泄物可能对周围环境造成污染。可见，核医学的诊断与治疗过程中既有内照射，也有外照射及环境污染。因此，如何对患者进行有效的内照射防护，同时对其周围的工作人员及其他人群进行有效的外照射防护，对其排泄物引起的环境污染进行有效控制，是核医学诊疗过程必须高度重视的问题。

一、核医学诊疗常见放射性核素

临床核医学实践中的体外诊断、体内诊断与治疗，都需要放射性核素及其标记的化合物即放射性药物来进行示踪。放射性药物（或核药物）是指含有一种或几种放射性核素并供医学诊断和治疗用的药物（品）。临床上使用的放射性药品必须获得国家药品监督管理部门批准，具有批准文号并上市销售。广义的放射性药物包括：含有一种或多种放射性核素的医药制剂、医学使用的放射性核素发生器、与核素发生器配套使用的药盒、制备放射性药物的前体。

按放射性核素半衰期的长短可分为长半衰期（如钴（^{57}Co）、碘（^{125}I））、中等半衰期（如磷（^{32}P）、碘（^{131}I））、短半衰期（如锝（^{99m}Tc））和超短半衰期（如氟（^{18}F）、碳（^{11}C））等放射性核素。按核素在临床使用的目的划分，可以分为显像与功能测定类放射性核素（如^{18}F、^{99m}Tc）、治疗类放射性核素（如^{131}I、^{32}P、^{212}Bi）、体外分析类放射性核素（^{125}I、^{14}C、^{3}H）等。这里我们按照放射性核素的来源进行介绍。

1. *反应堆生产的医用放射性核素*

利用反应堆提供的高通量中子流照射特定的靶材料引起核反应可产生一些有用的子核素，通过一定的分离和纯化，可以得到多种医用放射性核素。通过反应堆生产的放射性核素品种多、成本低、产量大，又能同时辐照多个靶材料来生产不同的核素，因此是医用放射核素的主要来源。但是反应堆生产的医用放射性核素多为丰中子核素，常伴有β^-衰变，发出的β^-射线可能产生较明显的辐射生物效应，对受试者易产生辐射危害，不利于制备诊断用放射性药物，而常常作为治疗性的放射性核素。反应堆生产的放射性核素一般由生产商供应，通过运输送达医学用户手中。表 7－1 列出了常见的反应堆生产的医用放射性核素。临床核医学使用最多的治疗用的核素就是反应堆生产的 ^{131}I、^{32}P、^{153}Sm。

表 7－1 常见的反应堆生产的医用放射性核素

放射性核素	半衰期 $T_{1/2}$	放射性核素	半衰期 $T_{1/2}$
^{24}Na	14.659 h	^{3}H	12.33 a
^{55}Fe	2.7 a	^{14}C	5 730 a
^{59}Fe	44.6 d	^{198}Au	2.696 d
^{75}Se	118.5 d	^{32}P	14.28 d
^{133}Xe	5.25 d	^{51}Cr	27.7 d
^{125}I	60.2 d	^{35}S	87.4 d
^{131}I	8.04 d	^{45}Ca	165 d
^{99}Mo	66.02 h	^{58}Co	70.8 d
^{153}Sm	46.8 h	^{64}Cu	12.7 h

2. 加速器生产的医用放射性核素

加速器生产放射性核素是利用加速器将带电粒子加速到一定的能量，轰击特定的靶材料，引起核反应而实现的。生产出来的放射性核素一般为贫中子核素，以发射 β^+ 或电子俘获形式进行衰变，能量适度，半衰期短，辐射危害小，非常适合 PET 显像。目前加速器生产的放射性核素主要是一些生命核素如 ^{11}C，^{13}N，^{15}O 以及 ^{18}F 等，见表 7－2。这些核素容易标记到生物分子上，化学修饰作用小，对功能显像非常有意义。加速器生产的放射性核素可以由专门的机构或单位供应，也可以在核医学 PET 中心自己生产，这使得核医学的辐射防护问题变得更为复杂，存在外照射防护和感生放射性问题。由于加速器生产的核素与靶元素不是同位素，因此能够得到高比活度甚至是无载体的放射性核素。在生产短半衰期的放射性核素时，也可能发生放射性气溶胶污染，因此，可能对职业人员和公众造成内照射，在进行装置设计和安装时，应当有良好的通风系统和放射性监测报警装置。

表 7－2 常见的加速器生产的医用放射性核素

放射性核素	半衰期 $T_{1/2}$	主要衰变方式	放射性核素	半衰期 $T_{1/2}$	主要衰变方式
^{11}C	20.38 min	β^+	^{67}Ga	78.3 h	EC
^{13}N	9.96 min	β^+	^{68}Ge－^{68}Ga	288 d	EC，β^+
^{15}O	122 s	β^+	^{111}In	2.83 d	EC
^{18}F	109.8 min	β^+	^{123}I	13.0 h	EC
^{22}Na	2.602 a	β^+，EC	^{201}Tl	74 h	EC
^{52}Fe	8.27 h	β^+，EC	^{57}Co	271.77 d	EC

3. 由乏燃料提取的医用放射性核素

反应堆中的核燃料受中子照射，发生核裂变，生成几百种放射性裂变产物，其中有些放射性核素可用于核医学，如 ^{99}Mo，^{90}Sr，^{131}I，^{89}Sr 等。分离获得的 ^{99}Mo 可制成 ^{90}Mo—^{99m}Tc 发生器，用于临床。

4. 放射性核素发生器生产的医用放射性核素

临床上部分放射性核素可通过放射性核素发生器来获得。放射性核素发生器（radionuclide generator）是一种能从较长半衰期的母体放射性核素中分离出由它衰变而产生的较短半衰期放射性子体核素的装置。发生器的重要性在于母体核素的半衰期足够长，它们有足够的时间进行长距离的运输，能为难以开展核药学生产与服务的偏远地区提供短寿命核素源，因而在医院及实验室已被普遍采用。

为了使生产的放射性核素适用于医学诊断和治疗，并满足辐射防护的需要，对放射性核素发生器有下列基本要求。

① 子体核素必须具有高的放射化学纯度和放射性核素纯度，以确保放射性药品的质量；

② 子体核素必须具有适宜的核性质，在满足诊断或治疗用途的前提下，尽可能减少患者所受的辐射剂量；

③ 产品必须无菌和无热原，且能方便地制成临床适用的放射性药物；

④ 母体核素容易获得，便于运输和应用；

⑤ 医用放射性核素发生器应结构设计合理、紧凑，操作简便，使用安全；

⑥ 医用放射性核素发生器应设置屏蔽体，屏蔽厚度应符合《放射性物质安全运输规定》的要求；

⑦ 现场淋洗时应另设附加屏蔽，以确保工作人员的辐射安全。

在发生器中，随着母体核素的衰变，子体核素不断增多又不断衰变，经过一定时间可达到放射性平衡。用适当的分离手段即可从母体中获得无载体的子体核素。由于母体核素的半衰期较长且不断衰变，上述分离过程可重复进行，因此发生器可在一定的时间内重复使用，直到母体核素的放射性活度减到很弱为止。这一现象和从母牛身上挤牛奶相似，因此放射性核素发生器俗称 “母牛”（cow），把供应这些由母牛生产的医用放射性核素的公司称为“奶站”。

目前临床上一些常用的医用放射性核素发生器见表 7－3。使用较多的是 ^{99}Mo—^{99m}Tc 发生器、^{188}W—^{188}Re 发生器和 ^{90}Sr—^{90}Y 发生器，我国目前批准生产和市场供应前两种核素发生器。

表 7－3　几种医用放射性核素发生器

子体	半衰期/h	衰变类型	主要光子能量/keV	β^-最大能量/MeV	母体	半衰期
^{99m}Tc	6.02	IT	140		^{99}Mo	66.02 h
^{188}Re	16.98	β^-（γ）	155	2.12	^{188}W	69.4 d
^{90}Y	64.2	β^-	140	2.27	^{90}Sr	28.1 a
^{87m}Sr	2.8	IT	388		^{87}Y	3.35 d
^{68}Ga	1.13	β^+	511		^{68}Ge	288 d
^{113m}In	1.66	IT	393		^{113}Sn	115.1 d

特别需要提到的是 ^{99}Mo—^{99m}Tc 发生器，从该发生器中容易得到无菌、无热原、无载体的游离态核素 ^{99m}Tc。^{99m}Tc 有相当好的物理和辐射特性：物理半衰期为 6 h；无 β 辐射，GBq 级活度的摄入用于诊断对患者不会产生显著辐射剂量，发射的 140 keV 光子，易准直，可获得高的空间分辨率显像。^{99m}Tc 标记的放射性药物容易标记生产，将 ^{99m}Tc O_4 加入多种（无放射性）冷试剂盒即得，它是目前应用最广泛的放射性药物，几乎占临床所用放射性药物总量的 80%以上，但随着正电子核素的使用增加，^{99m}Tc 使用量有所下降。

在核医学中受到重视的另一种放射性核素发生器是 ^{188}W—^{188}Re 发生器。生产的子核素 ^{188}Re 具有优良的辐射特性，β^-衰变的半衰期为 16.98 h，衰变产物为稳定的 ^{188}Os，β 衰变时发射的最大能量为 2.12 MeV 和 1.96 MeV 的 β^-射线，衰变概率分别为 71.1%和 25.6%，上述能量的 β^-射线适用于放射性核素体内治疗肿瘤；同时发射 155 keV 的 γ 射线（15%），适宜于显像诊断，以观察治疗效果；铼（Renium，Re）也具有优良的化学特性，它与 Tc 同属于ⅦB 族元素，化学性质相近，大多数 ^{99m}Tc 放射性药物的标记方法也适用于 ^{188}Re。

^{90}Sr—^{90}Y 发生器也是常见的发生器，它生产的子核素是 ^{90}Y，为纯 β^-辐射体核素，半衰期为 64 h，β^-衰变时发射的 β^-粒子最大能量为 2.279 MeV，衰变概率为 99.988 5%，另一条 β^-射线的最大能量为 0.518 MeV，衰变概率仅为 0.011 5%，β^-衰变时伴随的 γ 辐射概率近似为零。由于 ^{90}Y 衰变时发射高能量的 β^-粒子，所以它可以作为治疗肿瘤的放射性核素。由 ^{90}Y 制作的玻璃微球、^{90}Y 络合物或螯合物以及 ^{90}Y 标记的单克隆抗体已在临床上得到应用。

二、核医学诊疗相关设备

核医学诊疗中，显像、测量和计数装置主要分为两类：一类是闪烁装置，它们包括 γ 照相机、SPECT、PET 和井型计数器；另一类是气体探测器如盖–革计数管和电离室辐射检查设备。核医学体外诊断分析常使用计数装置，包括γ闪烁计数器、液体闪烁计数器、盖–革计数管、电离室等。核医学体内诊断可以根据仪器在体外探测γ射线的方式不同，分为放射性核素非显像探测装置和显像装置。前者主要用于功能检查，是利用非显像探测装置在体表检测和记录特定放射性药物在组织、脏器中的摄取、聚集和排泄的过程，并以时间–放射性强度曲线等方式显示，据此判断特定脏器的功能和病理变化。核医学常用的非显像探测装置包括甲状腺功能仪、肾图仪、心功能仪等。这些仪器的核心部件是γ射线闪烁探测器，它具有带屏蔽壳和准直器的γ闪烁探头和相应的电子器件及记录系统。放射性核素显像装置包括γ相机、单光子发射型γ射线断层仪（Single Photon Emission Tomography，SPECT）、正电子断层仪（Positron Emisson Tomography，PET）。γ相机只可以获得脏器的平面图像，目前在我国主要在一些较小或偏僻地区的医院使用。而 SPECT 和 PET 可以得到人体横断面、矢状面及冠状面图像，应用更为广泛。

1. 闪烁探测器

用于核医学的核辐射探测仪器主要是闪烁探测器，γ闪烁计数器、γ 照相机、SPECT 及 PET 等都要使用闪烁探测器，其工作原理基本类似。在闪烁探测器的探测面有一个不透光的固体闪烁体，γ射线进入闪烁体，通过光电效应、康普顿效应和电子对效应产生次级电子，次级电子又使闪烁体中的原子、分子进一步电离和激发，被电离和激发的原子、分子在退激过程中又发射出光子，这些光子经过光反射层及光导被收集在光电倍增管的光阴极上，光子打在光阴极上并被吸收，然后发射出光电子，光电倍增管再将光电子进行倍增，最后被收集到阳极上，产生负脉冲信号，再经过电子学线路放大，信号被记录并用计算机分析。

2. SPECT

SPECT 是一个探头可以围绕病人某一脏器进行 360° 旋转的 γ 相机，只是图像重建的方法不同。SPECT 探头绕人体一周，在旋转时每隔一定角度（3° 或 6° ）采集一帧图片，然后经滤波反向投影法或迭代重建法或傅立叶变换法等方法，用电子计算机自动处理，将图像叠加，重建为该脏器的横断面、冠状面、矢状面或任何需要的不同方位的断层、切面图像，最后大大提高了诊断的灵敏度和正确性。SPECT 也可以与 X－CT 融合，在高分辨的解剖影像的基础上，获得功能图像。

3. PET

PET 显像的基本原理是正电子放射性核素发射出的正电子在体内移动大约 1 mm 后和负电子结合发生湮灭，正负电子消失的同时产生一对能量相等（511 keV），方向相反的γ光子，见图 7－1。

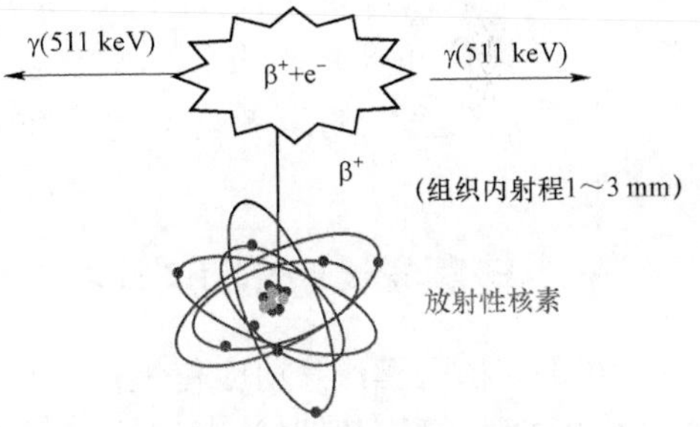

图 7－1　正电子湮灭

在 PET 探头系统内由数个探测器环构成，由湮灭产生的两个方向相反的光子能够被探头内的两个探测器分别探测到。这种位置探测不需要如 SPECT 那样的屏蔽型准直器，而是依靠两个光子的特殊方向和符合电路来实现的，故称为“光子准直”或“电子准直”。由于免去了屏蔽型准直器，因而极大地提高了探测灵敏度（一般准直器挡去 90%以上的应该入射视野的射线）。

PET－CT 是把 PET 和 CT 联合在一起，通过 PET 扫描和 CT 扫描的联合扫描，使两者的硬件和软件有机地融合在一起。CT 的球管发射 X 线，穿透人体组织，探测器在对侧获得数据来重建结构图像；同时又提供给 PET 作为衰减校正的参数，在此基础上再进行 PET 图像的重建。因此，所显示的图像为两者图像的融合结果，即细胞的代谢显像和所处的解剖位置图像，一次检查可快速了解全身的整体状况。PET－CT 一次显像能同时获得 PET 与 CT 两者的全身各方向的断层图像，使得精细的 CT 解剖图像为背景，融合 PET 功能影像的图像，便于病灶的准确定性和精确定位，对肿瘤等全身性疾病的诊断、分级分期和治疗方案的制定以及肿瘤原发病灶的寻找和转移与复发的诊断尤为有利；也对放射治疗中生物靶区的定位以及适形调强放疗计划的实施具有重要价值。

从工作原理来分析，核医学的体内诊断是将放射性核素及其标记物注射到人体内后，由于机体功能和代谢变化，因而可以通过放射核素及其标记物在体内分布和代谢来反映人体内的病理或生理变化。放射性药物进入人体后，特定的放射性核素按照自身的规律发生衰变，在此过程中可发射一定能量的 γ 射线，采用特殊的探测装置可以在人体外探测到体内放射性核素的分布，就能准确地观察到体内的病理或生理变化过程，为医学研究与临床诊断提供可靠信息。而所有的核医学使用的显像、测量和计数装置本身均不产生放射性，因此这些设备本身不应作为放射源或放射线装置来对待。当然，当这些设备在退役时，应当进行表面污染的检测。

核医学实践中能产生放射性的设备是 PET 中心用来生产正电子核素的小型回旋加速器，以及与 PET 或 SPECT 融合的 CT 扫描仪。对于 PET－CT，除了短寿命的正电子放射性药物发出射线产生外照射外，CT 扫描时产生的 X－线外照射也是辐射防护的主要对象，应遵循放射线诊断的防护标准与要求来实施。PET 本身不产生放射线，所以无须特殊防护要求；但 PET－CT 由于产生 X 射线，需要满足 X 射线 CT 的防护要求，包括散射线、漏射线等。但是，由于电子湮灭产生的光子能量高于 X 射线，其屏蔽要求更高，所以不能将 PET－CT 直接安装到以前设计的 X 射线 CT 室，而应当重新设计屏蔽和防护。

第二节　核医学诊疗的放射防护原则

核医学诊疗过程中，工作人员和公众应当遵循电离辐射防护的三个基本原则，即正当性、最优化和剂量限值。但对患者而言，正当性和最优化外，是用药量的控制。这里引用《临床核医学的患者防护与质量控制规范》GB 16361—2012 中对电离辐射防护三原则的解释。

一、核医学诊疗的正当性

在确定核医学诊疗前应首先作出正当性判断，核医学实践中的正当性应符合 GB 18871—2002 的要求，要确保拟使用的核医学诊疗预期利益将超过该诊疗可能带来的潜在危险。需要强调的是这里的潜在危险是指由于该实践带来的所有消极作用的总和，它包括付出的经济代价，对核医学职业人员、诊疗接受者与陪护者和公众的健康危害，生产、销售和使用放射性核素及药物对环境的暂时与长远危害，以及对社会成员心理上产生的消极影响等。利益则是此次实践带来的社会总利益，不仅是诊疗接受者本人或个别团体的利益。此外，所有新型的临床核医学诊疗技术和方法，使用前都应通过正当性判断；已判断为正当的技术和方法，当取得新的或重要的证据并需要重新判断时，或在用于新的适应症前，均应对其重新进行正当性判断。

临床核医学科医师应掌握相应医学影像诊断技术的特点及其适应症，使用时应严格控制其适应症范围，同时应该考虑替代技术的效果、利益和风险，例如是否可以用超声或磁共振成像或内窥镜检查替代核医学检查。在比较可供选择的各种检查技术之后，根据实际情况选用危险较小的方法。

用放射性药物诊断时，应参考有关医疗照射指导水平，采用能达到预期诊断目的所需要的最低放射性核素用量。并注意查阅以往患者检查资料，以避免不必要的重复检查。

对哺乳和怀孕妇女施用诊断性放射性药物，应特别注意进行正当性判断。因特别需要对怀孕妇女进行影像学检查时，应对其胎儿所受吸收剂量进行评估。除非是挽救生命的情况，孕妇不应接收放射性药物的治疗，特别是含 ^{131}I 和 ^{32}P 的放射性药物。放射性药物的治疗，通常应在结束怀孕和哺乳期后进行。为了避免对胎儿和胚胎造成意外照射，应对患者是否怀孕进行询问、检查和评估，并将有关咨询说明张贴在临床核医学部门有关的场所，特别是入口处和候诊区。

对儿童施行核医学检查的正当性更应慎重判断；仅当有明显的临床指征时，才可对儿童施行放射性核素显像，并应根据受检儿童的体重、身体表面积或其他适用的准则尽可能减少放射性药物使用量，还应尽可能避免使用长半衰期的放射性核素。

尽管已经考虑了以上正当性的方方面面，但正当性判断的复杂性使得其尚需具体考虑诊疗接受者的病情、年龄、性别（育龄期妇女是否处于授乳期）、经济状况等因素，因时因地因人而异。申请核医学诊断与治疗的临床医生，应与核医学专家、相关的影像诊断专家以及其他医学专业人员合作，了解与核医学诊疗相关的指南，综合考虑核医学诊疗实践对诊疗接受者的意义。除此之外，核医学实践的正当性原则还适用于对法定的或健康保险目的的医学检查是否正当的判断中，以及职业照射方面。

二、防护的最优化

在核医学实施过程中，应遵循 ALARA 原则，即诊断过程中一切辐射应当使其剂量保持在可以合理达到的尽可能低的水平，治疗则应达到使病变细胞、病变组织被有效抑制为目的。应当避免一切不必要的照射（包括失误和重复性检查）。在核医学诊疗中所使用的放射源、个人受照剂量，均要保持在可合理做到的尽可能低的水平，此为 ALARA 原则。

要确保对患者的照射剂量是达到预期诊断目标的最小剂量，即给予的放射性活度要最优化，要遵照核医学诊断中国家规定的使用放射性药物活度的指导水平，详见表 7－4。在给予相同放射性药物活度的情况下，要充分考虑技术因素和患者情况对放射性核素显像图像质量的影响，确保图像质量的最优化。技术因素包括应用的设备、采集协议、图像处理和评估、噪声影响、空间分辨、散射等；患者情况包括年龄、疾病的情况和检查显像时体位是否在移动等。

表 7－4 常见核医学诊断中所用放射性药物活度指导水平

检查项目	放射性核素	化学形态	每次检查常用的最大活度/MBq
骨			
骨显像	^{99m}Tc	MDP（亚甲基二磷酸盐）和磷酸盐化合物	600
骨断层显像	^{99m}Tc	MDP 和磷酸盐化合物	800
骨髓显像	^{99m}Tc	SC（标记的硫化胶体）	400
脑			
脑显像（静态的）	^{99m}Tc	TcO_4^-	500
	^{99m}Tc	DTPA（二乙三胺五乙酸），葡萄糖酸盐和葡庚糖酸盐	500
脑断层显像	^{99m}Tc	ECD（双半胱氨酸乙酯）	800
	^{99m}Tc	DTPA，葡萄糖酸盐和葡庚糖酸盐	800
	^{99m}Tc	HM－PAO（六甲基丙二胺肟）	500
脑血流	^{99m}Tc	HM－PAO，ECD	500
脑池造影	^{111}In	DTPA	40

续表

检查项目	放射性核素	化学形态	每次检查常用的最大活度/MBq
泪腺　泪引流	^{99m}Tc	TcO_4^-	4
甲状腺			
甲状腺显像	^{131}I	碘化钠	20
	^{99m}Tc	TcO_4^-	200
甲状腺癌转移灶（癌切除后）	^{131}I	碘化钠	400
甲状旁腺显像	^{201}Tl	氯化亚铊	80
	^{99m}Tc	MIBI（甲氧基异丁基异腈）	740
肺			
肺通气显像	^{99m}Tc	DTPA 气溶胶	80
肺灌注显像	^{99m}Tc	HAM（人血清白蛋白）	100
	^{99m}Tc	MAA（大颗粒聚集白蛋白）	185
肺断层显像	^{99m}Tc	MAA	200
肝和脾			
肝和脾显像	^{99m}Tc	SC	150
胆道系统功能显像	^{99m}Tc	EHIDA（二乙基乙酰苯胺亚氨二醋酸）	185
脾显像	^{99m}Tc	标记的变性红细胞	100
肝断层显像	^{99m}Tc	SC	200
心血管			
首次通过血流检查	^{99m}Tc	TcO_4^-	800
	^{99m}Tc	DTPA	560
心和血管显像	^{99m}Tc	HAM	800
心血池显像	^{99m}Tc	标记的正常红细胞	800
心肌显像	^{99m}Tc	PYP（焦磷酸盐）	600
心肌断层显像	^{99m}Tc	MIBI	600
	^{201}Tl	氯化亚铊	100
	^{99m}Tc	磷酸盐和磷酸盐化合物	800
胃，胃肠道			
胃/唾液腺显像	^{99m}Tc	TcO_4^-	40
美克耳氏憩室显像	^{99m}Tc	TcO_4^-	400
胃肠道出血	^{99m}Tc	SC	400
	^{99m}Tc	标记的正常红细胞	400
食管通过和胃—食管返流	^{99m}Tc	SC	40
胃排空	^{99m}Tc	SC	12
肾，泌尿系统			
肾皮质显像	^{99m}Tc	DMSA（二巯基丁二酸）	160
	^{99m}Tc	葡庚糖酸盐	200
肾血流、功能显像	^{99m}Tc	DTPA	300
	^{99m}Tc	MAG3（巯乙酰三甘肽）	300
	^{99m}Tc	EC（双半胱氨酸）	300

续表

检查项目	放射性核素	化学形态	每次检查常用的最大活度/MBq
其他			
肿瘤或脓肿显像	^{67}Ga	柠檬酸盐	300
	^{201}Tl	氯化物	100
肿瘤显像	^{99m}Tc	DMSA，MIBI	400
神经外胚层肿瘤显像	^{123}I	MIBG（间碘苄基胍）	400
	^{131}I	MIBG	40
	^{99m}Tc	标记的硫化锑胶体	370
淋巴结显像	^{99m}Tc	HM－PAO 标记的白细胞	400
脓肿显像	^{99m}Tc	标记的正常红细胞	每侧 185
下肢深静脉显像	^{99m}Tc	大分子右旋醣酐	每侧 185

采取措施以阻断非研究器官对放射性药物的摄取；加速体内已有的放射性药物的排泄，例如使用甲状腺的阻止剂可以抑制放射性碘在甲状腺中的富集、泻药能促进胃肠的排泄、插入导管以排空膀胱尿液、脂肪餐用于排空胆囊等。这些措施可以获得更好的图像，减少干扰与毒副作用。

核医学诊断的最优化还可以通过所用设备的质量控制程序和周期性设备维护来实现。

儿童应尽可能不进行核医学检查，如果确实必要，用药剂量要减少，给儿童的核素使用量（与成人相比）可按如下任何一种方法减少：体重（kg）/70，体表面积（m^2）/1.73，身高（cm）/174。

给予内照射治疗时，应确保要估算并记录相关器官典型的辐射吸收剂量。要有合格的医学物理学家负责放射性活度的测量，负责放射性核素所致内照射剂量的估算。给药方式也要做到防护的最优化。若以胶囊形式给予 ^{131}I 时，则应借助一个小的屏蔽容器（＞1 cm 厚度的铅容器）直接倒入患者口中；以口服溶剂形式给予 ^{131}I 时，应该由患者从屏蔽药瓶借助吸管吸取，用过的小药瓶应该用水冲洗数次，患者应喝几杯水洗净嘴。

除了对患者的防护，还需做好对家属和公众的防护。要获得必需的患者信息，包括生活条件和家中的人口数量，有无小孩子，是否有独立房间，工作中与他人相间距离、工作的时间、工作场所中是否有怀孕的同事、工作场所中是否有小孩子。为了限制已接受密封的或非密封的放射性核素治疗的患者家庭中的任何成员和公众成员的受照射剂量，按规定这类患者当其体内放射性物质活度降至低于特定的水平之前不得出院，如用 ^{131}I 进行体内核素治疗后，患者在出院时其体内最大放射性活度的指导水平为 400 MBq（IAEA 标准是 1 100 MBq）。

若给男性施用治疗剂量的、处于离子化学状态且具有较长寿命的放射性核素，有可能使精液中有大量的这种放射性核素，影响精子的质量。已接受碘－131、磷－32 或放射性锶（氯化锶）治疗的男性，在 4 个月内建议不要有房事。对已接受放射性药物治疗的妇女，应按表 7－5 给出的建议在一段时间内避免怀孕。

表 7-5 放射性核素治疗用最大活度和治疗后避免怀孕时间的建议

放射性药物及形态	疾病	最大放射性活度/MBq	避免怀孕时间 月
碘-131	甲状腺毒症	800	4
碘-131	甲状腺癌	5 000	4
碘-131 间碘苄基胍	嗜铬细胞瘤	5 000	4
磷-32 磷酸盐	红血球增多（症）	200	3
锶-89 氯化物	骨转移瘤	150	24
钇-90 胶体	关节炎关节	400	0
钇-90 胶体	癌	4 000	1
金-198 胶体	癌	10 000	2
铒-169 胶体	关节炎关节	400	0

对于授乳期的母亲，建议停止授乳，直到乳汁中不再含有婴儿不能接受的放射性药物的活度为止，可参照表 7-6 的时间中断哺乳。

表 7-6 施用不同类型放射性药物一定活度后对中断哺乳的建议

放射性药物	施用活度/MBq（mCi）	对中断哺乳的建议
	A 类放射药物	
镓-67 柠檬酸盐	185（5）	中断
锝-99m 二乙烯三胺五乙酸	740（20）	不用中断
锝-99m 大聚体白蛋白	148（4）	中断 12 h
锝-99m 高锝酸盐	185（5）	中断 4 h
碘-131NaI	5 550（150）	中断
	B 类放射药物	
铬-51 乙二胺四乙酸	1.85（0.05）	不用中断
锝-99m 二异丙基亚氨二醋酸	300（8）	不用中断
锝-99m 葡庚糖酸盐	740（20）	不用中断
锝-99m 人血清白蛋白微球	300（8）	不用中断
锝-99m 甲氧基异丁基异腈	1 110（30）	不用中断
锝-99m 亚甲基二磷酸	740（20）	不用中断
锝-99m 焦磷酸盐	740（20）	不用中断
锝-99m 体内标记 RBCs	740（20）	中断 12 h
锝-99m 体外标记 RBCs	740（20）	不用中断
锝-99m 硫化胶体	444（12）	不用中断
铟-111 白细胞*	0.5（0.135）	不用中断
碘-123NaI	14.8（0.4）	中断
碘-123 邻碘马尿酸钠	74（2）	不用中断

续表

放射性药物	施用活度/MBq（mCi）	对中断哺乳的建议
碘－123 间碘苄基胍	370（10）	中断 48 h
碘－125 邻碘马尿酸钠	0.37（0.01）	不用中断
碘－131 邻碘马尿酸钠	11.1（0.3）	不用中断
铊－201	111（3）	中断 96 h
锝－99m 二乙烯三胺五乙酸喷雾剂	37（1）	不用中断
	C 类放射药物	
锝－99m 白细胞	185（5）	中断 48 h
锝－99m 巯基乙酰三甘氨酸	370（10）	不用中断
氙－133 气体	—	不用中断

三、个人剂量限值与剂量约束

即使放射实践满足了正当性要求，放射防护与安全也达到了最优化，但仍然不能保证对每一个人提供足够的防护，因此有必要对不同类型的个人受到的正常照射加以限制，使得来自各种被批准的辐射实践的综合照射所致的个人总有效剂量以及关键器官和组织的总当量剂量不超过国家标准中规定的剂量限值。剂量约束是对源可能造成的个人受照剂量所规定的一种剂量的上界值，被用作对所考虑的源进行防护与安全最优化时的约束。对职业照射、公众照射、医疗照射均可视具体情况应用相应的剂量约束。

GB 18871—2002 中规定的个人剂量限值旨在防止发生确定性效应，并将随机性效应发生概率限制在可以接受的水平。个人剂量限值不适用于医疗照射的患者。

对核医学影像诊断，我国和国际机构均推荐和有关剂量约束值相应的施用量值。对于应用 ^{99m}Tc 及其标记物的显像患者，施用量不超过 28 000 MBq，对其探视者及家属等周围人群的辐射剂量不会大于 5 mSv 剂量约束；同理，对于施用量不超过 5 600 MBq 时，对其周围人群的剂量不会大于 1 mSv 剂量约束；对于应用 ^{18}F－FDG 显像患者不会产生对其探视者及家属等周围人群的辐射剂量约束（无施用量的限制）。

施用放射性核素治疗时，核医学单位应向探视者和家庭成员提供有关的辐射防护措施（如限定接触或接近患者的时间等）及相应的书面指导，并对其所受剂量加以约束，通常的公众剂量限值不适于核素治疗患者的探视者和家庭成员，相应的剂量约束要求见表 7－7。

表 7－7　对接触接受 ^{131}I 治疗后患者人员的剂量约束要求

人员类型	剂量约束/（mSv/每次）
到访人员（非看护人员）家庭成员及亲友	0.3
孕妇	1.0
2 岁及以下儿童	1.0
3～10 岁儿童	1.0
10 岁以上，60 岁以下	3.0
60 岁及以上	15.0

特别要指出的是那些明知受照而志愿帮助（并非是他们的职业）护理、支持或慰问正在接受医疗治疗患者的个人和探视已接受放射性核素治疗患者的个人，对他（她）们同样必须进行剂量限制和剂量约束。安慰者和拜访者在一个患者的治疗期间，所受到的辐射剂量不能超过 5 mSv；对访问已给予放射性物质治疗的患者的儿童受到的辐射剂量，应该限制到小于 1 mSv。

第三节　核医学诊疗场所的防护要求

开展核医学诊疗的工作场所应实行分级管理。工作场所应划分出控制区和监督区，合理布局工作场所，规划好人流、物流、气流路径，妥善收集、暂存和处理核医学活动中产生的放射性废物。

一、选址

核医学工作场所的选址的原则是要选离居民区尽量远且人较少到的地方。宜建在医疗机构内单独的建筑物内，或集中于无人长期居留的建筑物的一端或底层，设置相应的物理隔离和单独的人员和物流通道。不宜毗邻产科、儿科、食堂等部门及人员密集区，并与非放射性工作场所有明确的分界隔离。排风口的位置尽可能远离周边高层建筑。

二、设计

按照 GBZ 120—2006《临床核医学放射卫生防护标准》，针对临床核医学诊疗的具体情况，可以依据计划操作最大量放射性核素的加权活度，将核医学工作场所可以分为Ⅰ、Ⅱ、Ⅲ类，对不同类别核医学工作场所，建筑设计的防护要求也不同，见表 7－8。应当按照要求，对不同类别的工作场所进行不同程度的设计，满足放射防护的需要。

表 7－8　对不同类别核医学工作场所建筑设计的防护要求

场所分类	地面	表面	通风橱	室内通风	管道	清洗及去污设备
Ⅰ	地板与墙壁接缝无缝隙	易清洗	需要	设抽风机	特殊的下水管道、有标记	需要
Ⅱ	易清洗且不易渗漏	易清洗	需要	有较好通风	一般要求	需要
Ⅲ	易清洗	易清洗	不必要	一般自然通风	一般要求	只需清洗设备

三、工作场所布局

在相同的防护条件下，操作的放射性活度越大，对环境的污染和对工作人员潜在危害的可能性就越大，为了便于管理和工程设计及放射防护的目的，在 GB 18871—2002 中规定，将非密封源工作场所按放射性核素的日等效最大操作量的大小分为甲、乙、丙三个等级，见表 7－9。日等效最大操作量等于放射性核素的实际最大日用量（Bq）与该核素毒性组别修正因子的积除以与操作方式有关的修正因子所得的商。临床核医学的活性实验室、病房、洗涤室、显像室等工作场所通常情况下属于乙级或丙级非密封源工作场所。

表 7－9 放射性工作场所分级

分 级	等效日操作量/Bq
甲 级	$> 4\times10^9$
乙 级	$2\times10^7 \sim 4\times10^9$
丙 级	豁免活度值$\sim 2\times10^7$

在 GB 18871—2002 中，将目前已知的放射性核素按其毒性不同分为极毒核素、高毒核素、中毒核素和低毒核素，并给出了核素的毒性组别修正因子、操作方式与放射源状态的修正因子，组别修正因子见表 7－10。

表 7－10 放射性核素毒性组别修正因子

核素毒性组别	毒性修正因子
极毒组	10
高毒组	1
中毒组	0.1
低毒组	0.01

常用的放射性核素及毒性分组包括：极毒核素（34 个）：^{228}Th、^{229}Th、^{230}Th、^{232}U、^{233}U、^{234}U、^{210}Po、^{231}Pa、^{236}Pu、^{238}Pu、^{239}Pu 等；高毒核素（49 个）：^{226}Ra、^{228}Ra、^{90}Sr、^{210}Pb 等；中毒核素（225 个）：^{60}Co、^{32}P、$^{125、131}$I、^{14}C、^{137}Cs、^{169}Yb、^{198}Au、^{99}Mo、^{203}Hg 等；低毒核素（478 个）：^{99m}Tc、^{113m}In、^{51}Cr、^{24}Na 等。

应按照 GB 18871 的要求将核医学工作场所划分出控制区和监督区，并进行相应的管理。控制区主要包括回旋加速器机房、放射性药物合成和分装室、放射性药物贮存室、给药室、给药后候诊室、扫描室、核素治疗病房、给药后患者的专用卫生间、放射性废物暂存库、衰变池等区域。监督区主要包括回旋加速器和显像设备控制室、卫生缓冲区以及与控制区相连的其他场所或区域。控制区的入口应设置规范的电离辐射警告标志及标明控制区的标志，监督区入口处应设置标明监督区的标志。

控制区应相对集中，高活室集中在一端，防止交叉污染。尽量减小放射性药物、放射性废物的存放范围，限制给药后患者的活动空间。控制区的出入口应设立卫生缓冲区，为工作人员和患者提供必要的可更换衣物、防护用品、冲洗设施和表面污染监测设备。控制区内应设有给药后患者的专用卫生间。

应设立相对独立的工作人员、患者、放射性药物和放射性废物路径。工作人员通道和患者通道分开，减少给药后患者对其他人员的照射。注射放射性药物后患者与注射放射性药物前患者不交叉，人员与放射性药物通道不交叉，放射性药物和放射性废物运送通道应尽可能短捷。

四、工作场所的屏蔽和安全措施

核医学场所屏蔽层设计应适当保守，按照可能使用的最大放射性活度、最长时间和最短距离进行计算。设计墙壁、地板及顶面的屏蔽层时，除应考虑室内的辐射源外，还要考虑相邻区域存在的辐射源影响以及散射辐射带来的照射。回旋加速器机房的建造应避免采用富含铁矿物质的混凝土，避免混凝土中采用重晶石或铁作为骨料；不带自屏蔽的回旋加速器应有单独的设备间，机房选择不易中子活化的混凝土材料。回旋加速器机房的电缆管沟、通风管道等穿过屏蔽体时，应采用地沟或 S 型、V 型、Z 型穿过墙壁，并进行屏蔽补偿，确保满足屏蔽体墙外的防护要求。防护门与墙体连接处应进行有效搭接，避免出现防护薄弱环节。

距核医学工作场所各控制区房间防护门、观察窗和墙壁外表面 30 cm 处的周围剂量当量率应小于 2.5 μSv/h，如屏蔽墙外的房间为人员偶尔居留的设备间等区域，其周围剂量当量率应小于 10 μSv/h。放射性药物合成和分装的箱体、通风柜、注射窗等设备应设有屏蔽结构，以保证设备外表面 30 cm 处（人员操作位）的周围剂量当量率小于 2.5 μSv/h，放射性药物合成和分装箱体非人员操作位正对表面的周围剂量当量率小于 25 μSv/h。放射性物质贮存在专门场所内，应有适当屏蔽。

第四节　核医学诊疗设备和放射性药物的防护要求

一、设备的质量控制和防护要求

1. 一般要求

医疗机构的放射诊疗设备和检测仪表，应当符合下列要求：新安装、维修或更换重要部件后的设备，应当经省级以上卫生行政部门资质认证的检测机构对其进行检测，合格后方可启用。定期进行稳定性检测、校正和维护保养，由省级以上卫生行政部门资质认证的检测机构每年至少进行一次状态检测。按照国家有关规定检验或者校准用于放射防护和质量控制的检测仪表。放射诊疗设备及其相关设备的技术指标和安全、防护性能，应当符合有关标准与要求。

核医学诊疗设备中，正电子发射型磁共振成像系统（PET/MR）属于甲类医用设备，PET/CT（含 PET）属于乙类医用设备，均需符合相应的医用设备配置准入标准。大型设备，还应注意选址和小心安装，应同时考虑电力需求、本底辐射水平、屏蔽要求，以及温度和湿度的环境限制等因素。对每一种类型的设备维护及其使用应建立相应的、规范的作用指导书，其中应说明仪器维护和说明方法，检测的方法和频度。

设备安装和大型维修后，应进行验收检测，以验证设备是否符合国家相关技术规范或制造商认证的技术规格。除验收检测外，对使用中的核医学设备还应进行状态检测和稳定性检测。验收检测和稳定性检测应由核医学单位委托具有相应资质的服务机构进行。

2. PET/CT

所在医疗机构需持有《放射性药品使用许可证》《辐射安全许可证》《放射诊疗许可证》，以及相应设备的配置证等。

PET 和 PET/CT 使用场所属开放型放射性工作场所，PET 和 PET/CT 检查项目应严格遵照配置申请中的工作规划执行。科室人员配置应包括医师、护士、技术人员，配有医用回旋加速器的科室还需包括物理、化学或药学专业人员，人员应持有资格和执业证书及相应的执业范围（影像医学与放射治疗）并注明相应的执业范围和地点，获得全国医用设备使用人员业务能力考评合格证、放射工作人员证等。

PET 和 PET/CT 均需做好质控。PET 基本质控是按照各设备生产厂家质控程序化模块定期检测。内容主要包括：探测模块的噪声和效率、散射比、模块计时补偿等。热区和冷区模型、体模、脑 Hoffman 等模型的断层性能、系统灵敏度、空间分辨率、散射分数、计数丢失和随机符合等技术参数是年检指标。CT 质控包括球管预热和空气校正，水的 CT 值，噪声，均匀性。还需进行 PET 与 CT 的配准精度检测。检测结果均应记录备案。按国家有关规定，PET 和 PET/CT 需经有资质的部门定期（目前为 1 年）进行状态检测，并按照有关规定处理并保留状态检测报告。

除此之外，还需做好设备的维护和管理。设备使用状况应记录开机情况和 PET 和 PET/CT 的故障率等。维护管理包括工作环境的维护、设备的保养、设备的检测校正等。

3. 小型回旋加速器

具有小型医用回旋加速器的核医学单位，应按照要求严格做好安全防护。目前的小型回旋加速器自身都具有非常完善有效的自屏蔽系统，使其自屏蔽体外的 γ 射线和中子辐射剂量降到较低水平。自屏蔽装置通常有两个屏蔽层部分：内屏蔽层，由环氧树脂、碳硼化合物和铅混合构成，能使高能中子的能量降至热中子水平，并吸收放射性核素产生的 γ 射线；外屏蔽层，由聚乙烯、碳硼化合物和水泥混合构成，通过与热中子弹性碰撞，继续减缓中子的运动，最终吸收，并将产生的次级射线的辐射减至最小。一般要求回旋加速器在最大参数条件运行下，加速器房间周围的光子剂量当量率小于 2.5 μSv/h，中子剂量当量率为 0，如若检测到中子辐射，加速器房间内部墙壁应当嵌入聚乙烯、碳硼化合物等混合物以减轻中子辐射。回旋加速器需要安装门机联锁装置，回旋加速器运行期间禁止打开房门进入。加速器房间的墙体需要一定厚度的混凝土或者使用迷路通道，这样可以完全屏蔽掉中子辐射并且光子辐射也能降低到本底辐射的水平。回旋加速器运行中要时刻监测回旋加速器房间和周围工作环境的辐射水平，可以在加速器房间或周围选择不同的监测点进行监测，如若发现异常应当立即停止回旋加速器运行。

根据回旋加速器靶系统的类型可将靶系统分为液体靶、气体靶和固体靶。液体靶辐照的靶材料为液体，目前临床最常使用的核素 ^{18}F 以 ^{18}O（p，n）^{18}F 为核反应生产获得，捕获的离子置于热室内或者置于活度计中，活度计井周围使用铅块进行屏蔽，同时液体靶的传输管道也应使用铅块或铅砖屏蔽防止外照射；气体靶辐照的靶物质为气体，^{11}C 主要通过气体靶系统生产得到，最常用的核反应为 ^{14}N（P，α）^{11}C，为了防止放射性气体泄漏，应选用不锈钢材料的传送管道，质子轰击完成后应尽快传输产品至俘获装置；固体靶辐照靶材料为固体材质，核素 ^{64}Cu 是以核反应 ^{64}Ni（p，n）^{64}Cu 生产获得，可以自动置于预先放置的收集铅罐中，工作人员穿上防护设备将收集铅罐迅速拿至合成热室，或者采用自动化收集装置将固体靶传输至自动合成热室。

二、放射性药物的要求

1. 对诊断用放射性药物的要求

适宜的核特性。核性质是指放射性核素的射线类型、能量和半衰期。诊断用放射性药物中的放射性核素应发射γ射线、正电子（β^+），不应发射或少发射β^-射线或α射线，以减少机体不必要的辐射损伤。γ射线衰变分支比较高，射线能量以50～500 keV为好，尤以100～300 keV最佳，此能量范围的γ射线既能穿透机体，又适合于扫描机、γ照相机和SPECT的探测，可得到清晰且分辨率高的图像。发射正电子的核素与PET连用，可得到清晰度高的图像，因而这类放射性核素越来越受到人们的青睐。用于诊断的放射性核素，其物理半衰期（physical half－life，$T_{1/2}$或T_p）在能满足诊断检查所需时间的前提下应尽可能地短，以便在诊断完成后，放射性核素活度迅速衰减，将辐射损伤减少到最低程度。一般$T_{1/2}$以几个小时至几天为宜。短寿命放射性核素的利用虽然可以减少病人受到的辐照剂量，却增加了工作人员的剂量，因为他们必须处理较强的放射性物质，同时正电子在一些材料中会产生韧致辐射。

毒性小、体内廓清快。体内使用的放射性药物、放射性核素及其衰变产物的毒性要小，且容易从体内廓清，以减少不必要的机体辐射损伤。

放射性核素的活度和放射性纯度高。放射性核素的活度和放射性纯度越高，由它制备的放射性药物的活度和放射性纯度也高，这样，可提高药物作用的效果，减少毒副作用和杂质放射性的干扰及危害。

放射化学纯度高。是指在一种放射性核素产品中，以某种特定化学形态存在的这种放射性核素的百分含量。医用放射性核素应具有高的放化纯度才能保证它最有效地被利用。

良好的体内分布特征。诊断用放射性药物在体内应有较好的体内分布特征，首先要求分布速度快，且在需要显像的组织与器官中的分布多于在其周边的组织和器官，在非靶器官和组织中的廓清速度要快，同时它在排泄器官和通道内的放射性滞留对需要显像的组织与器官的显像干扰要小。

2. 对治疗用放射性药物的要求

体内治疗用放射性药物包括两种类型，即无机的放射性核素与标记在特定配体上的放射性核素。后者由放射性核素及其标记的配体两部分组成。放射性药物的治疗作用主要依赖其发射出的射线在病变组织或细胞中产生的电离辐射生物学效应，使用的活度要比诊断用放射性药物的活度高得多。

对治疗用放射性药物有特殊要求，包括：

1）能发射高LET的辐射。高能β^-射线辐射体，在组织中的电离密度较大，具有一定的射程，能保证有效的治疗范围，对稍远的周围正常组织不会造成明显损伤，这种辐射体若兼有发射适当γ射线的特性则有利于显像监测治疗的效果，如^{188}Re；能发射高LETα粒子和俄歇电子的核素在局部组织中产生的生物学效应更大，射程更短，有效照射范围小，对正常细胞的副作用小，适于靶向性治疗，如^{111}In、^{213}Bi。

2）适当的半衰期。以几天为宜，能达到一定的辐射累积吸收剂量，保证治疗效果。

3）理想的化学特性。容易标记、容易制备，在体内外较稳定。

4）理想的生物学特性。在病变靶器官或靶细胞有高的摄取率，滞留时间长，以保证在局部有较高的辐射吸收剂量，而正常组织和细胞摄取率低，以减轻对正常组织的辐射。同时要求未定位在病变部位的药物尽快排出体外。可以多次重复使用，不会产生排斥反应。

3. 放射性药物质量控制

放射性药物的质量控制是指为使用的药品质量达到国家标准，生产厂家或医院的放射性药房按《药品生产质量管理规范》要求而采取的一系列措施，包括质量保证和质量检验，其目的是：确保放射性药物的效力，在毒理学上的安全性，已知性质和已知组成成分，以及预定的纯度等。为了以最低的吸收剂量获得合格的诊断信息，放射性药物的生产过程要求达到最高标准。

放射性药物的来源事实上包括：放射性药厂生产供应的成品和半成品，医院的放射性药房现场制备的放射性药物如利用核素发生器配套药盒现场制备放射性药物，加速器生产超短半衰期放射性核素制备 PET 药物，利用放射性核素标记单克隆抗体、多肽、核酸进行靶向显像或靶向治疗等。在质量控制上有不同的要求。因此，应由放射性药厂负责对药品生产过程及最终成品的质量控制，保证使用药品的安全、有效；由医院的放射性药房在使用前负责对自己现场制备的药物进行质量检验，并保证其安全、有效。所以医院的放射性药房必须熟悉和掌握放射性药物质量控制和检验的全部内容和操作，并配备相应的人员和设备。

为进行放射性药物的质量控制，必须对生产和使用的放射性药物按药品标准进行质量检验，内容一般分为物理、化学和生物学检验三个方面。

物理检验包括药物性状（色泽、澄清度、粒子等）的观察、放射性核素的鉴别、放射性活度等。放射性药物主要为注射剂和口服溶液，一般应为无色澄清液体。性状检验方法是在规定了一定照度的澄清度仪上，在有防护的条件下，肉眼观察供试品的色泽和澄清度有无变化；如是悬浮剂，例如锝（^{99m}Tc）聚合白蛋白注射液，除了肉眼观察性状应为白色颗粒悬浮液外，还应该在光学显微镜下检查其粒子的大小，其中一个重要的指标就是没有≥150 μm 的粒子。通过测定放射性核素的物理半衰期或用 γ 谱仪测定该核素的 γ 能谱，可以确定放射性药物中的核素性质。为控制患者的受照剂量，获得最佳的诊断与治疗效果，应准确测定放射性活度，一般放射性药物质量标准中活度测定值均在标示值的±10%，但治疗用放射性药物的放射性活度测定值应控制在标示值的±5%。通过直接测量样品的活度、体积或质量可计算得到放射性浓度和放射性比活度。

化学检验包括 pH 值、放射化学纯度、化学纯度等。液态的放射性药物，须常规检验 pH 值测定，一般理想酸碱度应接近人体的生理 pH，即 pH＝7.4。由于血液的缓冲能力很强，可允许药物的 pH 在 3～9 的范围内。由于放射性药物的体积少，活度高，用一般 pH 计测定有困难，同时对操作人员的辐射剂量也高，所以一般用精密 pH 试纸法。放射化学纯度是放射性药物常规检验项目中最重要的项目，是衡量放射性药物质量的重要指标之一。常用的放射化学纯度测定法有纸色谱法、聚酰胺薄膜色谱法、快速硅胶薄层色谱法、高效液相色谱法以及电泳法等。化学纯度是指放射性药物中指定某些非放射性的化学成分的纯度，与放射性无关。一般是生产过程带入的化学杂质。为减少操作人员承受的辐射剂量和对设备的放射性污染，可等到放射性核素衰变一段时间后再进行分析。测定方法一般是用滴定法、分光光度法、原子吸收法等。

生物学检验包括无菌检查、热原检查、生物分布和生物活性等。放射性药物大多数是注射液，必须通过无菌检查。为了达到无菌检查的要求，可采用灭菌或除菌两种方法。对于热稳定性好的制品，可选用干热灭菌、湿热灭菌、环氧乙烷灭菌和 γ 射线辐射灭菌等灭菌方法，否则采用膜过滤法除菌。经典的无菌检查法是菌落培养，时间很长，为 5～7 天。现也可采用 PCR 等方法快速鉴定。药品注射液必须通过热原检查，以保证药品的安全。兔肛温测定和细菌内毒素试验是常规方法。细菌内毒素试验具有灵敏性高、重复性好、经济、简单、快速等优点，但是它的缺点是不直接代表体内升温反应，存在假阳性，也存在假阴性。有些放射性药物特别是生物靶向药物，须具有特定的生物活性，配体被标记了放射性核素后，其生物活性不应改变。因此要特别进行生物活性检验。

例如对于放射性核素发生器生产的放射性核素及其放射性药物，如果用于注射，必须在无菌条件下制备淋洗液。从发生器获得的产品，其淋洗产额应计算并与活度计测量结果相对照，确定发生器是否正常。同时要检查每次淋洗产物中有无母体核素的存在，因为这种长半衰期的母体核素能导致患者获得较大的吸收剂量，同时也有可能会降低影像的质量。

对于 PET 中心小型回旋加速器生产的超短半衰期正电子放射性药物，目前需要加强其质量控制的管理，因为这些药物无需国家 SFDA 的批号，其物理半衰期很短，在注射前不可能进行彻底的质量检验，质量鉴定工作难开展。因此要加强管理，制定切实可行的生产工艺流程、快速的质量控制流程并进行无菌、无热原试验。

可见，放射性药物产品除应由热原反应结果、放射化学纯度分析结果和灭菌效果等的标识和说明，还应标识放射性核素和药物的化学形态、总放射性活度、活度测量时间、制造商名称和地址、有效期、批号和批次的代码以及其他相关参数。

放射性药物质量控制还需要对每次放射性药物质量控制的分析结果、活度测量（包括用来控制仪表的标准源）及剂量学计算等结果保存完整的记录，同时也要完整记录并报告药物的任何缺陷和不良反应，并寻找原因。

第五节 人员的防护

一、工作人员的防护

1. 个人防护用品

开展核医学工作的单位应根据工作内容，为工作人员配备合适的防护用品和去污用品，其数量应满足开展工作需要。当使用的 ^{99m}Tc 活度大于 800 MBq 时，防护用品的铅当量应不小于 0.5 mmPb；对操作 ^{68}Ga、^{18}F 等正电子放射性药物和 ^{131}I 的场所，此时应考虑其他的防护措施，如：穿戴放射性污染防护服、熟练操作技能、缩短工作时间、使用注射器防护套和先留置注射器留置针等措施。

根据工作内容及实际需要，合理选择使用移动铅屏风、注射器屏蔽套、带有屏蔽的容器、托盘、长柄镊子、分装柜或生物安全柜、屏蔽运输容器/放射性废物桶等辅助用品。

2. 操作放射性药物的防护

操作放射性药物应在专门场所，如给药不在专门场所进行时则需采取适当防护措施。操作放射性药物应在衬有吸水纸的托盘内进行，工作人员应穿戴个人防护用品。操作 ^{131}I 等挥发性和放射性气体应在通风橱进行，通风柜保持良好通风，并根据操作情况必要时进行气体或气溶胶放射性浓度的监测；操作放射性碘化物等挥发性或放射性气体的工作人员宜使用过滤式口罩。在放射性工作场所（控制区和限制区）不得进食、饮水、吸烟，也不得进行无关工作及存放无关药物。

核医学放射工作人员应按 GBZ 128 的要求进行外照射个人监测，同时对于近距离操作放射性药物的工作人员，宜进行手部剂量和眼晶体剂量监测，保证眼晶状体连续 5 年期间，年平均当量剂量不超过 20 mSv，任何 1 年中的当量剂量不超过 50 mSv；操作大量气态和挥发性物质的工作人员，例如近距离操作 ^{131}I 的工作人员，宜按照 GBZ 129 的要求进行内照射个人监测。

3. 粒籽源植入操作人员的防护

粒籽源植入的操作人员应在铅当量不低于 0.5 mmPb 的屏风后分装粒籽源，屏风上应有铅玻璃观察窗，铅玻璃铅当量不低于 0.5 mmPb。工作人员应配备适当的防护用品，操作前要穿戴好防护用品。防护衣厚度不应小于 0.25 mmPb 铅当量。对性腺敏感器官，可考虑穿含 0.5 mmPb 铅当量防护的三角裤或三角巾。粒籽源分装操作室台面和地面应无渗漏易于清洗，分装应采取防污染措施。分装过程中使用长柄镊子，轻拿轻放，避免损伤或刺破粒籽源，不应直接用手拿取粒籽源。在实施粒籽源手术治疗前，应制定详细可行的实施计划，并准备好所需治疗设备，如定位模板、植入枪等，尽可能缩短操作时间。拿取掉落的粒籽源应使用长柄器具（如镊子），尽可能增加粒籽源与操作人员之间的距离。在整个工作期间，应快速完成必要的操作程序，所有无关人员尽可能远离放射源。如粒籽源破损引起泄漏而发生污染，应封闭工作场所，将源密封在屏蔽容器中，控制人员走动，以避免放射性污染扩散，并进行场所去污和人员应急处理。

二、患者和受检者的防护

1. 管理要求和职责

开展核医学工作的医疗机构应对放射工作人员、患者或受检者以及公众的防护与安全负责，主要包括：应制定全面的质量保证大纲；应建立健全包括患者或受检者防护在内的管理制度和操作流程；应配备与其服务项目相适应并且性能合格的核医学诊疗设备（包括相关辅助设备）、放射防护与放射性药物施用量质量控制仪器、个人防护用品；制定人员培训计划，对人员的专业技能、放射防护知识和有关法律知识进行培训，使之满足放射工作人员的工作岗位要求。

申请医师应根据患者的病史、体格检查及实验室化验结果等进行正确的临床判断，在比较可供选择的各种检查技术之后，决定是否提出相应申请。应在申请单上写明患者的现病史、既往病史及其他的诊治结果，建议采用核医学检查的项目和目的等，以便核医学医生选定对患者最有益的检查程序。对育龄期女患者应注意其怀孕的可能性，并在申请单上作必要说明。若已怀孕，或本人认为可能怀孕，通常由核医学医生和申请医生共同决定此种情况下进行核医学检查是否符合正当化原则。

当要求做核医学检查的申请单提供的信息不完备，或资料不足以表明进行核医学检查的必要性时，核医学医师有责任同申请医师联系，要求补充有关信息，并洽谈协商加以妥善处理。经评价核定必需进行的核医学检查，核医学医师应针对具体临床问题逐例计划，并考虑每种放射性核素的物理、化学和生物学特性，选择能使患者受到的吸收剂量和危险性最小，而又能给出诊断信息的放射性药物及恰当的检查程序和技术。核医学医师有责任及时将新的或改进了的核医学技术通告其他临床科室的医师，以便采用现有的最好方法处理临床问题。如果患者近期做过核医学检查，特别是做过和本次申请相同的检查时，核医学医师应对该次检查残存的活度是否会干扰本次申请检查的诊断质量作出判断，并采取必要措施。

核医学技术人员在施行核医学检查前应仔细核对申请要求和检查程序，如有疑问，应及时询问有关人员。技术人员对所用放射性药物必须进行活度测定，施行每次临床核医学实践时必须严格按相应操作规程进行。注意每次检查所用放射性药物的活度不能超过国家标准（GB 18871—2002）所规定的指导水平。技术人员向患者施予放射性药物前必须仔细核对：患者是否与申请单上的姓名相符；准备施予的放射性药物名称、化学形式和活度是否与要求相符；是否准备使用非常规程序；患者是否已做好准备工作，如已禁食或施用阻断剂；安排多项检查时的先后顺序。给患者注射放射性药物时必须小心谨慎，注意检查注射放射性药物的静脉周围有无泄漏，规定的活度是否已全部注入。如果出现意外，必须立即报告核医学医师。给患者口服放射性药物前应检查其是否能正常吞咽，服药时应观察这些药物是否已被吞下，并注视患者是否有出现呕吐的任何指征。必须记录每一次给予放射性药物的全部情况（包括患者反应和副作用等）。如给予情况不满意，应同时记录失败的原因。应当建立避免给错放射性药物或把放射性药物给错患者的防范措施。如果发生治疗给药失误，核医学医师应立即对患者进行妥善处理，并向有关部门报告。

2. 减少患者的辐射吸收剂量

大多数核药物及其代谢产物是通过尿排出体外的，所以在核医学诊断检查 24～48 小时后鼓励患者多饮水并适当地使用利尿剂，可以减少膀胱及其周围器官（性腺）的辐射吸收剂量。当使用放射性碘或高锝酸盐进行检查时（甲状腺显像除外），可以在检查前用 KI 或 $KClO_4$ 对甲状腺组织进行封闭，有效地减少甲状腺组织的吸收剂量。轻泻剂可增加已进入胃肠道的放射性药物及其代谢物的排泄。还可根据器官及药物的性质决定采取何种措施，如肾脏中的药物可以通过利尿剂，胆囊中的药物可以通过胆囊收缩素或高脂餐等促排。具体的措施见表 7－11。

表 7－11　核医学检查中减少器官吸收剂量的方法

方法	放射性药物	程序	器官
饮水及排尿	^{99m}Tc－ECD	脑血流灌注显像	膀胱
	^{99m}Tc－DTPA	脑池显像	
	^{201}Tl－氯化物	心肌血流灌注显像	

续表

方法	放射性药物	程序	器官
饮水及排尿	$^{99m}Tc-MAA$	肺灌注显像 下肢深静脉显像	膀胱
	$^{99m}Tc-MDP$	骨显像	
	$^{99m}Tc-DTPA$	肾动态显像	
	$^{99m}TcO_4^-$	阴囊显像、唾液腺显像 Meckel 憩室显像	
	$^{18}F-FDG$	代谢显像	
$KClO_4$，在检查结束之后用	$^{99m}TcO_4^-$	阴囊显像、唾液腺显像 Meckel 憩室显像	甲状腺
$KClO_4$，在检查结束之后用	$^{99m}TcO_4^-$	泪囊显像	甲状腺
泻剂	$^{99m}Tc-MIBI$	心肌血流灌注闪烁显像 甲状旁腺显像 亲肿瘤阳性显像	肠道
	^{67}Ga	肿瘤阳性显像	
	$^{99m}Tc-SC$ 或 $^{99m}Tc-DTPA$	胃排空功能测定	
复方碘或 KI	$^{131}I-MIBG$	肾上腺髓质显像	甲状腺
利尿剂	$^{99m}Tc-DTPA$	肾动态显像	肾脏
胆囊收缩素（或高脂餐）	$^{99m}Tc-IDA$ 化合物	肝胆显像	胆囊

3. 粒籽源植入患者的防护

植入前，治疗医师应根据临床检查结果，分析及确定肿瘤体积。根据治疗计划报告，确定所需的粒籽源总活度及靶区所需粒籽源个数。应正确勾画实际肿瘤靶区，在影像引导下或术中，通过植入针准确无误地将粒籽源植入肿瘤靶区，保护靶区相邻的重要器官。粒籽源植入后应尽快使用合适的影像方法，确认植入粒籽源个数。

植入粒籽源患者宜使用临时专用病房。如无专用病房，病人床边 1.5 m 处应划为临时控制区。控制区入口处应有电离辐射警示标志，除医护人员外，其他无关人员不应入内。医护人员查房，家属成员如需长时间陪护应与患者保持 1 m 以上的距离。

接受植入粒籽源治疗的前列腺患者和胃肠道患者应使用专用便器或专用浴室和厕所。肺部或气管植入粒籽源患者，在住院期间应戴口罩，以避免粒籽源咳出丢失在周围环境中，如发现粒籽源咳出，应报告主管医生并采取相应的应急措施。前列腺植入粒籽源的患者为防止随尿液排出，在植入后两周内，应使用容器接尿液。如果发现植入的粒籽源流失到患者的膀胱或尿道，应用膀胱内镜收回粒籽源并放入铅罐中贮存。当患者或家庭成员发现患者体外的粒籽源时，不应用手拿，应当用勺子或镊子夹取粒籽源，放在预先准备好的铅容器内（主管医师事先给予指导）。该容器返还给主管医师。

植入粒籽源出院患者应建立登记制度并给患者提供一张信息卡，信息卡内容应包括：患者姓名、住址、电话、年龄、有效个人证件号码、植入部位、医院及电话、植入粒籽源个数、植入时间、出院粒籽源数量、检查日期等。

粒籽源植入前列腺患者，植入数天内应避免性生活，在 2 周～3 周后可以过性生活，宜使用避孕套。植入粒籽源后的前 4 个月，尤其是前两周内，日常生活中应与配偶保持 60 cm 距离。

粒籽源植入患者出院后，如果发现粒籽源脱出时应用镊子或勺子将粒籽源放入容器中，然后联系主管医师。

三、孕妇和儿童患者的防护

1. *孕妇的防护*

孕妇在进行核医学检查或治疗时，由于放射性药物通过胎盘而进入胎儿体内导致核素的内照射危害；同时母亲的器官和组织内的放射性药物对胎儿构成的外照射危害。当计划给孕妇施行核医学检查时，应当非常小心地确定这种检查是否确实非常需要，一般情况下应当不施行。孕妇迅速通过肾脏排出的放射性药物，储存于膀胱，构成了对孕妇其他器官或组织以及对胎儿照射的重要辐射源。因此，在给予孕妇短寿命放射性核素的药物之后，应当鼓励她频繁地排尿。当孕妇患者已施行核医学检查时发生这种疑虑时，应当由有资格的专家对辐射吸收剂量和胎儿受到的危险做出估价，并综合确定是否终止妊娠。

2. *儿童的防护*

儿童的施用量参考水平与成人不同，见表 7－12。

表 7－12　儿童受检者部分放射诊断药物施用量的参考水平

放射性药物	建议施用活度（仅考虑了体重）/MBq/kg	最小用量/MBq	最大用量/MBq
^{125}I－MIBG	5.2	37	370
^{99m}Tc － MDP	9.3	37	—
^{18}F－FDG　全身	3.7～5.2	37	—
^{18}F－FDG　脑	3.7	37	—
^{99m}Tc －DMSA	1.85	18.5	—
^{99m}Tc－MAG3（不要血流显像）	3.7	37	148
^{99m}Tc －MAG3（要血流显像）	5.55	37	148
^{99m}Tc －亚氨基二乙酸（IDA）	1.85	18.5	—
^{99m}Tc －MAA（有 ^{99m}Tc 通气检查）	2.59	14.8	—
^{99m}Tc －MAA（无 ^{99m}Tc 通气检查）	1.11	14.8	—
^{99m}Tc －高锝酸盐 Meckel 憩室显像	1.85	9.25	—
^{18}F－氟化钠	2.22	18.5	—

注：1. 施用量范围低端应考虑较小的患者或受检者。施用量取值可以考虑患者或受检者的质量和 PET 扫描时间。

2. 资料来自 2010 North American Consensus Guidelines。

四、陪护者、探视者和家属的防护

GB 16361—2012、lAEA No.63 和 ICRP 第 94 号出版物均推荐了和有关剂量约束值相应的施用量值。核医学单位应向探视者和家庭成员提供有关的辐射防护措施（例如限定接触或接近患者的时间等）及其相应的书面指导，并对其所受剂量加以约束，使其在患者的诊断或治疗期间，以及出院后探视者和家庭成员所受的照射处于尽可能低的水平。通常的公众剂量限值不适用于核素治疗后患者对探视者和家庭成员所造成的照射，应遵循 ICRP 第 94 号出版物剂量约束要求。儿童应尽量避免探视已施用放射性药物的患者或受检者，无法避免时所受剂量不应超过 1 mSv。

接受 ^{131}I 治疗的患者体内的放射性活度降至 400 MBq 方可出院，以控制其家庭与公众成员可能受到的辐射。除实际测量体内放射性活度外，也可参照国外标准和国内众多相关数据，直接估算，如全身 ^{131}I 显像（SPECT）计数的换算或距离处当量剂量率为 20 μSv/h 以下等。

GB 16361—2012、IAEA No.63 和 ICRP 第 94 号出版物中，推荐了和有关剂量约束值相应的 ^{131}I 施用量值。对于甲亢患者 ^{131}I 施用量不超过 200 MBq（约 32 mCi），对其探视者及家属的辐射剂量不会大于 5 mSv 剂量约束；同理，对于 ^{131}I 施用量不超过 240 MBq 约（6.5 mCi），对其探视者及家属的剂量不会大于剂量约束。因此，对于住院或出院的决定，应基于个体化的判断，不应该只考虑患者体内的残留放射性活度，还应考虑其他许多因素：包括患者与他人的接触方式、患者的意愿、职业和公众照射、家庭因素、费用和环境因素等多方面因素。ICRP 第 94 号出版物没有明确建议接受高活度放射性药物治疗的患者应该住院，而是建议应遵从公众剂量限值和对其他人的剂量约束，进而限制其的社会活动，以最优化的方式来实现上述目标；同时，指出住院 ^{131}I 治疗往往涉及显著的心理负担、费用负担和其他代价，应当予以分析和正当性判断。如果社会活动时间受限于几个小时之内，接受治疗后患者的社会活动很少对其他接触人员造成危害。

第六节　放射性废物管理

一、放射性废物的来源

在核医学诊疗中产生的含有放射性物质或被放射性物质污染的、其放射性比活度或浓度大于审管部门规定的清洁解控水平的、预期不会再利用的任何物理形态的废弃物，称为放射性废物。在核素生产与转运、药物制备与使用、患者检查及护理等使用环节，均会产生各种形态的放射性废物。

常见的放射性固体废物有：放射性核素发生器；遮盖用的纸、手套、空的药水瓶和注射器；放射性核素治疗的住院病人使用过的各类物品；用作设备的标定、校正和质量控制的废弃密封源、点源以及解剖标记物；人与动物尸体、废弃的组织与器官及其他生物废物。

常见的放射性液体废物有：放射性核素的残液；患者的分泌物、排泄物；实验与诊断使用过的液体闪烁液；其他放射性核素与放射性药物操作与实践产生的放射性液体。

常见的放射性气载废物有：使用 ^{133}Xe 做通气实验的患者呼出的气体；^{14}C 呼气实验受试者呼出的气体；放射性药物生产、转运和使用过程中产生的放射性气溶胶。

二、放射性废物管理的一般要求

应根据核医学实践中产生废物的形态及其中的放射性核素的种类、半衰期、活度水平和理化性质等，按放射性废物分类要求将放射性废物进行分类收集和分别处理。应按照废物最小化的原则区分放射性废物与解控废物，不能混同处理，应尽量控制和减少放射性废物产生量。核医学实践中产生的短寿命放射性废物，应尽量利用贮存衰变的方法进行处理，待放射性核素活度浓度满足解控水平后，实施解控。不能解控的放射性废物，应送交有资质的放射性废物收贮或处置机构进行处理。应建立放射性废物收集、贮存、排放管理台账，做好记录并存档备案。

产生少量放射性废物和利用贮存衰变方式处理放射性废物的单位，经审管部门批准可以将废物暂存在许可的场所和专用容器中。暂存时间和总活度不能超过审管部门批准的限制要求。放射性废物贮存场所应安装通风换气装置，放射性废物中含有易挥发放射性核素的，通风换气装置应有单独的排风管道。入口处应设置电离辐射警告标志，采取有效的防火、防丢失、防射线泄漏的措施。废物暂存间内应设置专用容器盛放固体放射性废物袋（桶），不同类别废物应分开存放。容器表面应注明废物所含核素的名称、废物的类别、入库日期等信息，并做好登记记录。含放射性的实验动物尸体或器官应装入废物袋存放至专用冰柜内，并做好屏蔽防护。废物暂存间内不得存放易燃、易爆、腐蚀性物品。

三、固体放射性废物的管理

固体放射性废物应收集于具有屏蔽结构和电离辐射标志的专用废物桶。废物桶内应放置专用塑料袋直接收纳废物。含尖刺及棱角的放射性废物，应预先进行包装处理，再装入废物桶，防止刺破废物袋。放射性废物每袋重量不超过 20 kg。装满废物的塑料袋应密封后及时转送至放射性废物暂存间贮存。

固体放射性废物暂存时间满足下列要求的，经监测辐射剂量率满足所处环境本底水平，α 表面污染小于 0.08 Bq/cm^2、β 表面污染小于 0.8 Bq/cm^2 的，可对废物清洁解控并作为医疗废物处理。1）所含核素半衰期小于 24 小时的放射性固体废物暂存时间超过 30 天。2）所含核素半衰期大于 24 小时的放射性固体废物暂存时间超过核素最长半衰期的 10 倍。3）含碘－131 核素的暂存超过 180 天。

不能按时解控的放射性固体废物应该按照放射性废物处理的相关规定予以整备、收集，并送交有资质的单位处理。放射性废物包装体外的表面剂量率应不超过 0.1 mSv/h，表面污染水平对 β 和 γ 发射体以及低毒性 α 发射体小于 4 Bq/cm^2、其他 α 发射体小于 0.4 Bq/cm^2。

固体放射性废物的存储和处理应安排专人负责，并建立废物存储和处理台账，详细记录放射性废物的核素名称、重量、废物产生起始日期、责任人员、出库时间和监测结果等信息。

四、液态放射性废物的管理

核医学工作场所应设置有槽式或推流式放射性废水衰变池或专用容器，收集放射性药物操作间、核素治疗病房、给药后患者卫生间、卫生缓冲区等场所产生的放射性废液和事故应急时清洗产生的放射性废水。放射性药物标记、分装、注射后的残留液和含放射性核素的其他废液应收集在专用容器中。含有长半衰期核素的放射性废液应单独收集存放。盛放放射性废液的容器表面应张贴电离辐射标志。

核医学工作场所的上水需配备洗消处理设备（包括洗消液）。控制区和卫生缓冲区内的淋浴间、盥洗水盆、清洗池等应选用脚踏式或自动感应式的开关，以减少场所内的设备放射性污染。头、眼和面部宜采用向上冲淋的流动水。

放射性废水收集的管道走向、阀门和管道的连接应设计成尽可能少的死区，下水道宜短，大水流管道应有标记，避免放射性废水集聚，便于检测和维修。

经衰变池和专用容器收集的放射性废液，应贮存至满足排放要求。衰变池或专用容器的容积应充分考虑场所内操作的放射性药物的半衰期、日常核医学诊疗及研究中预期产生贮存的废水量以及事故应急时的清洗需要；衰变池池体应坚固、耐酸碱腐蚀、无渗透性、内壁光滑和具有可靠的防泄漏措施。

含碘－131 治疗病房的核医学工作场所应设置槽式废液衰变池。槽式废液衰变池应由污泥池和槽式衰变池组成，衰变池本体设计为两组或以上槽式池体，交替贮存、衰变和排放废液。在废液池上预设取样口。有防止废液溢出、污泥硬化淤积、堵塞进出水口、废液衰变池超压的措施。对于槽式衰变池贮存方式：1）所含核素半衰期小于 24 小时的放射性废液暂存时间超过 30 天后可直接解控排放。2）所含核素半衰期大于 24 小时的放射性废液暂存时间超过 10 倍最长半衰期（含碘－131 核素的暂存超过 180 天），监测结果经审管部门认可后，按照 GB 18871 中 8.6.2 规定方式进行排放。放射性废水总排放口总 α 不大于 1 Bq/L、总 β 不大于 10 Bq/L、碘－131 的放射性活度浓度不大于 10 Bq/L。

核医学诊断和门诊碘－131 治疗场所，可设置推流式放射性废液衰变池。推流式衰变池应包括污泥池、衰变池和检测池。应采用有效措施确保放射性废液经污泥池过滤沉淀固形物，推流至衰变池，衰变池本体分为 3～5 级分隔连续式衰变池，池内设导流墙。污泥池池底有防止和去除污泥硬化淤积的措施。对于推流式衰变池贮存方式，所含核素半衰期大于 24 小时的，每年应对衰变池中的放射性废液进行监测，碘－131 和最长半衰期核素的放射性活度浓度应满足 GB 18871 附录 A 表 A1 的要求。

放射性废液的暂存和处理应安排专人负责，并建废物暂存和处理台账，详细记录放射性废液所含的核素名称、体积、废液产生起始日期、责任人员、排放时间、监测结果等信息。

五、气态放射性废物的管理

产生气态放射性废物的核医学场所应设置独立的通风系统，合理组织工作场所的气流，对排出工作场所的气体进行过滤净化，避免污染工作场所和环境。

应定期检查通风系统过滤净化器的有效性，及时更换失效的过滤器，更换周期不能超过厂家推荐的使用时间。更换下来的过滤器按放射性固体废物进行收集、处理。

思考题

1. 临床核医学放射防护中应遵循的基本原则是什么？
2. 核医学诊疗中对患者的防护措施有哪些？
3. 核医学诊疗中对工作人员的防护措施有哪些？
4. 核医学诊断和治疗中对探视患者的人员要注意哪些防护？
5. 核医学诊疗过程中，对孕妇的防护措施有哪些？

本章编者：崔凤梅　许玉杰

第八章　辐射监测与职业病危害放射防护评价

目前，对核技术医学应用的安全与防护评价主要是依据辐射监测和防护措施检查的结果。辐射监测是为评价或控制辐射或放射性物质的照射，对剂量或污染所进行的测量及对测量结果的解释。辐射监测，一般是指辐射防护监测，即为支持放射防护最优化，保持可接受的尽可能低的辐射照射水平，实现满意的工作条件和良好的环境质量而进行的辐射测量并对测量结果作出评价的活动。放射诊疗项目职业病危害放射防护评价包括：预评价和控制效果评价，前者是在建设项目可行性认证阶段，对辐射源利用可能对工作人员健康造成影响进行的评价，后者是在建设项目竣工验收前，为验证放射防护设施或措施是否符合法律、法规、标准和预评价报告要求而进行的评价。本章将分别介绍放射诊疗的辐射防护监测和职业病危害放射防护评价。

第一节　辐射监测

一、概述

辐射监测与辐射测量不同，辐射监测包括辐射测量和对所测结果作出解释。只有当辐射监测有助于实现足够的辐射安全并得到证实时才能认为这种监测是合理的。辐射测量只是放射防护的一种技术手段，而不是放射防护的最终目的。

辐射防护监测应当包括监测的设计（计划的制订）、测量（分析）技术的应用（测量过程），以及测量结果的解释三个环节。尤其是其中的监测计划制定，必须以辐射防护原则为指导，充分考虑到防护评价的要求。监测计划的规模和要求，应随所监测的实践和设施的性质和规模而异。不同类型的监测可以侧重于各种不同的目的。

按照管理性质和目的的不同，辐射监测可以分为三类：常规监测、任务相关监测和特殊监测。

（1）常规监测，它与连续操作有关，是按事先制订的时间表定期进行的监测。其目的是要论证当时的工作条件（包括个人所受的剂量水平）是令人满意的，并合监管要求。因此，常规监测在本质上大都是证实性的。

（2）任务相关监测，它可以为某种非常规性的特殊操作提供有关操作管理方面的决策依据，为辐射防护最优化提供支持。

（3）特殊监测，实质上是调研性的，通常是在缺乏足够的信息证明防护控制是充分的时候（已经或有迹象表明出现异常时）实施的。其目的是为了弄清楚某些情况，以及为确定今后的操作程序提供详细的信息。通常应在新设施运行阶段、在施或程序做了重大变更后，或在异常（如事故）情况下进行特殊监测。

按监测对象的不同，监测又可以分为以下几类。

（1）个人监测，即利用个人所佩带的器件或者其他的测量设备，对人员受到外照射剂量、内照射和皮肤污染所进行的监测；

（2）工作场所监测，即利用固定的或可移动测量设备，对工作场所中的外照射水平、空气污染和地面、设备污染所进行的监测；

（3）环境监测，即利用直接测量、取样后实验室测量等各种方法，对设施周围环境中的辐射和放射性污染水平所进行的测量；

（4）流出物监测，即利用直接测量、取样后实验室测量等各种方法，对设施向环境的（气、液态）释放情况所进行的测量。

放射诊疗的辐射监测对象主要是个人监测和工作场所监测，下面只介绍这两方面。涉及环境监测和流出物监测的内容，读者可参考其他教材。

二、个人监测

个人监测（individual monitoring）是利用工作人员佩戴剂量计进行的测量，或对其体内或排泄物中放射性核素的种类和活度进行的测量，以及对测量结果的解释。对职业照射人员个人受到的外照射累积剂量监测、对放射性核素体内污染监测和对皮肤污染的监测，称为个人剂量监测。

根据国家 GB 18871—2002 的相关要求，对于任何在控制区工作的任何职业照射人员，或有时进入控制区工作并可能受到显著职业照射的工作人员，或其职业照射剂量可能大于 $5\ mSv \cdot a^{-1}$ 的工作人员，均应接受个人监测。对于在监督区或偶然进入控制区工作的工作人员，如果预计其职业照射剂量是在 $1 \sim 5\ mSv \cdot a^{-1}$ 范围内，则应当尽可能的对其进行个人监测。对受照剂量始终不大于 $1\ mSv \cdot a^{-1}$ 的工作人员，可以不进行个人监测。

在进行个人监测不易实现或不可行的情况下，经过审管部门认可之后，可以根据工作场所的监测结果和根据受照地点、受照时间的资料，对工作人员的受照剂量作出评价。

用人单位应当对可能受到放射性物质体内污染的工作人员（包括使用个人呼吸器的工作人员）安排相应的体内污染监测，以证明所实施的防护措施的有效性，并在必要时为内照射评价提供所需的核素摄入量或待积当量剂量数据。

1. 外照射个人剂量监测

（1）监测目的

监测职业人员在一个给定周期内或在一次操作过程中受到的外照射累积剂量，以评价个人受照剂量上限，或借以评价工作场所现有防护措施的有效性。通过职业照射人员佩戴的个人剂量计可获得事故受照剂量，作为医学处理的剂量依据。

（2）监测的量

职业外照射个人监测所要测量的量是个人剂量当量 $H_p(d)$，d 指人体表面指定点下面的深度。根据 d 取值的不同，H_p（d）可分成：

H_p（0.07），适用于体表下 0.07 mm 深处的器官或组织的监测，用于皮肤剂量评价，单位为 mSv。

H_p（3），适用于体表下 3 mm 深处的器官或组织的监测，用于晶状体剂量评价，单位为 mSv。

H_p（10），适用于体表下 10 mm 深处的器官或组织的监测，在特定条件下也适用于有效剂量评价，单位为 mSv。

（3）监测类型

外照射个人剂量监测类型包括常规监测、任务相关监测和特殊监测。常规监测是要指明包括个人剂量水平和场所逗留满意度在内的工作条件，同时也是为了满足审管要求。确定常规监测的周期应综合考虑放射工作人员的工作性质、所受剂量的大小、剂量变化程度及剂量计的性能等诸多因素。常规监测周期一般为 1 个月，也可视具体情况延长或缩短，但最长不得超过 3 个月。任务相关监测和特殊监测应根据辐射监测初中的需要进行。

（4）监测程序

1）制订监测计划，特别要规定监测的类型、范围和周期；

2）选定监测方法；

3）准备监测仪器，包括仪器选择、调试、校准和维修；

4）实施监测，包括监测数据判读和初步处理；

5）剂量结果计算和评价；

6）监测记录及其保存；

7）对上述程序实施全面质量保证。

（5）监测方法

1）在仅有光子辐射，而且光子能量≥15 keV 时，宜使用常规光子个人剂量计监测 H_p（10）。

2）对于强贯穿辐射和弱贯穿辐射的混合辐射场，弱贯穿辐射的剂量贡献≤10%时，一般可只监测 H_p（10）；弱贯穿辐射的剂量贡献＞10%时，宜使用能识别两者的鉴别式个人剂量计，或用躯体剂量计和 肢端剂量计分别测量 H_p（10）、H_p（0.07）。

3）对于中子和 γ 射线混合辐射场，当中子剂量与 γ 剂量的比值不超过 10%，可只用光子剂量计测定光子剂量，然后根据光子剂量监测结果和两者粗略比值计算总剂量。

4）对于中子和 γ 射线混合辐射场，当中子剂量与 γ 剂量的比值超过 10%，原则上应使用能分别测量中子剂量和光子剂量的鉴别式个人剂量计（中子剂量测量可使用：固体核径迹探测器，TLD 反照率剂量计等），分别测定中子和光子的个人剂量当量，然后计算总剂量。

5）从事可能引起非均匀照射的操作时，工作人员除应佩戴常规个人剂量计外，还应在身体可能受 到较大照射的部位佩戴局部剂量计（如头箍剂量计、腕部剂量计、指环剂量计或足踝剂量计等），例如在 工作人员近距离进行密封源操作时，需要在手指上另外佩戴指环剂量计。

6）在预期外照射剂量有可能超过剂量限值的情况下（例如从事有可能发生临界事故的

操作或应急 操作时），工作人员除应佩带常规监测个人剂量计外，还应佩带报警式个人剂量计或事故剂量计。

7）当工作人员受到事故照射或应急照射时，除了根据其佩戴的剂量计所提供的结果外，估算事故剂量还应参考其他方法测得的剂量资料，例如受到中子照射后工作人员体内感生的 ^{24}Na 和 ^{38}Cl，头发和羊毛衫中的 ^{32}P，或其他感生放射性核素的测量资料。此外，基于外周血淋巴细胞染色体畸变分析的生物剂量计也是有价值的。事故剂量估算的原则参见国家职业卫生标准 GBZ/T 151。

（6）个人剂量计

1）基本性能要求

测量系统的响应应基本不受如温度、湿度、灰尘、风、光、磁场、电源电压波动和频率涨落等因素的影响。测量系统应具有适当的量程，要有足够高的灵敏度，或足够的最低探测水平；对于监测周期为 3 个月的常规监测，其最低探测水平应不高于 0.1 mSv，量程上限应达 1 Sv；对于特殊及事故监测，量程上限应达 10 Gy。因能量和角响应引入的不确定度应不大于 30%（95%置信度）。在一个监测周期内累积剂量的损失应不大于 10%（95%置信度）。应具有容易识别的标识和编码。剂量计应具有足够好的机械强度，且其大小、形状、结构和重量合适，便于佩带且不影响工作。

2）佩戴要求

对于比较均匀的辐射场，当辐射主要来自前方时，剂量计应佩戴在人体躯干前方中部位置，一般在左胸前；当辐射主要来自人体背面时，剂量计应佩戴在背部中间。对于工作中穿戴铅围裙的场合（如医院放射科），通常应根据佩戴在围裙里面躯干上的剂量计估算工作人员的实际有效剂量。当受照剂量可能相当大时（如介入放射学操作），则还需在围裙外面衣领上另外佩戴一个剂量计，以估算人体未被屏蔽部分的剂量。对于短期工作和临时进入放射工作场所的人员（包括参观人员和检修人员等），应佩戴直读式个人剂量计，并按规定记录和保存他们的剂量资料。当开展质量保证活动发放质量控制个人剂量计时，放射工作人员应按要求将其与常规监测的个人剂量计同时佩戴在同一位置。

3）校准

应定期对个人剂量监测系统进行校准。应使用合适的人体模型进行核准，具体要求见 GBZ 207。校准的量值应能溯源到国家标准。

（7）剂量评价

1）剂量评价一般原则

对职业照射用年有效剂量评价，应符合 GB 18871—2002 的 B1.1 的规定。对于内、外照射并存的情况下，按 GB 18871—2002 的 B1.3 的规定来确定是否符合有效剂量的剂量限值要求，其中内照射待积有效量按 GBZ 129 的要求进行评价。当职业照射受照剂量大于调查水平时，除记录个人监测的剂量结果外，还应做进一步调查。本标准建议的年调查水平为有效剂量 5 mSv/a。当放射工作人员的年个人剂量当量小于 20 mSv 时，一般只需用将个人剂量当量视为有效剂量进行评价；否则，应估算人员的有效剂量；当人员的晶状体、皮肤和四肢的剂量有可能超过相应的年当量剂量限值时，不仅应给出年有效剂量，还应估算其年当量剂量。

2）剂量评价方法

职业性外照射个人监测，一般应依据测得的个人剂量当量 H_P（d）进行个人剂量评价。当放射工作人员的年受照剂量低于相应限值时，职业性外照射个人监测得到的个人剂量当量 H_P（d）可直接视为有效剂量。当接近相关限值时，如果需要可按如式（8－1）估算有效剂量 E

$$E = C_{PE}H_P(d) \tag{8-1}$$

式中，H_P（d）——职业性外照射个人监测得到的个人剂量当量；

C_{PE}——个人剂量当量到有效剂量的转换系数，对中子其值可参考 GBZ/T 202 的附录 E；对光子，可用式（8－2）计算

$$C_{PE} = C_{kE}/C_{kP} \tag{8-2}$$

式中，C_{kE}——空气比释动能到有效剂量的转换系数，其值可参考 GBZ/T 144—2008 附录 D；

C_{kP}——空气比释动能到个人剂量当量的转换系数，其值可参考 GBZ/T 144—2008 附录 C。

当人员接受的剂量很大时，如果需要，也可用模体模拟测量的方法，估算出主要受照器官或组织的当量剂量 H_T，再按式（8－3）估算有效剂量 $E_{外}$：

$$E_{外} = \sum W_T \cdot H_T \tag{8-3}$$

式中，$E_{外}$——有效剂量 E 中的外照射分量，单位为 mSv；

H_T——主要受照器官或组织 T 的当量剂量，单位为 mSv；

W_T——受照器官或组织 T 的组织权重因子。

对于工作人员穿戴铅围裙（例如介入放射工作人员）的情况，可采用式（8－4）估算有效剂量 $E_{外}$：

$$E_{外} = 0.5H_W + 0.025H_N \tag{8-4}$$

式中，$E_{外}$——有效剂量 E 中的外照射分量，单位为 mSv；

H_W——铅围裙内腰部附近佩戴的个人剂量计测得的 H_P（10），单位为 mSv；

H_N——铅围裙外颈部附近佩戴的个人剂量计测得的 H_P（10），单位为 mSv。

（8）质量保证

质量保证是职业外照射个人监测的重要组成部分，应将质量保证始终贯穿于从监测计划制订到结果评价的全过程。在制订职业外照射个人监测计划时，必须同时制订质量保证计划。制订质量保证计划至少应达到以下要求。

1）选用符合要求、工作正常的剂量计、设备和仪器；

2）定期检定/校准和维护使用的设备和仪器；

3）定期比对选用的测量方法；

4）按 GBZ 207 的要求进行外照射个剂量系统性能质量控制；

5）按本标准的规定进行剂量评价；

6）按本标准的要求记录和保存监测数据；

7）对相关人员进行技术培训，由合格的人员进行监测工作；

8）应积极参与实验室间的相互比对，一般 1～2 年一次。

个人剂量计除应满足前面提到的基本性能要求外，还应符合 GB 10264 规定的其他相应要求。应使用能提供本底信息的对照剂量。应使用质量控制剂量计，以确保监测结果的准确可靠。为控制使用的个人剂量探测器的分散性，在每次监测实施前应进行筛选，合格后方可使用。

实验室和剂量测量系统的质量控制按 GBZ 207 要求进行。

实施监测过程的质量保证应制定和严格遵守剂量计发放、佩带、运输、回收和保存等环节的操作规程。个人剂量计在非工作期间应避免受到任何人工辐射的照射。对从事非密封放射性物质的操作的工作人员进行监测时，剂量计应加密封套，以防止放射性污染。剂量计回收后应作放射性表面污染检查，若发现污染应及时去污，并在剂量读数记录上加注说明其对示值的影响。

在个人监测中，应按下述要求进行数据处理。

1）应使用适宜的统计学方法，以尽量减少数据处理过程中可能产生和积累的相对偏差；

2）应注意测量数据有效数字的正确表示，数据有效数字的位数应恰当反映该测量值的准确度；

3）对异常数据的剔除，应在现场用复查的方法，或使用适宜的统计学方法剔除异常数据。在剔除异常数据的同时，还应检查和分析其产生原因，并记录在案。

在实验室条件下，剂量测量的相对不确定度应优于 10%（95%置信度）。对于现场测量：当监测的剂量水平接近或超过剂量限值时，对光子辐射其相对不确定度应不超过 50%（95%置信度），对电子和能量未知的中子其不确定度的要求可允许更宽些；当监测的剂量水平低于剂量限值时，对任何辐射，可进一步放宽对不确定度的要求，直到相对不确定度不超过 100%（95%置信度）。不确定度的评定的具体方法见 GBZ 207。

（9）记录、档案和报告

1）记录

记录应包括：监测计划、预处理、测量、校准、个人监测结果、质量保证和量评价等内容，必要时应包括工作场所监测的结果。记录应清楚、扼要、准确地记录完整监测过程，采用多种方式备份监测记录，妥善保存原始记录数据。便于在剂量估算方法变化时，对剂量数据的复核。应准许放射工作人员查询本人职业照射记录，职业健康管理人员查询相关职业照射记录及有关资料。

外照射个人监测结果应记录在统一的表格上。职业照射的分类见 GBZ 128—2016 附录 A 的表 A.1，常规监测结果的记录和评价报告格式见表 A.2、表 A.3 和表 A.4，工作人员因事故或应急受到的过量照射调查结果格式见表 A.5。

当工作人员职业外照射个人监测结果异常时，应对其受照情况进行复查并将复查结果附在其相应的个人监测记录中。复查项目至少应包括：监测日期、异常情况概述、辐射场复查结果、复查结论、复查人员签名，当监测结果超过调查水平时，应按 GBZ 128—2016 附录 A 的表 A.5 所示格式进行调查。

当剂量计丢失、损坏、因故得不到读数或所得读数不能正确反映工作人员所接受的剂量时，应尽量确定其名义剂量，并将名义剂量及其确定方法记入监测记录。应根据具体情况合理选择以下方法之一确定名义剂量。

① 用同时间佩带的即时剂量计记录的即时剂量估算剂量；

② 用同时间场所监测的结果推算剂量；

③ 用同一监测周期内从事相同工作的工作人员接受的平均剂量；

④ 用工作人员前年度受到的平均剂量，名义剂量=前年度剂量×监测周期（*d*）/365。

监测结果小于最低探测水平的记录：当工作人员的外照射个人监测结果小于 MDL 时，应记录为 1/2 MDL。

2）档案

个人监测档案除了包括放射工作人员平时正常工作期间的个人剂量记录外，还应包括其在异常情况（事故或应急）下受到的过量照射记录，核查登记见 GBZ 128—2016 附录 A 的表 A.5 职业性外照射个人监测异常情况下过量照射核查登记表。职业照射个人监测档案应终生保存。

3）报告

个人剂量监测技术服务机构在完成一个监测周期的监测任务后，应在 1 个月内出具检测/检验报告，格式见 GBZ 128—2016 附录 A 的表 A.2 和表 A.3。个人剂量监测技术服务机构应及时整理、汇总、计算和分析本区域内每年度放射工作人员职业性外照射个人监测数据，以便掌握个人剂量和集体剂量的变化趋势及其分布情况。职业性外照射个人监测检测结果按 GBZ 128—2016 附录 A 表 A.6～表 A.9 格式填好后按规定逐级报告审管部门或其授权机构。监测中发现异常情况应及时报告。个人剂量监测技术服务机构负责检测结果的复核和解释，放射工作单位应在接到复核调查表后 2 周内反馈处理意见。检测结果确属超剂量照射或未能按时反馈处理意见的，个人剂量监测技术服务机构应按照相关法规要求上报至审管部门。

2. 内照射个人监测

内照射个人监测是对体内或排泄物中放射性核素的种类和活度进行的监测，以及利用工作人员所佩戴的个人空气采样器或呼吸保护器对吸入放射性核素的种类和活度进行的监测。

（1）与内照射有关的几个概念

1）摄入量

通过吸入或食入、或经由完好皮肤或伤口进入体内的放射性核素的量。

2）F 类物质

能被呼吸道以快速吸收速率吸收进入体液的沉积物质，它 100%以生物半衰期为 10 min 被吸收。

3）M 类物质

能被呼吸道以中等吸收速率吸收进入体液的沉积物质，它 90%以生物半衰期为 140 天被吸收，10%以生物半衰期为 10 分钟被吸收。

4）S 类物质

能被呼吸道以慢吸收速率吸收进入体液的沉积物质，它 99.9%以生物半衰期为 7 000 天被吸收，0.01%以生物半衰期为 10 min 被吸收。

5）个人空气采样器 PAS

一种专门设计用来测量职业人员呼吸带空气中的放射性气溶胶或气体时间积分活度浓度以估算该职业人员摄入量的便携装置。

6）固定空气采样器 SAS

用来监测工作场所条件的装置，并能就放射性核素的构成及粒子大小提供有用的资料。

7）胃肠道吸收系数

元素直接从消化道吸收到体液的分数值。

8）导出空气浓度

年摄入量限值谓参考人在一年工作或生活时间中吸入的空气体积所得的商。

（2）监测目的、原则、方法和种类

1）内照射个人监测的主要目的

估算待积有效剂量，需要时估算严重受照组织的待积当量剂量，以验证是否符合审管要求；有助于设施的设计和运行控制；在事故照射情况下，为启动和支持任何适宜的健康监督和治疗提供有价值的资料。

2）监测原则

对于在控制区内工作并可能有放射性核素摄入的职业人员，应进行常规个人监测；如有可能，对所有受到职业照射的人员均应进行个人监测，如果放射性核素年摄入量产生的待积有效剂量不可能超过 1 mSv 时，可适当减少个人监测频度，但要进行工作场所监测。

3）监测方法

为估算放射性核素摄入量而采用的个人监测方法有：全身或器官中放射性核素的体外直接测量；排泄物或其他生物样品中放射性核素的分析；空气样品中放射性核素分析。每一种测量方法应能对放射性核素定性、定量表述，依据测量结果可用摄入量或待积有效剂量评价。

4）监测种类

根据监测目的，个人监测可分为常规监测、特殊监测和任务相关监测。伤口监测和医学干预后监测均属特殊监测。

（3）常规监测

一般对下述情况进行常规内照射监测。

① 操作大量气态和挥发性物质，如在大规模生产过程中产生的氚及其化合物；

② 钚和其他超铀元素的处理；

③ 钍矿开采、选冶和处理以及钍及其化合物的应用；

④ 高品位铀矿石的采矿、选冶和处理；

⑤ 天然铀和低浓缩铀的处理及反应堆燃料生产；

⑥ 放射性同位素生产和集中分装；

⑦ 在氡水平超过行动水平的铀矿和其他工作场所工作；

⑧ 使用 ^{131}I 进行甲状腺肿瘤治疗；

⑨ 可引起裂变和活化产物照射的反应堆维修。

内照射个人监测中通常用监测频率来表示监测周期，对接受内照射个人监测的人员，应根据具体情况确定常规监测的周期。空气中存在 ^{131}I 的工作场所，至少每个月用体外测量方法监测甲状腺一次；其他有职业内照射的情况可 3～6 个月监测一次。

确定内照射常规监测周期应主要考虑探测方法的灵敏度、限定的年剂量（2 mSv/a 为年剂量限值 20 mSv/a 的 1/10）、摄入量的不确定度等因素。用确定的监测周期进行监测时，不应漏掉大于 5%年剂量限值相应的摄入量的监测。

常规监测通常假定摄入发生在每个监测周期中间，由此假定所造成的摄入量低估不应大于 3 倍。对接受内照射个人监测的人员，至少用一种适合的监测方法，原则上应尽量采用灵敏的测量方法，测量方法的最低可探测活度不应低于 GBZ 129—2016 附录 A 中的建议值。新上岗工作人员，在参加工作前应进行相关个人监测，并在档案中记录，作为基线值。

（4）特殊监测和任务相关监测

特殊监测和任务相关监测与实际发生或怀疑发生的特殊事件有关，监测时应有明确摄入时刻和污染物物理化学状态的资料。在已知或怀疑有摄入时、发生事故或异常事件后，应进行特殊监测。当常规排泄物监测测量结果超过导出调查水平，以及临时采集的鼻腔分泌物、鼻拭等样品和其他监测结果发现异常时也应进行特殊监测。

对因工作需要短时期进入放射性污染地区或空气中放射性活度浓度水平高的场所的人员，以及参加事故干预行动可能受到内污染的人员应进行任务相关监测。

进行伤口特殊监测时，应确定伤口部位放射性物质的活度。如已作切除手术，则应测量切除组织和留在伤口部位的放射性物质。然后根据需要再作直接测量、尿和粪监测。

如果已采用阻吸收或促排药物，则不能直接采用一般方法推算摄入量。此时应制定特殊监测计划，对该污染物在事故摄入者体内的分布、滞留和排泄进行追踪监测，并依个例情况估计该摄入者的待积有效剂量。

当放射性核素摄入量产生的待积有效剂量接近或超过年剂量限值时，一般需要受照个体和污染物的有关数据，包括放射性核素的理化状态、粒子大小、核素在受照个体内的滞留特性、鼻腔分泌物及皮肤污染水平、空气活度浓度和表面污染水平等。然后综合分析利用这些数据，给出合理的摄入量估计值。

（5）监测方法

1）全身或器官中放射性核素的体外直接测量

全身或器官中放射性核素含量的体外直接测量技术，可用于发射特征 X 射线、γ 射线、正电子和高能 β 粒子的放射性核素，也可用于某些发射特征 X 射线的 α 辐射体。用于直接测量全身或器官放射性核素含量的体外直接测量设备由一个或多个安装在低本底环境下的高效率探测器组成。探测器的几何位置应符合测量目的。对于发射 γ 射线的裂变产物和活化产物，如 ^{131}I、^{137}Cs 和 ^{60}Co，可用在工作场所使用的较简单的探测器进行监测。对少数放射性核素如钚的同位素，则需要高灵敏度探测技术。

如果放射性核素污染的伤口中能发射高能量 γ 射线的放射性物质，通常可用 β—γ 探测器探测。当污染物为某些能发射特征 X 射线的 α 辐射体的情况下，可用 X 射线探测器探测。当伤口受到多种放射性核素污染时，应采用具有能量甄别本领的探测器。伤口探测器应配有良好的准直器，以便对放射性污染物进行定位。在进行直接测量前应进行人体表面去污。

2）排泄物及其他生物样品中放射性核素分析

对于不发射 γ 射线或只发射低能光子的放射性核素，应采用排泄物监测技术。对于发射高能 β、γ 射线的辐射体，也可采用排泄物监测技术。一般采用尿样分析进行排泄物监测，对主要通过粪排泄或要评价吸入 S 类物质自肺部的廓清时要求分析粪样。

在一些特殊调查中也可分析其他生物样品，例如，可分析鼻腔分泌物或鼻拭样；怀疑有高水平污染时，视情况可分析血样；在 ^{14}C、^{226}Ra 和 ^{228}Th 的内污染情况下，可以采用呼出气活度监测技术；在极毒放射性核素（如超铀元素）污染伤口的情况下，应对已切除的组织样进行制样和/或原样测量。

尿样收集、储存、处理和分析应注意：

① 尿样的收集、储存、处理及分析应避免外来污染、交叉污染和待测核素的损失；

② 对于大多数常规分析，应收集 24 小时尿。在常规监测情况下，如收集不到 24 小时尿，应把尿量用肌酐量或其他量修正到 24 小时尿；氚是一个例外，一般只取少量尿即能由所测尿氚浓度推算体液浓度 e 及摄入量；

③ 要求分析的体积应根据分析技术的灵敏度确定。对于某些放射性核素，需要分析累积几天的尿样才能达到所要求的灵敏度；

④ 应规范样品处理和分析方法；

⑤ 在某些情况下（如特殊监测），为减少核素经尿排出的日排量涨落对监测结果的影响，应分别分析连续 3 天的尿样，或分析连续 3 天的混合样，其平均值作为中间一天的日排量。

粪样监测常用于特殊调查，尤其是已知吸入或怀疑吸入 M 或 S 类物质后的调查。由于核素日粪排量涨落较大，因此，应连续收集几天的粪样。

生物样品中 γ 辐射体可用闪烁探测器或半导体探测器直接测定。对 α 和 β 辐射体则要求先化学分离，然后采用合适的测量技术进行测量。可将样品中总 α 或总 β 活度的测量，作为一项简单的筛选技术，但它不能用来定量估算摄入量或待积有效剂量，除非已知放射性核素的组成。

3）空气采样分析

根据空气样品的测量结果估算摄入量带有很大不确定度。PAS 的采样头应处于呼吸带内，采样速率最好能代表职业人员的典型吸气速率（约 1.2 m^3/h）。可在取样周期终了时用非破坏性技术测量滤膜上放射性，以及时发现不正常的高水平照射。然后将滤膜保留并合并较长时间积累的滤膜，用放射化学分离提取方法和高灵敏度的测量技术进行测量。

对 PAS 的要求：应收集足够多的放射性物质，收集量的多少主要取决于要求 PAS 能监测到的最低待积有效剂量的大小。对于常规监测，一般要求能监测到年摄入量限值的 1/10；采样器应抽取足够体积的空气，以便对职业人员呼吸带空气活度浓度给出能满足统计学要求的数值；采样器的粒子采集特性应是已知的。

要用 PAS 监测数据进行内照射剂量估算时，应测定吸入粒子大小的分布，在没有关于粒子大小的专门资料的情况下，可假定活度中值空气动力学直径（AMAD）为 5 μm。

对于在空气中易于扩散的化合物，如放射性气体和蒸汽（如二氧化碳和氚水），可用

SAS 数据对这些化合物的吸入量给出较合理的估计；但对于其他物质，如再悬浮颗粒，一般不要用 SAS 测量结果进行个人剂量估算。

在缺乏个人监测资料时，可利用 PAS 和 SAS 测量结果的比值来解释 SAS 的测量结果。当利用 SAS 的测量结果估算个人剂量时，应仔细评价照射条件及工作实践。

4）监测方法的选择原则

选择监测方法时，应考虑以下几个因素；

① 放射性核素的辐射特性；

② 污染物的生物动力学行为，特别是生物学廓清及放射性衰变后污染物在体内的滞留特性；

③ 监测周期；

④ 测量设备的灵敏度、适用性以及是否现有这种设备。

对于常规监测，如果灵敏度可以满足，一般只用一种测量技术。例如，对于氚，只需要尿氚分析。对一些核素，如钚的同位素，由于测量和数据解释都有一定困难，应结合使用不同的测量方法。特殊监测常采用两种或两种以上监测方法。从数据解释的准确度考虑，一般来说三种监测方法的选择顺序是：体外直接测量、排泄物分析、空气采样分析。GBZ 129—2016 附录 A 列出了不同放射性核素常用的监测方法和应用的最低可探测的活度。

（6）评价方法

1）摄入量估算

体外直接测量和排泄物个人监测时，应采用 $m(t)$ 值估算摄入量。$m(t)$ 是摄入单位活度后 t 天时体内或器官内放射性核素的活度，或日排泄量（$Bq \cdot d^{-1}$）的预期值。这个值主要用于内照射摄入量估算，也可以用于次级限值（ALI）和导出水平的估算。

对于特殊监测和任务相关监测而言，只要知道摄入时间就可通过个人监测的测量值（M）和 GBZ 129—2016 附录 C 特殊监测时的 $m(t)$ 值估算出摄入量 I；如果只有一次测量时，则摄入量 I 可由式（8－5）计算

$$I = M/m(t) \tag{8-5}$$

式中，I——放射性核素摄入量，单位是 Bq；

M——摄入后 t 天所测得的体内或器官内核素的含量（Bq），或日排泄量（$Bq \cdot d^{-1}$）；

$m(t)$——摄入单位活度后 t 天时体内或器官内放射性核素的活度（Bq），或日排泄量（$Bq \cdot d^{-1}$）的预期值。当不知道摄入时间时，应先确定摄入时间再进行评估。当有多次测量结果时，可用最小乘法估算摄入量。

对于内照射常规个人监测，这时假定摄入发生在监测周期 T 的中间时刻（$T/2$），这时可用式（8－6）计算 I

$$I = M/m(T/2) \tag{8-6}$$

式中，I——放射性核素摄入量，单位是（Bq）；

M——监测周期（T）末所测得的体内或器官内放射性核素的活度（Bq），或日排泄量（$Bq \cdot d^{-1}$）；

$m(T/2)$——摄入单位活度后 $T/2$ 天时体内或器官内放射性核素的活度（Bq），或日排泄量（$Bq \cdot d^{-1}$）的预期值。常用放射性核素 $m(T/2)$ 值见 GBZ 129—2016 附录 D。

当摄入发生在周期内任何一天的摄入量计算结果超过 $T/2$ 计算结果的 10%，则应进行适当的修正。

对于空气样品个人监测，当空气样品个人监测的测量结果是监测周期内的累积放射性活度时，则可直接视为此时的摄入量。若监测结果是核素空气浓度 $c_{j空}$（Bq/m^3），核素 j 的摄入量 I_j 可用式（8－7）计算

$$I_j = c_{j空} BT \tag{8-7}$$

式中，$c_{j空}$——PAS 监测的 j 类放射性核素的活度浓度，单位为 Bq/m^3；

B——人的呼吸率，单位为（m^3/h），没有实际值时，可取 0.83 m^3/h；

T——一个监测周期内在工作场所停留的总有效时间，单位为 h。

如果当前测量值的约 10%以上来自以前监测周期中的摄入，并已估算了其摄入量时则应校正当前监测周期的测量结果。对常规监测计划中的一系列测量，可遵从下列步骤。

① 确定第一个监测周期摄入量；

② 预计该摄入量对以后各监测周期测量结果的贡献；

③ 从以后各监测周期的数据中扣除这次的贡献；

④ 对于下一个监测周期，重复做①～②。

在常规监测计划中，如果监测结果超过了事先确定的调查水平，则应进行进一步调查。调查的性质将取决于具体情况和监测结果超过调查水平的程度。在调查中，应考虑以下几点。

① 重复测量.以证实或改进初始评价；

② 采用另外的监测技术；

③ 评价工作条件和照射情况；

④ 在初始评价中若采用了缺省参数值，如果需要，则应对实际污染物的粒子大小及其化学形态进行调查，并选择更合适的数值；

⑤ 在大量摄入的情况下，将受污染者调离放射性工作场所，并对污染物在摄入者体内滞留和排泄特点进行监测，以改进剂量评价。

若用 PAS 进行个人监测的时期与实际摄入期间不同，则由 PAS 获得的单位体积的时间积分空气活度浓度与职业人员摄入期间吸入的空气体积相乘，可求得放射性核素的摄入量。

2）导出空气浓度及其估算方法

当职业人员呼吸率为 1.2 m^3/h 时，导出空气浓度（DAC）可用式（8－8）计算

$$\text{DAC} = I_{j,\text{inhl}}/2\,000/1.2 = 0.02/e_{j,\text{inh}}/2\,000/1.2 \approx 8.33 \times 10^{-6}/e_{j,\text{inh}} \tag{8-8}$$

式中，DAC——导出空气浓度，单位为 Bq/m^3；

0.02——职业人员年剂量限值，单位为 Sv/a；

2000——年的工作时间，单位为 h/a；

$I_{j,\ inhl}$——吸入 j 类核素的年摄入量限值，单位为 Bq；

$e_{j,\ inh}$——吸入 j 类核素的有效剂量系数，单位为 Sv/Bq。

常用放射性核素持续照射的 DAC 值见 GBZ 129—2016 附录表 B.1。

3）剂量估算及防护评价

在辐射防护评价中，照射剂量用式（8－9）计算

$$E(\tau)=I_{jp}e_{jp}(\tau) \tag{8-9}$$

式中，$E(\tau)$——待积有效剂量，单位为 Sv；

I_{jp}——j 类核素通过类 p 类途径摄入的摄入量，单位为 Bq；

$e_{jp}(\tau)$——j 类核素通过 p 类途径的剂量系数（单位摄入量的待积有效剂量），单位为 Sv/Bq，其值参见附录 E，应注意，在吸入途径中不同的吸收类型或形态以及在食入和注射途中的不同都会起剂量系数的变化。

在有吸入途径，没有个人监测数据的情况，可用固定空气采样器测量的空气浓度，用式（8－10）计算待积有效剂量 E（τ）

$$E(\tau)\approx 0.02\ C_s/\mathrm{DAC} \tag{8-10}$$

式中，0.02——职业人员年剂量限值，单位为 Sv/a；

C_s——固定气采样器测量的空气浓度，单位为 Bq/m^3；

DAC——导出空气浓度，单位为 Bq/m^3。

待积有效剂量可以直接与 GB 18871 的年剂量限值、GBZ/T 154 年摄入量限值（ALI）和调查水平（IL）进行比较，评价防护情况。

在摄入多种放射性核素混合物的情况下，一般只有少数核素对待积有效剂量有显著贡献，这时原则上应先确认哪些核素是有重要放射生物学意义的核素，然后针对这些核素制定监测计划和进行评价。

4）调查水平和记录水平

调查水平（IL）和记录水平（RL）决定于内照射监测周期，在确定内照射监测周期时还应当考虑摄入量不确定度可以接受的水平。当测量结果超过 DIL 时，要求进一步调查。下面举例说明内照射监测周期的确定方法。

例：当工作人员工作环境存在 ^{131}I 气体，如何确定他们的内照射个人监测的周期。为方便，确定监测周期通常表述为确定监测频率（每年监测的次数）。内照射监测频率主要决定于探测方法的灵敏度、限定的年剂量（2 mSv/a，为年剂量限值 20 mSv/a 的 1/10），摄入量的不确定度等。对工作环境存在 ^{131}I 气体时，设甲状腺体外测量 15 min 的 ^{131}I 最低可探测活度（MDA）为 100 Bq，^{131}I 尿样测量的 MDA 为 5 Bq/L

由 GBZ 129—2016 附表 E.1，^{131}I 气体，吸入剂量系数为 $e_{inh}(\tau)=2\times10^{-8}$ Sv/Bq，与 1/10 年剂量限值相应的年摄入量为

$$I_{2\ mSv}=[2\times10^{-3}/(2\times10^{-8})]=1\times10^{-5}\ \mathrm{Bq}$$

对尿样检测：24 h 尿（假设日平均排尿量为 1.4 L/d），MDA = 5 × 1.4 = 7 Bq，因为，$I=M/m(t)$，所以，

$$m(t)=M/I_{2\ mSv}=7/(1\times10^5)\approx7\times10^{-5}$$

从 GBZ 129—2016 附表 C.17 中可以查出，摄入后 50 d 相应的 m（t）已达 7.0×10^{-5}，超过这个时间 m（t）将更小，尿样活度将小于 MDA。对甲状腺体外测量：MDA = 100 Bq，$m(t) = 100/(1\times10^5) = 1\times10^{-3}$

从 GBZ 129—2016 附表 C.17 中可以查出，甲状腺体外测量的最大时间间隔约为 70 d，超过这个时间就无法监测。

从 GBZ 129—2016 附表 C.17 可以查出，吸入 ^{131}I 气体时，尿样检测的第一天的 $m(t) = 5.3\times10^{-1}$；第二天的 $m(t) = 3\times10^{-2}$，由此可以看出摄入后第一天和第二天估算的差异达一个数量级，因此尿样检测不适合 ^{131}I 气体对于甲状腺测量，虽然最大时间约为 70 d，但从 GBZ 129—2016 附录表 C17 中 $m(t)$值分析表明，10 d 之内 $m(t)$变化较小，因此 ^{131}I 气体检测时间间隔没有必要小于 10 天。

在常规监测中，一般是基于年剂量限值的十分之一（0.002 Sv/a）为基础推导每一监测周期的调查水平，称为导出调查水平（DIL），DIL 通常用式（8－11）计算

$$\mathrm{DIL} = 0.002/Ne(\tau)_j \tag{8-11}$$

式中，DIL——导出（每个监测周期的）调查水平，单位为 Bq；

N——一年的监测次数；

$e(\tau)_j$——j 类核素的有效剂量系数，单位为 Sv/Bq。

测量结果等于和超过导出记录水平（DRL）的都应记入个人剂量档案中。DRL 的计算方法与式（8－11）计算方法类似，只需将公式中的 0.002 改为 0.000 4～0.001 之间的一个值，计算的结果就是 DRL。

在内照射个人监测中 DRL 取为有意义的最小活度（MSA），在 95%置信限水平，在本底计数时间与样品计数时间相等时，MSA 用式（8－12）计算

$$\mathrm{MSA} = t_{1-\alpha,\ \nu} S_b \tag{8-12}$$

式中，S_b——本底测量值的标准偏差；

ν——测量系列的由度；

$t_{1-\alpha,\nu}$——检测量的 t 分布的单边临界值，当 $\nu=4$，时，其值为 2.132，即 $\mathrm{MSA}=2.132S_b$。

本底样品的标准差（S_b）数值用式（8－13）计算

$$S_b = \frac{1}{F}\sqrt{\frac{n_b}{t_b}} \tag{8-13}$$

式中，F——校准因子，单位为 1/（Bq·s）；

n_b——本底计数率，单位为 1/s；

t_b——本底计数时间，单位为 s。

内照射监测方法应有足够的最低可探测活度（MDA），在检测量不服从正态分布的情况下，MDA 用式（8－14）计算

$$\mathrm{MDA} \approx 2\,t_{1-\alpha,\nu} S_b \tag{8-14}$$

式中，S_b——本底测量值的标准偏差；

ν——测量系列的由度；

$t_{1-\alpha,\nu}$——检测量的 t 分布的单边临界值。

从式（8－14）可以看出，只要本底计数时间足够长，可以认为MDA是MSA的2倍，因此记录水平也可直接取为MDA的1/2。

此外，内、外照射同时兼有时的评价按GB 18871中关于有效剂量限值的有关要求进行。当职业人员同时受到内、外照射，或混合放射性核素的照射时，在事先制定调查水平和记录水平时，应对此予以考虑。

5）内照射监测和评价方法的示例

① 生物样品检测示例

一个工作人员在日常工作中暴露于UF和UO_2F_2，它们属F类吸收物质，在完成一项特殊任务后第1天，他提供的24小时的尿样和粪样，分别测得^{238}U的值为：360 Bq/24 h，尿样和粪样的体积和质量与24小时的排泄量一致。在第一次采样后，第2天和第4天（在假定摄入后的第3 天和第5天）也采集尿样和粪样，其测量结果见表8－1。

表8－1 摄入后1～5 d尿样和粪样的活度

摄入后天数/d	尿样/（Bq/24 h）	粪样/（Bq/24 h）
1	360	140
3	12	90
5	10	12

估算这次体内污染的剂量的首要问题是确定摄入的途径。为此，基于尿样和粪样测量的活度和*m*（*t*）值（见GBZ 129—2016附录表C.32），用式（8－5）估算摄入量，其估算值见表8－2。

表8－2 摄入量估算及其估算结果

摄入后天数/d	样品	活度/（Bq/24 h）	*M*（*t*）/（Bq/Bq）	摄入量估算值/Bq
1	尿样	360	1.8×10^{-1}	2 000
1	粪样	140	5.6×10^{-2}	2 500
3	尿样	12	5.1×10^{-3}	2 353
3	粪样	90	3.9×10^{-2}	2 308
5	尿样	10	4.2×10^{-3}	2 381
5	粪样	12	6.2×10^{-2}	1935
平均	—	—	—	2 246（尿样）

在摄入后第1天，尿样的活度比粪样高，在食入途径不应有此情况；在摄入后的第5天，尿样的活度与粪样差别不大，在食入途径也不应有此情况。因此，可以认为，这个工作人员接受的是U的F类吸入途径的内照射。

由于尿样的结果更为可靠，利用表中三次尿样测量结果估算的摄入量的均值2 246 Bq作为摄入量得估算值。假定AMAD＝5 μm，从GBZ 129—2016附录表E.1中可得到^{238}U的F类吸入时的$e(\tau)=5.8\times10^{-7}$ Sv/Bq，用式（8－9）可以计算^{238}U引起的有效剂量：

$$E(50)=2\,246\times 5.8\times 10^{-7}\approx 1.3\ \text{mSv}$$

天然铀的组成是：0.489^{234}U、0.022^{235}U 和 0.489^{238}U。从 GBZ 129—2016 附录表 E.1 中可查出 ^{2344}U 和 ^{235}UF 类吸入时的 e（τ）分别为 6.4×10^{-7} Sv/Bq 和 6.0×10^{-7} Sv/Bq。

天然铀的 E（50）$=2\,246/0.489\times 0.489\times 6.4\times 10^{-7}+2\,246/0.489\times 0.022\times 6.0\times 10^{-7}+1.3\approx 1.4+0.1+1.3\approx 2.8$ mSv。

② 体外全身测量示例

一个工作人员在核电站负责存储罐的清洁保养，他往往不按规定操作，有一次在他离5F00 控制区时，发现面部有污染，为验证他体内的 ^{60}Co 污染水平，用全身计数器对他进行反复的测量。表 8－3 列出了全身计数器对 ^{60}Co 的测量结果。吸入 S 类 5 μm 气溶胶的单位摄入后的全身沉积值 m（t）（依据 GBZ 129—2016 附录表 C.7）列在表 8－3 的第 4 列中，第 5 列为用式（8－5）计算的摄入量。

表 8－3　^{60}Co 全身计数器测量结果

测量日期	摄入后天数/d	测量值/Bq	m（t）	摄入量估算值/Bq
1998 年 9 月 4 日	1	136 910	0.490	2.8×10^5
1998 年 9 月 7 日	4	3 588	0.098	3.7×10^4
1998 年 9 月 8 日	5	3 793	0.080	4.7×10^4
1998 年 9 月 8 日	5	3 580	0.080	4.5×10^4
1998 年 9 月 9 日	6	3 040	0.073	4.2×10^4
1998 年 9 月 10 日	7	2 978	0.069	4.3×10^4
1998 年 9 月 11 日	8	3 206	0.068	4.7×10^4
1998 年 9 月 14 日	11	2 741	0.064	4.3×10^4
1998 年 9 月 15 日	12	2 808	0.064	4.4×10^4
1998 年 9 月 16 日	13	2 440	0.063	3.9×10^4
1998 年 9 月 18 日	15	2 434	0.061	4.0×10^4
1998 年 9 月 22 日	19	2 745	0.059	4.7×10^4
1998 年 9 月 23 日	20	2 778	0.058	4.8×10^4
1998 年 9 月 30 日	27	2 415	0.055	4.4×10^4
1998 年 10 月 2 日	29	2 753	0.054	5.1×10^4
1998 年 10 月 7 日	34	2 505	0.052	4.8×10^4
1998 年 10 月 9 日	36	2 569	0.052	4.9×10^4
1998 年 10 月 14 日	41	2 564	0.050	5.1×10^4
1998 年 10 月 16 日	43	2 861	0.049	5.8×10^4
1998 年 10 月 30 日	57	2 084	0.046	4.5×10^4
1998 年 11 月 4 日	62	2 346	0.045	5.2×10^4
1998 年 11 月 6 日	64	2 083	0.044	4.7×10^4

续表

测量日期	摄入后天数/d	测量值/Bq	m（t）	摄入量估算值/Bq
1998年11月11日	69	2 292	0.043	5.3×10^4
1998年11月13日	71	2 021	0.043	4.7×10^4
1998年11月20日	78	1 912	0.041	4.7×10^4
1998年11月27日	85	1 993	0.040	5.0×10^4
1998年12月4日	92	1 888	0.040	4.7×10^4
1998年12月11日	99	1 916	0.039	4.9×10^4
1998年12月18日	106	1 760	0.039	4.5×10^4
1999年1月8日	127	1 767	0.037	4.8×10^4
1999年1月29日	148	1 599	0.035	4.6×10^4
1999年2月26日	176	1 603	0.033	4.9×10^4
1999年3月26日	204	1 393	0.031	4.5×10^4
1999年4月27日	236	1 084	0.030	3.6×10^4
1999年5月21日	260	1 141	0.029	3.9×10^4
1999年6月23日	293	935	0.027	3.5×10^4

从表8－3的测量结果可以看出，吸入S类5 μm（AMAD）气溶胶后，除摄入一天后的测量结果外，其他按式（8－5）估算的结果的一致性较好，其算术平均值为46 kBq，用式（8－9）可以计算其待积有效剂量，E（50）

$$E(50)=46\,000\times1.7\times10^{-8}\approx0.78\ \text{mSv}$$

在估算中，忽略摄入1 d后的测量值是应当的；因为这表明高摄入时，排除也快这个事实。这个事实可以通过粪样的测量来证实。因此，式（8－5）的计算模式对摄入后的第1天不太适用，这在具体监测中应特别注意。

③ 内污染路径分析示例

一个工作人员受到^{232}Th的气载氧化物的内污染，属S类吸收，AMAD＝1 μm，常规监测是采集粪样，而且绝大多数结果在探测限（10 mBq）以下。然而，就在他刚要休假前，提供了一个24 h粪的样品，测量活度是12 Bq，据他本人回忆，取样前一天加了班。在以后的20 d假期中，在家里又收集了一次24 h粪样，测量结果在探测限以下。

路径分析

这个工作人员在工作环境中，有将手（污染）放在口里的习惯，由此可能通过食入路径摄入，为此可以通过以下分析来确认。

——吸入假设：如果主要路径是吸入，这时S类^{232}Th粪样的m（t＝1）＝0.11 Bq/Bq，I（摄入量）＝12/0.11＝109 Bq。依此，20天假期后m（t＝20）＝5.8×10^{-4} Bq/Bq，粪样活度应是M＝$5.8\times10^{-4}\times109$＝0.06 Bq/24 h，它应在探测限以上；

——食入假设：如果是食入方式m（t＝1）＝0.28 Bq/Bq，与之相应的摄入量＝12/0.28＝

43 Bq。这样，在 20 d 假期后，m（t=20）$=3.3\times10^{-5}$ Bq/Bq，粪样活度应是 $M=43\times3.3\times10^{-5}=1.4$ mBq/24 h，它在探测限以下。

从以上分析可以看出，这个工作人员经食入进入体内受到了污染。

剂量估算

基于上述的推断可以计算其有效剂量。已计算得摄入量 $I=43$ Bq。从 GBZ 129—2016 附录表 E.1 可以查出，S 类 ^{232}Th，食人路径的剂量系数 e（τ）为 9.2×10^{-8}，待积有效剂量 E（50）$=43\times9.2\times10^{-8}=396\times10^{-8}\approx4$ μSv。

若将摄入途径错判为吸入，这时若 AMAD = 1 μm，则 e（τ）为 2.3×10^{-5} Sv/Bq，待积有效剂量 E（50）$=109\times2.3\times10^{-5}\approx2.5$ mSv。

因此，错判给出的剂量可能高出三个数量级。

通过以上的举例，可以看出，在内照射剂量估算中，污染途径的判断是极其重要的；为此，应对生物样品进行动态的监测。

（7）记录、报告和档案要求

1）记录

记录应包括监测计划、样品收集和处理、测量、校准、个人监测结果、质量保证和评价方法等内容，有时可能还要包括工作场所监测的结果；应清楚、扼要、准确地记录开始监测起至监测结果评价止的整个监测全过程中的每一操作情况；应特别注意记录重要的原始测量数据，以便将来剂量估算方法有变动时，可根据它们重新估算剂量；应准许工作人员本人和医学监护主管人员查询职业照射记录及有关资料。

内照射个人监测结果应按如下的方法记录在规范的表格上。

① 常规监测结果应按 GBZ 129—2016 附录 G 中表 G.1 的格式记录；

② 特殊和任务相关监测结果应按 GBZ 129—2016 附录 G 中表 G.2 的格式进行记录。

当工作人员个人监测结果超过调查水平时，应对其受照情况进行调查，并将调查结果附在其相应的个人监测档案中。复查项目至少应包括如下方面。

① 监测日期；

② 异常情况概述；

③ 辐射场复查结果；

④ 复查结论；

⑤ 复查人员签名。

当工作人员的个人监测结果小于 MDA 时，可用 1/2 MDA 作为其名义剂量记录进档案。

2）报告

负责个人监测的单位在完成一个监测周期的监测任务后，应将监测结果通知单及时送交被监测单位。凡待积有效剂量超过 5 mSv 的，还应将此结果递送给被监测人员本人。应按外照射个人监测的类似要求按规定逐级报告审管部门。

3）档案

所有从事或涉及职业内照射工作的单位应按外照射个人监测的要求建立和管理个人监测档案。

（8）质量保证和不确定度要求

1）质量保证

制定内照射个人监测计划时，应同时制定质量保证计划。质量保证至少应达到以下要求。

① 选用符合要求、工作正常的设备和仪器；

② 定期检定/校准和维护使用的设备和仪器；

③ 定期比对选用的测量方法

④ 按前面提到的要求收集尿样和粪样；

⑤ 按程序和要求分析样品的活度，并按式（8－5）估算摄入量；

⑥ 按 GBZ 128 的要求记录和保存监测数据；

⑦ 对相关人员进行技术培训，由合格的人员进行监测工作

2）不确定度要求

应按 GBZ 129—2016 附录 H 的要求进行不确定度分析

3. 皮肤污染个人监测

皮肤污染个人监测的目的是：证明是否遵守了适当的剂量限值；探测可能转移到控制区以外的污染；在事故过量照射情况下为启动和支持适当的健康监护和治疗提供信息。

皮肤污染往往是不均匀的，而且容易发生在身体的暴露部位，手是最容易受污染的部位。常规监测是测量 100 cm^2 面积上单位面积的平均值；手部污染测量 300 cm^2 面积上单位面积的平均值。都从 Bq/cm^2 表示测量结果。在大多数情况下的皮肤污染测量结果与 BG 18871 中规定的表面污染控制水平相比较。当污染超过规定的控制水平时，首先的行动是去除皮肤污染物，并调查污染原因。如果污染水平没有超过规定的污染控制水平，不需要估计当量剂量。

当持续污染或初始污染水平较高时，当量剂量的估算可能是需要的。在这种情况下要求选用的探测器能估计出 1 cm^2 面积上的平均剂量，以便与当量剂量限值相比较。但是，这种剂量的估计值往往是极不精确的，在污染物嵌入皮肤或被皮肤吸收的情况下更是如此。在估计 α 辐射体的局部剂量时，出现两个数量级的不确定度并不罕见。

在严重皮肤污染事件的情况下，最直接的行动是尽力去污染。有三种情况需要考虑。① 氚和某些形态的碘可能通过皮肤被吸收从而导致体内污染；② β 辐射体污染物在皮肤上长时间滞留，如果污染水平足够高，可能导致确定性效应，皮肤烧伤；③ 伤口被 α 辐射体污染时，可能导致污染物经伤口被吸收，或引起局部伤口纤维变性。在第一种情况下，须要注意估算体内、外污染量。在第二种情况下，须要采取大面积皮肤烧伤的特殊治疗措施。在第三种情况下，须要采取对伤口的外科扩创手术，去掉放射性污染物，并检查其尿样，通过尿样分析测量结果估算体内污染量。

4. 内、外照射个人剂量评价

由于与工作人员相关的放射防护在规模和性质上都可能有较大的变化，所以对个人受照剂量评价时采用内、外照射分组评价方法具有实际优点。但是，在用以描述剂量标准的物理量中，没有一个量是能由直接测量方法可以获得的，所以须要借助某种模式把测量的物理量与防护标准用的物理量联系起来。

对于外照射个人剂量评价最简单和最常用的模式是，把个人剂量测量结果与光子致深部组织或器官的有效剂量和β粒子致皮肤的当量剂量联系起来。在常规监测中，该模式假定以 10 mm 和 0.07 mm 皮下深度刻度的个人剂量计佩戴在工作人员身体适当部位处，能恰当地给出深部组织或器官有效剂量和皮肤的当量剂量。满足上述条件的个人剂量计所记录的结果可以作为相关的防护量被直接记录在案。如果条件差别很大，需要规定并采用复杂的模式。

对体内污染所致内照射个人剂量评价，采用的模式相当复杂。ICRP 在其第 68 号出版物中已经把很多模式结合了起来，以摄入量与有效剂量之间的转换系数描述了测量的摄入量与防护量的有效剂量两者之间的关系，见 GB 18871—2002。

内、外照射个人剂量的总和剂量评价可以这样进行，把估算出的内、外照射个人有效剂量相加，最后给出总的与个人年有效剂量限值相比较的有效剂量。

三、工作场所监测

工作场所监测一般包括中子、γ、X、β 外照射监测、表面（特别是地面和桌面）污染监测、空气污染监测。工作场所监测的性质和频度应满足以下要求：

1）足以评价所有工作场所内的放射防护条件，足以进行控制区和监督区内的照射水平评价，足以检查控制区和监督区的划分是否适当。

2）要和周围剂量当量和空气中放射性浓度的水平、它们的预期波动范围、潜在照射的可能性及其预期大小相适应。

1. 工作场所外照射剂量率监测

（1）监测目的

旨在说明工作条件保持满意，并符合法规要求；为立刻作出运行管理决定提供剂量率数据支持；为放射防护最优化提供数据支持。

（2）测量方法

工作场所常规监测包括采用便携式剂量率仪定期重复性巡测和利用固定的剂量率仪对异常或突发事件的报警测量。后者的例子是，对放射源不能回到其屏蔽容器的报警监测或对一次临界事故的报警监测。

常规监测的频度应根据辐射场的稳定程度决定。如果工作场所辐射场不易变化，则出于巡测目的只需偶尔对工作场所进行监测。例如，对固定式 X 射线诊断设备的巡测。如果工作场所辐射场易于发生变化，但变化不快或变化不严重时，那么仅在预先选定的监测点处进行周期性检测即可及时充分地给出工作条件恶化的警报。这种测量的频度和空间分布须考虑辐射场预期变化的性质，特别要注意对人员停留区域的测量。如果工作场所辐射水平易于迅速变化，甚至达到不可知的水平，那就要在工作场所设置一套固定式的连续工作的剂量率自动警报系统，或由工作人员佩戴一种小型的剂量率警报仪器。

用于工作场所外照射剂量率监测仪器大多数是测量剂量率的仪器而不是测量累积剂量的仪器。但是在有些情况下，在工作场所设置如同 TLD 那样的简单的累积剂量计，将是有用的。新型测量仪器应当用 SI 单位表示测量数据，按 ICRU 推荐的实用量刻度仪器。通用的实用量是周围剂量当量和定向剂量当量。其他辐射量的转换系数，见 ICRU 第 74 号出版物。老式测量仪器用 SI 单位刻度，刻度的空气吸收剂量适于对光子的测量。

与任务相关的特殊监测采用便携式剂量率仪，并且应该给出在任务期间可能积累的剂量预测。监测计划在很大程度上取决于操作性质和辐射场特性。如果辐射场基本保持不变，则对工作人员停留区域的剂量率初步巡测就足够了；在每次系列操作前需要重复这样的巡测。如果操作本身将会影响剂量率或因操作易导致辐射场发生变化时，那就应当在整个操作期间跟踪测量。当工作场所辐射场存在 β 辐射或其他弱贯穿辐射时，测量时要特别小心，很小的操作（如移动部件或方向改变）将会导致剂量率的明显变化，因为在很多的监测中，特别是在向工作人员提供的报警监测中都是以探测较高能量的 γ 辐射为基础，所以对上述的弱贯穿辐射可能探测不到。最可取的办法是应当接近表面测量。

操作录像是监测计划的一部分。如果录像与操作同步，则能详尽地调查那些对剂量有特殊贡献的操作，能为操作者提供有价值的剂量数据，使他们对正在执行的一些操作方案得以改善。

（3）测量结果评价

根据工作场所外照射剂量测量结果评价屏蔽防护的效能或工作条件是否满意，并不困难。但是，利用工作场所外照射剂量率测量结果评价工作人员受到的有效剂量和剂量当量时，不确定度较大。因为剂量率将随着工作人员的移动而在空间和时间上有变化。若假定工作人员在整个操作期间始终处于最高剂量率区域，在不考虑人员移动的情况下，这样的估算结果可能远低于管理限值。如果在防护上不能把场所的外照射剂量率保持在管理限值以下，则必须限制人员在高剂量率区域的工作时间。

2. 工作场所空气污染监测

（1）监测目的

气载污染物的运行控制监测目的是：有助于控制工作人员由于吸入而导致的内照射。

提供工作条件恶化或异常的早期探测结果，以便随后采取补救或防护行动，如采取个人呼吸防护措施；为工作人员体内污染监测计划的制定提供信息。

仅在设备内处理大量非密封源（比相关的年摄入量限值大千倍以上）时才需要空气污染监测。在下述的一些工作场所内总是需要常规监测。

1）处理大量的气态或易挥发的放射性物质的工作场所，例如，大规模生产氘及其化合物的工作场所，和重水生产的工作场所；

2）铀、钍采矿、水冶和精炼加工的工作场所；

3）反应堆核燃料制造和乏燃料后处理工作场所；

4）钚和其他超铀核素处理的工作场所；

5）氡视为职业照射一部分的工作场所。

（2）测量方法

有两种特别重要的气载污染源：局部释放的污染源和表面污染再悬浮的污染源。这两种污染源都可以由工作人员的活动直接产生。气载污染通常是局部的和瞬间的。因此，工作人员呼吸带的浓度与在某些固定位置附近测量的浓度之间可能有明显差别，呼吸带的浓度通常比较高。了解这些因素对于为控制工作场所气载污染而进行的监测非常重要。

工作场所空气污染监测方式分为：报警监测、区域采样监测和代表性采样监测。

1）报警监测

探测大量气载污染并报警的监测，称为报警监测。因此，应该在有可能因操作失误或因设备故障引起大量放射性物质意外释放的场所设置连续工作的空气污染探测报警装置。这种装置应设置在能可靠地探测到放射性物质释放的位置处，而不是设置在呼吸带位置处。例如，设置在工作场所空气排放地点，而不是设置在通风柜之类的密封排气系统中。经验表明，在核反应堆的工作区域、热室附近、操作钚和其他超铀核素的区域或在操作其他大量非密封源的区域安装这种连续工作的空气污染探测报警装置是特别有用的。设置的报警水平应该考虑气载污染活度的正常水平和其预期的变化，要避免误报警，而且需要鉴别混淆因素对报警阈值的贡献，例如由于氡子体天然本底变化而引起的误报警。

2）区域采样监测

对整个工作场所气载污染变化趋势的采样监测，称为区域采样监测。这种采样监测是通过设置在工作场所固定式区域采样器获得空气样品。这种监测方式不管其有无报警监测设备，都可以给出工作场所气载污染变化趋势的测量数据。固定式区域采样器的数量及其设置的位置应当由气载污染总的意义和气载污染变化程度决定。

3）代表性采样监测

定量的估算工作人员摄入气载污染物量的可能范围的监测，称为代表性采样监测。方法是采取工作人员呼吸带的空气活度样品，估算工作人员的摄入量。最一般的采样方式是在选定的一些能合理的代表工作人员呼吸带的若干位置上通过固定式采样器获取空气活度样品。采样点的选择要与工作人员停留时间长的某些固定的场所相适应，采取的工作活度样品的位置应接近于呼吸带位置。

（3）测量结果评价

无论是区别采样测量结果还是代表性采样测量结果，都可以用来估算工作人员摄入量。但是，用区域采样测量结果估算摄入量时，还需要个人空气呼吸采样器采集具有代表性的空气样品，并建立区域采样测量结果与个人空气呼吸采样器采集样品的测量结果之间的转换系数，而且要不断地对转换系数进行修正；在空气污染有重大变化的情况下，更需要这种修正。尽管如此，还是不能总是对每个工作人员都能给出有充分代表性的摄入量数据，在局部空气受污染或在由于人员活动引起的表面污染物在悬浮的空气污染随时有变化的情况下，更是如此。

虽然通过工作人员佩戴的个人空气呼吸采样器采集样品的测量结果能给出工作人员个人摄入量的估计值，可是应谨慎地对待这种测量结果。因为，个人空气呼吸采样器的采样速率比工作人员的呼吸速率低的多，而且一个工作班或一周的气溶胶粒子采样的测量结果与由单次非代表性气溶胶粒子采样的测量结果相比，偏差非常明显。长期采样测量结果的平均值与单次非代表性采样的测量结果之间，偏差不大。因此，可以根据长期采样测量结果的平均值评价工作人员摄入量。但是，应当对长期采样测量结果的平均值进行严格的审核，并判断其变化趋势。

在某些情况下，当个人空气呼吸采样器采集样品的测量结果中出现少数孤立的高的测量结果时，需要采用气溶胶粒子级联撞击器采集气溶胶粒子样品，研究其粒径分布特征。

3. 工作场所表面污染监测

（1）监测目的

工作场所表面污染的程度和范围直接反映非密封源的包容程度、操作程序控制的有效性和管理实践的投入情况。因此，工作场所表面污染监测的目的在于：支持防护污染扩散的防护措施；探测非密封源包容的失效或偏离安全操作的程序；为制订体内污染监测计划和制定安全操作程序提供依据。

（2）原则和方法

1）表面污染监测原则

经验表明，工作场所表面污染与工作人员受其外照射剂量之间并非有直接联系，所以表面污染测量结果不能直接给出人员受照剂量的定量结果。但是，表面污染测量结果能为工作场所的区域划分提供依据，确定需要空气污染监测或体内污染个人监测的场所。如果表面污染水平在控制水平标准以下，提示非密封源的包容和管理控制良好，不需要空气污染常规监测或体内个人污染监测。

表面污染监测的着眼点是产生污染的操作和地点，目的是确定受污染的区域。应根据经验对污染区域内有代表性的表面进行常规监测。监测频度较高的指示点是高污染区。监测频度较低的指示点是控制区内有代表性的地方和控制区以外区域的确定性监测。

对离开控制区的工作人员体表污染应进行监测。在核工业的某些企业中易于发生污染或在一次事件中受污染的个人很容易把污染物带到控制区以外的清洁区，所以通常在控制区出入口处设置固定式表面污染监测仪。例如，手、脚污染监测仪和门式监测仪等，作为常规监测的补充。但是，放射源在医学应用中和在工业应用中很少要求设置固定的门式监测仪。不能忽视对由控制区带出的物项的适当监测。要想监测从控制区带出的所有物项，往往不现实。应当作出规定，哪些从控制区带出的物项需要表面污染监测及其监测性质和程序。总的要求是，应该确认移出控制区的物项污染清洁区的可能性和污染的程度是可以接受的。

在正常情况下应在用密封源的工作场所不需要表面污染监测。但考虑到密封源包壳破损发生泄漏，所以应定期检验，泄漏检验周期为一年或两年。对于易破碎的源或经常在有腐蚀物存在的环境中应用的密封源，对其频繁的泄漏检验是适当的。

通常辅之以与任务相关的工作场所表面污染特殊监测。这种监测结果在很大程度上有助于避免或限制操作期间的污染扩散，对局部包容的设备（如通风柜）和非常规的工作以及对设备维修工作期间或其后的监测非常有用。

2）表面污染测量方法

表面污染测量方法通常有三种。即直接测量法、间接测量法和表面污染辅助测量法。

1）直接测量法：对 α 辐射体表面污染物的直接测量法，是将探测器的探头与表面保持一定距离进行扫描式测量。由于 α 粒子在空气中的辐射只有几个厘米，一层薄的液体或薄层固体将会影响测量结果，所有探头与表面的距离不应大于 0.5 cm。扫描测量时，探测器对 α 辐射的响应时间和计数显示时间都比把探头放在表面上测量时的响应时间和计数的显示时间要长，所以探头在表面上方移动速度不能超过 15 $cm \cdot s^{-1}$。

对 β 辐射体的表面污染直接测量时，也采用扫描式测量。鉴于 β 粒子在空气中的射程

远比 α 粒子的大，所以探头与表面保持在 2.5～5.0 cm 的距离处，扫描速度为 15 $cm \cdot s^{-1}$ 时，可以获得满意的测量结果。在探头上附加一个屏蔽 β 粒子的屏蔽罩，可以鉴别是 β 辐射体污染物还是 β、γ 混合辐射体污染物。

2）间接测量法

由于表面特性或几何形状的限制而无法用直接测量法测量其表面污染物时，可以采用间接测量方法，包括干擦拭法测量、湿擦拭法测量或胶带纸粘贴法测量。

干擦拭法测量是用一块面积约 100 cm^2 的清洁布料，在表面上多次反复擦拭，然后测量拭料上的放射性活度。这种方法仅适用于偶尔与污染表面相接触的或怀疑有污染的表面污染的测量。

湿擦拭法测量类似于干擦拭法测量，不同之处是将拭料蘸上合适的去污液后反复多次地擦拭污染表面，然后测量拭料上的放射性活度。^3H 的表面污染湿擦拭法测量比较特殊，需要将拭料蘸上甘油液后多次反复擦拭，然后测量拭料上的放射性活度。但要注意，拭料上的 ^3H 经过 20 min，由于蒸发可能损失 50%。

胶带纸粘贴法测量是将 1～2 cm 宽的胶带纸贴到污染表面上，然后仔细地揭下胶带纸，测量其粘黏下的放射性活度。

3）表面污染辅助测量法

对低能 β 辐射体表面污染物的测量，可以将袋装热释光粉末贴在表面上，能测出表面污染物的照射剂量。由于装热释光粉末的袋子对低能 β 的吸收，测量结果可能偏低，需要通过实验进行修正。对 ^{90}Sr 表面污染物的测量，采用片状热释光剂量计测量可以减少测量结果的不确定度。

采用射线能谱甄别法测量称为表面污染辅助测量法。例如，用 Ge（Li）半导体探测器或 NaI（TI）晶体探测器测量擦拭的拭料，可以鉴别发射 γ 射线的核素种类。由于 α 粒子的射程短，所以可测量的样品种类受到限制。

第二节　职业病危害放射防护评价

所谓的职业病危害放射防护评价亦称为建设项目职业病危害放射防护评价，它是对拟使用的辐射源或拟进行的实践特性和规模进行描述，对放射性职业病危害因素和拟采取的防护措施进行分析、评价，估计正常、异常和事故工况下电离辐射对工作人员健康可能造成的影响。

依据《放射诊疗建设项目卫生审查管理规定》，放射诊疗建设项目按照可能产生的放射性危害程度与诊疗风险分为：危害严重和危害一般两类。

前者包括：

1）医用加速器

2）钴－60 治疗机

3）立体定向放射治疗装置（γ 刀、X 刀等）

4）中子治疗装置与后装治疗机等放射治疗设施

5）质子治疗装置

6）重离子治疗装置

7）正电子发射计算机断层显像装置（PET）

8）单光子发射计算机断层显像装置（SPECT）

9）使用放射性药物进行治疗的核医学设施

后者包括：

1）PET、SPECT 和治疗以外的核医学设施

2）CT、CR、DR、DSA

3）乳腺 X 射线摄影

4）C 型臂 X 射线摄影

5）普通诊断 X 射线机

放射诊疗建设项目职业病危害放射防护评价报告分为：评价报告书和评价报告表。对放射性危害严重类的建设项目，应编制评价报告书。对放射性危害一般类的建设项目，应编制评价报告表。同时具有不同放射性危害类别的建设项目，应当按照危害较为严重的类别编制评价报告书。

职业病危害放射防护评价包括：建设项目职业病危害放射防护预评价和建设项目职业病危害控制效果放射防护评价，以下简称预评价和控制效果评价，本节将分别介绍。

一、预评价

预评价是在建设项目可行性认证阶段，对辐射源利用可能对工作人员健康造成影响进行的评价。预评价的目的是：贯彻落实国家有关职业卫生法规和标准，从源头控制或消除职业病危害，防治职业病，保护放射工作人员和公众健康；明确建设项目产生的职业病危害因素，分析其危害程度及对放射工作人员和相关公众健康的影响；评价放射防护安全设施、措施的设计是否符合国家标准，正常运行时工作人员及公众受照剂量是否超过规定限值和建设单位管理目标值；从职业病防治角度论证建设项目辐射防护措施的可行性；为卫生行政部门的防护设施设计审查和行政审批提供技术依据；为建设单位改进防护设施设计和完善放射卫生管理提供指导性意见。下面详细介绍预评价技术规程。

1. 概述

（1）评价目的

1）实施《中华人民共和国职业病防治法》等国家有关法律、法规的需要；

2）对拟建建设项目的放射防护设施和防护措施进行评价，预防、控制辐射危害，确定建设项目在放射性职业病防治方面的可行性，保障放射工作人员和公众的健康与安全；

3）为卫生行政部门和相关部门的行政审批提供技术依据。

（2）评价范围

描述评价的区域范围、防护设施和人员范围。

（3）评价内容与方法

简要介绍评价的主要内容，包括辐射源项，防护设施、防护措施、辐射监测、工作人员受照剂量、放射防护管理、健康监护和事故应急措施等。

基本方法：评价机构通过资料调研和现场调查分析，将获取资料与法律、法规的规定

和标准要求的数值相比较并对符合程度作出评估。

类比法：通过对与拟评价项目相同或相似工程（项目）的职业卫生调查、工作场所职业病危害因素浓度（强度）检测以及对拟评价项目有关的文件、技术资料的分析，类推拟评价项目的职业病危害因素的种类和危害程度。

（4）评价依据

列出评价依据的相关法律、法规、规章，技术规范和标准，评价参考的其他资料。

（5）评价目标

包括放射工作应遵循的放射防护原则，建设项目拟采用的管理目标值，工作场所辐射水平、表面放射性污染控制目标和其他技术条件或技术指标。

2. 建设项目概况与工程分析

（1）概况

包括建设项目名称，建设单位，建设地址，建设项目性质（新建、扩建、改建、技术改造），建设规模（工程主要设施名称、建筑面积、投资总额），人员结构（建设项目总工作人数，不同人员的比例），发展规划（重点为辐射源增加计划），周围环境与居民情况，环境辐射水平（环境 γ 辐射水平和环境介质辐射水平）。

新建是指从无到有，“平地起家”，新开始建设的项目。

改建是普通房间改建成放射机房，或一类放射机房改建成另一类放射机房。

扩建是在原有机房基础上扩大规模，新建主要机房。

技术引进和技术改造是采用先进的、适用的新技术、新工艺、新设备、新材料等对现有设施、生产工艺条件所进行的改造。

（2）工程分析

叙述生产工艺原理、过程与设施布置概况，给出设施布置规划图和工艺流程图。按照卫生学要求对设施布置规划及工艺流程进行分析并作出评价。

3. 辐射源项分析

（1）辐射源项概况

介绍辐射源项概况，包括：辐射源装置的结构，与辐射有关的主要参数。辐射源的位置分布，对放射性同位素或放射性物质，给出核素名称、状态、活度、能量等指标；对射线装置，给出装置名称、型号、射线种类、能量与辐射强度。

（2）正常运行状态

正常运行状态下的主要辐射源，辐射种类，产生方式，辐射水平。

（3）异常和事故状态

异常或事故状态下的主要辐射源，辐射种类，产生方式，辐射水平；如放出放射性核素，给出核素名称、状态、活度。

4. 防护措施评价

（1）工作场所布局、分区和分组级

对工作场所布局合理性进行评价。如对非密封源辐射工作场，要求按放射性污染水平高、中、低顺序合理安排工作场所；对医用辐射设施，尽可能设置在建筑物底层的一端或单独设置。

介绍建设项目工作场所分区计划。根据 GB 18871—2002 第 6.4 条，放射性工作场所一般应分为控制区和监督区。核设施等大型建设项目可在每个区内分成若干子区。

建设项目应按 GBZ/T 181—2006 的附录 B 和附录 C 的规定对非密封源辐射工作场所进行分级。

给出工作场所的布局图，标明各工作场所的名称、区别和级别。

（2）屏蔽设计

对放射防护屏蔽设计进行描述，包括设计依据（辐射水平，依据的法律、法规、标准或规范）、计算模式或公式及其出处，使用的参数、计算结果（屏蔽材料及厚度）。

对计算结果进核对，按照防护要求和最优化原则对屏蔽设计进行评价。

（3）防护安全装置

核设施辐照与放射治疗设施等职业病危害风险较大的建设项目，应详细叙述以下防护安全装置拟设置情况，并作出评价。

1）安全连锁装置：门机连锁，控制台与装置连锁，其他连锁；

2）装置故障系统：故障自动停机系统，故障显示系统和报警装置；

3）装置运行保系统；

4）观察和对讲装置。

（4）其他防护措施

从下列各项中选择适合于被评价项目的内容叙述拟采取的放射防护措施并作出评价。

1）中子、质子等辐射的防护；

2）感生放射性的防护；

3）警示标志设置情况；

4）工作场所排风、控制空气放射性污染和其他有害物质的措施；

5）非密封源辐射工作场所的设备表面、墙壁、工作台等处的表面放射性污染控制措施；

6）出入口人员污染监测措施；

7）个人防护用具的配备计划；

8）三废处理过程中的防护措。

5. 辐射监测计划

（1）辐射源监测

简要介绍拟监测项目、采用的监测设备、监测方法、监测周期，监测单位。

（2）工作场所监测

简要介绍被监测工作场所位置，拟采用的监测设备、监测方法、监测周期，监测单位。

（3）个人剂量监测

简要介绍拟采用的个人剂量监测的人数、种类、个人剂量监测设备和元件，监测周期，监测单位。

（4）质量保证措施

分别阐述个人剂量监测、辐射装置的监测和工作场所监测等不同监测的质量保证措施。

（5）监测计划的评价

对辐射监测计划的合理性进行评价。

6. 辐射危害评价

（1）正常运行条件的辐射危害评价

工作人员可能受到的内、外照射，估算关键人群组的平均年有效剂量、最高年有效剂量，与管理目标值和标准规定的剂量限值的比较。

（2）异常和事故情况下的辐射危害评价

评价潜在照射的健康影响，包括估计异常和事故情况发生的可能性，可能受到照射的人数，人均受照剂量，最大受照剂量。

7. 应急准备与响应

（1）应急组织与职责

介绍拟设立的应急组织及其职责。

（2）应急计划

介绍应急计划并作出评价。

8. 放射防护管理

（1）管理组织和制度

介绍放射卫生防护管理组织、拟配备的人员及其职责；已制定或拟制定的管理规章制度。评价其制度是否齐全，结合国家法律法规对制度内容进行评价，评价其与国家相关规定的符合性，与本单位实际情况的符合性，是否具有可操作性。

（2）职业人员健康管理

叙述职业人员健康管理的以下内容并作出评价。

1）工作人员的培训；

2）个人剂量管理；

3）职业健康检查；

4）个人剂量与健康监护档案。

9. 结论和建议

（1）结论

1）拟采用的设施平面布置是否能够满足建筑设计卫生学要求；

2）放射防护和安全设施在正常运行时能否有效控制职业病危害，与相关法律、法规、标准和规范的符合情况；

3）防护措施和监测设施，是否符合多重性和纵深防御原则，在事故情况下能否有效预防和控制潜在照射；

4）建设项目的放射性危害防护设施建设是否可行。

（2）建议

对建设项目的防护设施、防护措施不完善之处提出改进建议。

二、控制效果评价

控制效果评价是在建设项目竣工验收前，为验证放射防护设施或措施是否符合法律、法规、标准和预评价报告要求而进行的评价。控制效果评价的目的是：对使用的辐射源或进行的实践特性和规模进行描述，根据辐射监测结果和其他调查数据资料评价放射防护设施的有效性和适宜性，评价正常、异常和事故工况下电离辐射对工作人员健康造成或可能造成的影响。下面详细介绍控制效果评价技术规程。

1. 概述

（1）评价目的

1）实施《中华人民共和国职业病防治法》等国家有关法律、法规的需要；

2）对建设项目的放射防护设施和防护措施进行评价，预防、控制辐射危害，确定建设项目的放射防护设施和防护措施在控制职业照射和防止潜在照射方面的有效性、适宜性，保障放射工作人员和公众的健康与安全；

3）为卫生行政部门和相关部门对建设项目的竣工验收提供技术依据。

（2）评价范围

描述评价的区域范围、防护设施和人员范围。

（3）内容与方法

简要介绍评价的主要内容，包括辐射源项，防护设施、防护措施、辐射监测、工作人员受照剂量、健康监护和事故应急措施等。

在预评价方法的基础上，增加检测与检验的方法。

（4）评价依据

列出评价依据的相关法律、法规、规章，技术规范和标准，评价参考的其他资料。

（5）评价目标

放射工作应遵循的放射防护原则，建设项目拟采用的管理目标值，工作场所辐射水平、表面放射性污染控制目标和其他技术条件或技术指标。

2. 建设项目概况与工程分析

（1）概况

包括建设项目名称，建设单位，建设地址，建设项目性质（新建、扩建、改建、技术改造），建设规模（工程主要设施名称、建筑面积、投资总额），人员结构，发展规划。

（2）周围环境条件及人口分布。

（3）环境 γ 辐射水平和环境介质辐射水平。

（4）平面规划及工艺流程包括设施布置平面图。

3. 辐射源项分析

介绍辐射源项概况，包括：辐射源装置的结构，与辐射有关的主要参数。辐射源的位置分布，对放射性同位素或放射性物质，给出核素名称、状态、活度、能量等指标；对射线装置，给出装置名称、型号、射线种类、能量与辐射强度。

4. 防护措施评价

（1）核实预评价所列工作场所布局、分区与分级的落实情况，对其合理性进行评价。

（2）核实屏蔽设施的施工建造符合预评价所列屏蔽设计要求。

（3）对核设施等职业病危害风险较大的建设项目，应核实预评价所列防护安全装置的设置，检查其运行情况，对安全装置和措施的有效性进行评价。

（4）核实预评价所列放射防护措施落实情况，对其防护的有效性进行评价。其中对个人防护用具配备和使用情况评价，应包括以下内容。

1）介绍放射工作人员个人防护用具的配备情况，列出个人防护用具清单。根据建设项目放射性危害种类不同，建设单位应分别按照有关标准的规定，配备放射工作个人剂量报警仪或手持报警仪，防护服防护面罩及呼吸防护器具等。

2）介绍放射工作人员个人防护用具使用情况。

3）对个人防护用具的配备和使用情况作出评价。

5. 辐射监测与评价

（1）建设项目单位的自主监测

1）介绍辐射监测大纲实施概况，内容包括：

① 确认建设单位的辐射监测大纲的制定、实施和定期复审情况；

② 介绍监测内容，包括监测项目、种类、地点、周期；

③ 介绍监测实施单位：本单位监测或委托职业卫生服务机构监测，监测机构的人员、设备和资质条件。

2）叙述并分析个人剂量监测情况，内容包括：

① 个人剂量监测种类，个人剂量监测设备和剂量计，监测周期；

② 监测结果及对结果的分析。

3）叙述并分析辐射源或含源设备的监测概况，内容包括：

① 辐射源种类、名称，监测项目、采用的监测设备、监测方法、监测周期；

② 监测结果及对结果的分析。

4）叙述并分析工作场所的监测情况，内容包括：

① 介绍监测点分布，绘制监测点平面图；

② 监测项目，监测方式：连续监测或巡测或定期采样分析；

③ 采用的监测设备、监测方法、监测周期；

④ 监测结果及对结果的分析。

5）分别叙述个人剂量监测、放射性同位素或放射性物质监测和工作场所监测等不同监测的质量保证措施，查验监测仪器的检定、校准、比对、认证记录。

6）对建设项目单位自主监测状况作出评价，包括辐射监测大纲的制定、实施和定期复审情况；自主监测的项目、种类、方法及其监测结果是否符合相关法规标准与规范的要求。

（2）评价报告编制单位的验证监测

1）叙述验证监测的范围与内容，包括监测的区域和位置，人员范围；介绍验证监测的内容，如工作场所辐射水平、辐射设备的防护性能监测，人员个人剂量监测，表面污染监测，放射性核素分析，大气气溶胶监测，固体放射性废物和人员排泄物监测等。

2）叙述监测使用的仪器与方法，给出监测仪器的名称型号及主要性能参数并列表表示；介绍主要监测项目的监测方法，如属于标准方法，给出标准名称；如属于经过认证的非标准方法，给出监测方法的出处。

3）叙述监测过程中的质量控制措施。

4）以列表的方式给出监测结果，将监测结果与相应标准进行比较分析。对辐射危害因素控制效果作出评价。

6. 辐射危害综合评价

（1）正常运行条件下的辐射危害

根据监测结果和其他资料，确认工作人员受到的内、外照射，与管理目标值和标准规定的剂量限值的比较。

（2）异常和事故情况下的辐射危害

根据试运行期间的资料和其他资料，估计潜在照射发生的概率或可能性，可能受到照射的人数及危害情况。

7. 应急准备与响应

（1）应急组织与职责

介绍应急组织的组成结构情况及其职责。

（2）应急准备

详细描述应急准备的施情况，包括物资通讯、技术、人员经费等准备的落实情况。

（3）应急计划

介绍应急计划落实情况。

（4）应急能力的保持

介绍应急人员培训和应急演习等情况。

8. 放射防护管理

（1）管理组织

介绍放射卫生防护管理组织机构的设置及其人员编制和职责。

（2）管理制度及其实施

介绍建设单位制定的放射卫生防护管理制度，查验其实施情况。

（3）职业人员健康管理

核实和检查以下管理内容并作出评价：

1）工作人员的教育培训；

2）个人剂量管理；

3）职业健康检查；

4）个人剂量、健康监护和教育培训的档案管理。

9. 结论和建议

（1）结论

结论应包括以下内容：

1）放射防护设施布置是否能够满足放射卫生学要求；

2）放射防护和安全设施在正常运行时能否有效控制职业病危害，与相关法律、法规、标准和规范的符合情况；

3）防护措施和监测设施，是否符合多重性和纵深防御原则，在事故情况下能否预防和控制潜在照射，预防和控制放射性污染；

4）对职业卫生管理、应急准备与响应管理与相应规章制度的评价；

5）建设项目的放射性危害防护设施等条件是否达到竣工验收的要求。

（2）建议

对建设项目的防护设施和管理措施提出改进和进一步完善的建议。

思考题

1. 叙述辐射监测的定义，并指出其与辐射测量的区别？
2. 按监测对象划分，辐射监测分成哪几类？并分别阐述其定义。
3. 个人监测包括哪些监测内容？
4. 工作场所监测注意的要点是什么？
5. 职业病危害放射防护评价的目的是什么？

本章编者：万　骏

第九章　放射卫生法律法规、标准与监督

国际标准化组织（ISO）的国家标准化管理委员会（STACO）一直致力于标准化概念的研究，先后以“指南”的形式给“标准”的定义作出统一规定：标准是由一个公认的机构制定和批准的文件。它对活动或活动的结果规定了规则、导则或特殊值，供共同和反复使用，以实现在预定领域内最佳秩序的效果。在开发和使用电离辐射源时要以放射防护标准中规定的个人剂量限值为准则，严格遵守放射防护三项基本原则。按适应范围不同，可将标准分为国际标准、国家标准、地方标准、行业标准和团体标准。《电离放射防护与辐射源安全基本标准》（GB 18871—2002），是我国电离辐射领域现行放射防护的国家级基本标准。放射防护法律体系是执法主体系统的行为准则，是监督执法工作的依据和准绳。放射防护法律体系通常包括有立法部门制定的法律、政府发布的法规和技术监督与审管部门发布的标准等。我国自 20 世纪 60 年代初开始逐步建立了适合我国国情的放射卫生防护法规体系和标准体系。这些法规和标准对保障人类健康、保护环境和促进放射性同位素与射线装置的广泛合理应用起到了极为重要的作用。本章主要介绍与放射卫生相关的法律法规、标准与监督等内容。

第一节　放射卫生法规的历史沿革与体系

国家和地方人民政府发布的有关放射卫生防护的法律、法规、部门规章和文件是卫生行政执法的法律依据，广义上可以统称为放射卫生法规。放射卫生法规是放射卫生防护监督的法律依据，是放射工作人员、监督执法人员、相关专业技术人员必须遵守的行为规范。卫生行政部门与卫生监督机构对贯彻实施放射卫生法规负有监督管理职责，应用核与辐射技术的放射工作单位对本单位执行放射卫生法规承担主要法律责任。

一、放射卫生法规的历史沿革

我国的放射卫生防护工作起始于 20 世纪 50 年代中期。1956 年国家将放射性同位素的应用研究列入十二年科技发展规划。

1960 年，国务院批准发布了《放射性工作卫生防护暂行规定》，这是我国第一部放射卫生防护法规，为保护放射工作从业人员的健康取到了巨大的作用。《放射性工作卫生防

护暂行规定》发布后，国务院有关部委参考国际上放射卫生防护管理的措施和经验，相继制定并发布了《电离辐射的最大容许量标准》《放射性同位素工作的卫生防护细则》《放射性工作人员的健康检查须知》相关技术法规。这构成了我国最早的电离放射防护法规标准。

1987年国务院发出《关于加强放射性同位素和射线装置放射防护管理工作的通知》后，进一步加快了放射卫生法规的研制进度。为提高法规的针对性和可行性，基本做到一种类型放射工作制定一项规定，并有相应的标准配套实施。

1989 年国务院发布了《放射性同位素与射线装置放射防护条例》，标志着我国的放射卫生防护管理步入了法制化、规范化的轨道，使该项工作得到了进一步加强。1989年至1999年期间国务院卫生行政部门根据《放射性同位素与射线装置放射防护条例》陆续制定和修订了多项部门规章和规范，形成了较为完善的法律体系。

1999年以来，随着我国社会主义市场经济的建立和时间的推移，计划经济时代制定的规章中部分内容已不适应当时卫生体制改革与发展中行政执法的要求。遵照《国务院关于全面推进依法行政的决定》等文件精神，使卫生立法与卫生监督体制改革相结合并满足我国加入WTO的需要，卫生部开始对现行放射卫生管理规章进行清理和修订。2001年发布的《放射工作卫生防护管理办法》《放射事故管理规定》和《放射防护器材与含放射性产品卫生管理办法》就是清理修订后发布的放射卫生管理规章。

2001年发布的《中华人民共和国职业病防治法》是适应新形势、保护劳动者职业健康和相关权益的重要法律，也是进行职业卫生和放射卫生管理的主要依据。为了贯彻实施《中华人民共和国职业病防治法》，卫生部组织制定了《国家职业卫生标准管理办法》（卫生部令第 20 号）、《职业健康监护管理办法》（卫生部令第 23 号）、《职业病诊断与鉴定管理办法》（卫生部令第 24 号）、《职业卫生技术服务机构管理办法》（卫生部令第 31 号）、《建设项目职业病危害分类管理办法》（卫生部令第 49 号）等职业卫生管理规章，并于 2002 年后陆续发布。《中华人民共和国职业病防治法》及其配套的职业卫生管理规章的调整范围包括放射卫生防护，其相应条款规定了对职业性放射性疾病的防治要求，适用于放射卫生防护管理。

2005年9月，国务院令第449号公布了《放射性同位素与射线装置安全和防护条例》。卫生部于 2006 年 1 月 24 日发布了《放射诊疗管理规定》（卫生部令第 46 号），2007 年 6 月 3 日发布了《放射工作人员职业健康管理办法》（卫生部令第 55 号）。

中央机构编制委员会办公室于 2010 年 10 月 8 日下发了《关于职业卫生监管部门职责分工的通知》（中央编办发〔2010〕104 号），重新规定了卫生、安全监管、人力资源社会保障和工会等部门或机构对职业卫生的监督管理职责。国家安全监管总局依据《关于职业卫生监管部门职责分工的通知》的规定，于 2011 年 5 月 20 日发出《国家安全监管总局关于做好职业卫生检测评价技术服务机构资质认定和监督管理工作的通知》（安监总安健〔2011〕79 号）。适应新形势下相关部门职责调整和职业卫生监管工作的需要，《中华人民共和国职业病防治法》的修订工作正在加紧进行。

除国务院卫生行政部门外，其他行政部门也根据各自管理工作需要制定了与职业健康与生产安全相关的部门规章，其中部分条款也是职业卫生和放射卫生法律体系中的组成部分。

2019 年，随着国家安全监督管理总局的撤销，与职业病相关的放射工作岗位的人员防护监管回归到了国家卫生健康委员会。

二、我国放射卫生法规的层次

1. 体系框架与主要法规名称

我国现行放射卫生法律体系如图 9－1 所示。《职业病防治法》与《放射性污染防治法》是放射卫生管理所依据的最高层次的法律，《放射性同位素与射线装置安全和防护条例》是针对放射性同位素与射线装置的安全和防护。

《突发事件应对法》是包括核与辐射事件在内的所有突发事件的预防、应急准备和处置中应当遵循的原则。突发公共卫生事件与核与辐射事故属《突发事件应对法》调整的性质不同而相互关联的两类事件，各自形成了法规系列。前者除《突发公共卫生事件应急条例》外，后又发布了《国家突发公共事件医疗卫生救援应急预案》《国家突发公共事件应急预案》等卫生应急有关文件，用于指导公共卫生事件的应急准备与处置工作。

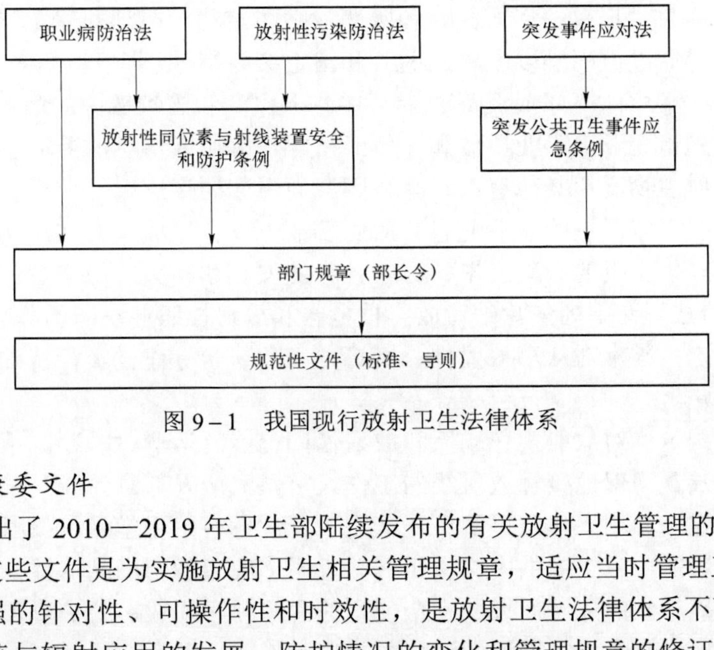

图 9－1　我国现行放射卫生法律体系

2. 卫生健康委文件

表 9－1 列出了 2010—2019 年卫生部陆续发布的有关放射卫生管理的重要文件、文号及发布时间。这些文件是为实施放射卫生相关管理规章，适应当时管理工作的需要而制定的，具有很强的针对性、可操作性和时效性，是放射卫生法律体系不可或缺的组成部分。但是随着核与辐射应用的发展、防护情况的变化和管理规章的修订，部分文件会失效、废止或被新的文件替代。2006 年 10 月 11 日卫生部发布的《卫生部关于实施〈建设项目职业病危害分类管理办法〉有关问题的通知》解释了“评价报告书”与“评价报告表”的应用范围、控制效果评价报告书的审查、甲级和乙级职业卫生技术服务机构的评价范围、“卫生部制定的放射防护技术机构”的含义等建设项目职业病危害评价管理中遇到的具体问题。

表 9-1　2010—2019 年我国卫生行政部门发布的主要放射卫生管理文件

文件名称	发布部门和文号	发布日期	实施日期	备注
关于印发《将开展医用放射防护监测网试点工作》的通知	卫生部卫办监督发〔2010〕478 号	2010 年 6 月 22 日	2010 年 6 月 22 日	有效
放射卫生技术服务机构管理办法	卫监督发〔2012〕25 号	2012 年 4 月 12 日	2012 年 4 月 12 日	有效
放射诊疗建设项目卫生审查管理规定	卫监督发〔2012〕25 号	2012 年 4 月 12 日	2012 年 4 月 12 日	有效
放射卫生技术评审专家库管理办法	卫监督发〔2012〕25 号	2012 年 4 月 12 日	2012 年 4 月 12 日	有效
关于规范健康体检应用放射检查技术的通知	卫办监督发〔2012〕148 号	2012 年 12 月 12 日	2012 年 12 月 12 日	有效
关于医疗机构医用辐射场所辐射监测有关问题的通知	环办辐射函〔2016〕274 号	2016 年 2 月 3 日	2016 年 2 月 3 日	有效
国家卫生计生委关于发放放射诊疗许可证有关问题的批复	国卫监督函〔2017〕6 号	2017 年 1 月 6 日	2017 年 1 月 6 日	有效

3.《职业病防治法》对放射性职业病防治的规定

2001 年 10 月 27 日，《中华人民共和国职业病防治法》在第九届全国人大常委会第二十四次会议上获得通过，同日以中华人民共和国主席令第 60 号予以公布，2002 年 5 月 1 日起施行。《职业病防治法》的适用范围是：中华人民共和国领域内的职业病防治活动。这里所称职业病，是指企业、事业单位和个体经济组织等用人单位的劳动者在职业活动中，因接触粉尘、放射性物质和其他有毒、有害因素而引起的疾病。

放射性危害属于较严重的职业危害。放射事故不仅会造成人员伤亡和财产损失，还往往使大范围人群产生严重的心理恐惧，影响社会的安定和相关应用产业的可持续发展。因此，《职业病防治法》在下列条款中对放射性危害和放射性职业病防治作出了特殊规定。

第二十条规定：国家对从事放射性、高毒、高危粉尘等作业实行特殊管理。具体管理办法由国务院制定。

第二十六条规定：对放射工作场所和放射性同位素的运输、贮存，用人单位必须配置防护设备和报警装置，保证接触放射线的工作人员佩戴个人剂量计。

第三十条规定：向用人单位提供可能产生职业病危害的化学品、放射性同位素和含有放射性物质的材料的，应当提供中文说明书。说明书应当载明产品特性、主要成分、存在的有害因素、可能产生的危害后果、安全使用注意事项、职业病防护以及应急救治措施等内容。产品包装应当有醒目的警示标识和中文警示说明。贮存上述材料的场所应当在规定的部位设置危险物品标识或者放射性警示标识。

进口放射性同位素、射线装置和含有放射性物质的物品的，按照国家有关规定办理。

第七十六条规定：有下列情形之一的，由安全生产监督管理部门责令限期治理，并处五万元以上三十万元以下的罚款；情节严重的，责令停止产生职业病危害的作业，或者提请有关人民政府按照国务院规定的权限责令关闭：

可能发生急性职业损伤的有毒、有害工作场所、放射工作场所或者放射性同位素的运输、贮存不符合本法规定的。

第八十九条规定：对医疗机构放射性职业病危害控制的监督管理，由卫生行政部门依照本法的规定实施。

之后，根据社会发展的需要，《职业病防治法》经历了几次修改。

2011 年《职业病防治法》的第一次修改

出台背景：2010 年官方报告职业病病例为 27 240 例。职业病诊断难，成为社会的关注焦点，如张海涛开胸验肺事件、云南水富尘肺事件、湖南籍深圳放炮工尘肺群发事件等。

《职业病防治法》第二版于 2011 年 12 月 31 日公布并开始施行（国家主席令第 52 号）。和第一版相比，主要改变如下：

（1）用人单位职业卫生管理职能由卫生移交安监。

（2）职业病诊断方面修改内容较多：

1）"没有证据否定职业病危害因素与病人临床表现之间的必然联系的，在排除其他致病因素后，应当诊断为职业病。"修改为："没有证据否定职业病危害因素与病人临床表现之间的必然联系的应当诊断为职业病。"

2）承担职业病诊断的医疗卫生机构不得拒绝劳动者进行职业病诊断的要求。

2016 年《职业病防治法》的第二次修改

出台背景：全国上下要求尽可能减少审批环节。官方数据，2016 年职业病报告 31 770 例。

2016 年 7 月 2 日，《职业病防治法》第三版公布并开始施行（国家主席令第 48 号）。主要改变如下：

（1）工业企业的建设项目职业病危害评价的单位无需资质认可，不要到安监备案或审核。双随机，加强事中事后监管。

（2）但医疗单位的放射卫生"三同时"的做法与要求依旧。

2017 年《职业病防治法》的第三次修改

出台背景：职业病诊断难依然存在，职业病发病情况依然严重。

2017 年 11 月 5 日，《职业病防治法》第三版公布并开始施行（国家主席令第 81 号）。主要改变如下：

（1）职业健康检查机构无需专门的认可。加强事中事后监管。

（2）职业病诊断不一定要三名职业病诊断资格的职业医师集体诊断，改为参与诊断的医师共同签署。

2018 年《职业病防治法》的第四次修改

出台背景：顺应国家机构改革，职业病防治分别由原来的安监部门，卫生部门统一归由卫生行政部门监管。职业病诊断机构取消由省级卫生行政部门批准的硬性规定。

2018 年 12 月 29 日，《职业病防治法》第四版公布并开始施行（国家主席令第 24 号）。由于国务院下属部委机构的撤并调整，这是最大的一次修改，修改条款达 45 处。主要改变如下：

（1）删去第二条第三款、第九条、第十五条、第二十九条第二款、第三十五条第一款、第六十七条、第八十二条中的"安全生产监督管理部门"，第十六条第三款中的"会同国务院安全生产监督管理部门”，第五十条中的“和安全生产监督管理部门”。

（2）将第十六条、第十七条第四款、第十八条第四款、第二十六条、第二十七条、第三十七条第一款、第四十七条、第四十八条、第六十三条、第六十四条、第七十条、第七十一条、第七十二条、第七十三条、第七十五条、第七十七条中的“安全生产监督管理部门”修改为“卫生行政部门”；将第六十一条第一款中的“民政部门”修改为“医疗保障、民政部门”；将第六十九条中的“安全生产监督管理部门和卫生行政部门依据职责分工”修改为“卫生行政部门”。

（3）将第四十三条第一款修改为：“职业病诊断应当由取得《医疗机构执业许可证》的医疗卫生机构承担。卫生行政部门应当加强对职业病诊断工作的规范管理，具体管理办法由国务院卫生行政部门制定。”

第二款修改为：“承担职业病诊断的医疗卫生机构还应当具备下列条件：

“（一）具有与开展职业病诊断相适应的医疗卫生技术人员；

“（二）具有与开展职业病诊断相适应的仪器、设备；

“（三）具有健全的职业病诊断质量管理制度。”

（4）将第七十九条修改为：“未取得职业卫生技术服务资质认可擅自从事职业卫生技术服务的，由卫生行政部门责令立即停止违法行为，没收违法所得；违法所得五千元以上的，并处违法所得二倍以上十倍以下的罚款；没有违法所得或者违法所得不足五千元的，并处五千元以上五万元以下的罚款；情节严重的，对直接负责的主管人员和其他直接责任人员，依法给予降级、撤职。

（5）将第八十条修改为：“从事职业卫生技术服务的机构和承担职业病诊断的医疗卫生机构违反本法规定，有下列行为之一的，由卫生行政部门责令立即停止违法行为，给予警告，没收违法所得；违法所得五千元以上的，并处违法所得二倍以上五倍以下的罚款；没有违法所得或者违法所得不足五千元的，并处五千元以上二万元以下的罚款；情节严重的，由原认可或者登记机关取消其相应的资格；对直接负责的主管人员和其他直接责任人员，依法给予降级、撤职或者开除的处分；构成犯罪的，依法追究刑事责任：

“（一）超出资质认可或者诊疗项目登记范围从事职业卫生技术服务或者职业病诊断的；

“（二）不按照本法规定履行法定职责的；

“（三）出具虚假证明文件的。”

4.《放射性污染防治法》有关放射卫生的规定

2003 年 6 月 28 日第十届全国人民代表大会常务委员会第三次会议通过的《放射性污染防治法》（国家主席令第 6 号）第八条规定：国务院环境保护行政主管部门对全国放射性污染防治工作依法实施统一监督管理。国务院卫生行政部门和其他有关部门依据国务院规定的职责，对有关的放射性污染防治工作依法实施监督管理。

第三十条规定：新建、改建、扩建放射工作场所的放射防护设施，应当与主体工程同时设计、同时施工、同时投入使用。放射防护设施应当与主体工程同时验收；验收合格的，主体工程方可投入生产或者使用。

第三十一条规定：放射性同位素应当单独存放，不得与易燃、易爆、腐蚀性物品等一起存放，其贮存场所应当采取有效的防火、防盗、防射线泄漏的安全防护措施，并指定专人负责保管。贮存、领取、使用、归还放射性同位素时，应当进行登记、检查，做到账物相符。

第三十三条规定：生产、销售、使用、贮存放射源的单位，应当建立健全安全保卫制度，指定专人负责，落实安全责任制，制定必要的事故应急措施。发生放射源丢失、被盗和放射性污染事故时，有关单位和个人必须立即采取应急措施，并向公安部门、卫生行政部门和环境保护行政主管部门报告。

第六十一条规定：规定劳动者在职业活动中接触放射性物质造成的职业病的防治，依照《中华人民共和国职业病防治法》的规定执行。

公安部门、卫生行政部门和环境保护行政主管部门接到放射源丢失、被盗和放射性污染事故报告后，应当报告本级人民政府，并按照各自的职责立即组织采取有效措施，防止放射性污染蔓延，减少事故损失。当地人民政府应当及时将有关情况告知公众，并做好事故的调查、处理工作。

5.《放射性同位素与射线装置安全和防护条例》的有关规定

2005 年 12 月 1 日开始实施的国务院发布的《放射性同位素与射线装置安全和防护条例》（国务院令第 449 号）中以下条款属于或涉及放射卫生监督管理：

第三条规定，国务院环境保护主管部门对全国放射性同位素、射线装置的安全和防护工作实施统一监督管理。国务院公安、卫生等部门按照职责分工和本条例的规定，对有关放射性同位素、射线装置的安全和防护工作实施监督管理。

第七条规定，生产、销售、使用放射性同位素和射线装置的单位申请领取许可证，应当具备有符合国家环境保护标准、职业卫生标准和安全防护要求的场所、设施和设备的条件。

第八条规定，使用放射性同位素和射线装置进行放射诊疗的医疗卫生机构，还应当获得放射源诊疗技术和医用辐射机构许可。

第二十九条规定，生产、销售、使用放射性同位素和射线装置的单位，应当严格按照国家关于个人剂量监测和健康管理的规定，对直接从事生产、销售、使用活动的工作人员进行个人剂量监测和职业健康检查，建立个人剂量档案和职业健康监护档案。

第三十七条规定，放射防护器材、含放射性同位素的设备和射线装置，以及含有放射性物质的产品和伴有产生 X 射线的电器产品，应当符合放射防护要求。不合格的产品不得出厂和销售。

第三十八条规定，使用放射性同位素和射线装置进行放射诊疗的医疗卫生机构，应当依据国务院卫生主管部门有关规定和国家标准，制定与本单位从事的诊疗项目相适应的质量保证方案，遵守质量保证监测规范，按照医疗照射正当化和放射防护最优化的原则，避免一切不必要的照射，并事先告知患者和受检者辐射对健康的潜在影响。

第四十一条规定，县级以上人民政府环境保护主管部门应当会同同级公安、卫生、财政等部门编制辐射事故应急预案，报本级人民政府批准。

第四十二条规定，发生辐射事故时，生产、销售、使用放射性同位素和射线装置的单位应当立即启动本单位的应急方案，采取应急措施，并立即向当地环境保护主管部门、公安部门、卫生主管部门报告。

环境保护主管部门、公安部门、卫生主管部门接到辐射事故报告后，应当立即派人赶赴现场，进行现场调查，采取有效措施，控制并消除事故影响，同时将辐射事故信息报告本级人民政府和上级人民政府环境保护主管部门、公安部门、卫生主管部门。

第四十四条规定，辐射事故发生后，有关县级以上人民政府应当按照辐射事故的等级，启动并组织实施相应的应急预案。

县级以上人民政府环境保护主管部门、公安部门、卫生主管部门，按照职责分工做好相应的辐射事故应急工作。卫生主管部门负责辐射事故的医疗应急。环境保护主管部门、公安部门、卫生主管部门应当及时相互通报辐射事故应急响应、调查处理、定性定级、立案侦查和医疗应急情况。

第四十五条规定，发生辐射事故的单位应当立即将可能受到辐射伤害的人员送至当地卫生主管部门指定的医院或者有条件救治辐射损伤病人的医院，进行检查和治疗，或者请求医院立即派人赶赴事故现场，采取救治措施。

第六十六条规定，劳动者在职业活动中接触放射性同位素和射线装置造成的职业病的防治，依照《中华人民共和国职业病防治法》和国务院有关规定执行。

6.《放射诊疗管理规定》与《放射工作人员职业健康管理办法》

（1）《放射诊疗管理规定》（卫生部 46 号令）主要内容和重点条款如下：

第一章（总则）介绍立法依据、适用范围、主管部门、主要管理制度和对诊疗单位的总体要求。为便于管理，将放射诊疗按技术复杂程度和诊疗风险分为四类：放射治疗、核医学、介入放射学、X 射线影像诊断。

第二章（执业条件）规定了放射诊疗单位应具备的一般条件和放射治疗、核医学、介入放射学和 X 射线影像诊断的分科条件，包括人员、设备、防护设施等内容。这些条件是保证放射诊疗质量、保障患者和公众安全所必需的最低条件。

第三章（放射诊疗的设置与批准）规定了设置放射诊疗应依法履行的审批程序、准入的形式。许可条款设置严格遵守《行政许可法》和《放射性同位素与射线装置安全和防护条例》的规定。

第四章（安全防护与质量保证）规定了对放射诊疗单位的日常监管内容，包括人员、设备、安全防护、质量保证措施、规章制度和事件报告等要求。与以往相关规章相比，本规定为了体现以人为本、建立和谐的医患关系的精神，适应放射诊疗新技术发展的需要，设置了辐射危害告知、婴幼儿和育龄妇女保护等有利于保护患者权益的条款。

第五章（监督管理）规定了卫生行政部门监督检查的职责和内容。

第六章（法律责任）对医疗机构和卫生行政部门违法行为分别规定了处罚条款。

第七章（附则）规定了本规定部分用语的含义、解释部门和施行日期。

附件规定了《放射诊疗许可证》、《放射诊疗许可申请表》的格式和内容。

（2）《放射工作人员职业健康管理办法》主要内容包括：

第一章（总则）介绍了立法目的、依据和适用范围。重点规定了放射工作单位和放射工作人员的定义和范围。

放射工作单位，是指开展下列工作的企业、事业单位和个体经济组织放射性同位素（非密封放射性物质和放射源）的生产、使用、运输、贮存和废弃处理；射线装置的生产、使用和维修；核燃料循环中的铀矿开采、铀矿水冶、铀的浓缩和转化、燃料制造、反应堆运行、燃料后处理和核燃料循环中的研究活动；放射性同位素、射线装置和放射工作场所的辐射监测；卫生部规定的与电离辐射有关的其他工作。

放射工作人员，是指在放射工作单位职业活动中受到电离辐射照射的人员。

第二章（从业条件与培训）依据《职业病防治法》和《电离放射防护与辐射源安全基本标准》规定了放射工作人员应当具备的基本从业条件。明确放射工作单位是放射工作人员的放射防护和有关法律知识培训的责任主体，培训应当由符合省级卫生行政部门规定条件的单位承担。本章还规定，放射工作人员上岗前，应当由所在单位负责向所在地县级以上地方人民政府卫生行政部门申请领取放射工作人员证。放射工作单位及时在放射工作人员证中记载放射工作人员的教育培训、个人剂量监测、职业健康监护情况。

第三章（个人剂量监测管理）明确放射工作单位有对本单位的放射工作人员实行个人剂量监测的义务，分别规定了对放射工作单位、放射工作人员与个人剂量监测技术服务机构的具体要求。

第四章（职业健康管理）第十八条至第二十一条分别对放射工作人员上岗前职业健康检查、在岗期间职业健康检查、离岗时职业健康检查、应急照射或事故照射健康检查和医学救治方面放射工作单位的责任作出规定。放射工作单位不得安排未经职业健康检查或者不符合放射工作人员职业健康标准的人员从事放射工作。第二十七条和第二十八条是关于职业健康监护档案管理的规定。放射工作单位应当为放射工作人员建立职业健康监护档案，保存期限为终生，规定了职业健康监护档案应包括的主要内容，放射工作人员有权索取本人的职业健康监护档案。

第五章（监督检查）县级以上地方人民政府卫生行政部门应当定期对本行政区域内放射工作单位的放射工作人员职业健康管理进行监督检查。

第六章（法律责任）依照《职业病防治法》《放射性同位素与射线装置安全和防护条例》《职业健康监护管理办法》《职业病诊断与鉴定管理办法》《职业卫生技术服务机构管理办法》等相关规定，对放射工作单位、个人剂量监测技术服务机构、承担放射工作人员职业健康检查的医疗机构、卫生行政部门及其工作人员的违法行为分别规定了处罚条款。

第七章（附则）规定了开始施行日期，原《放射工作人员健康管理规定》同时废止。

附件包括：放射工作人员证格式，放射工作人员职业健康检查项目，放射工作人员职业健康检查表。

三、我国的放射卫生标准

放射卫生防护标准的范围涉及了职业照射（occupational exposure）、医疗照射（medical exposure）、公众照射（public exposure）、应急准备与响应、检测规范方法与质量控制、防护设施与器材、管理等方面。

截止到 2019 年 6 月，我国卫生防护标准体系中，共 159 项放射卫生防护标准。放射卫生防护标准体系由三种标准组成，即国家标准，现行有效的国家标准有 23 项，其中强制性标准 8 项（编号为 GB），推荐性标准 15 项（编号为 GBT）；国家职业卫生标准，现行有效的国家职业卫生标准 106 项，其中强制性标准 58 项（编号为 GBZ ），推荐性标准 48 项（编号为 GBZ T)；卫生行业标准，现行有效的卫生行业标准 30 项，其中强制性标准 14 项（编号为 WS)，推荐性标准 16 项（编号为 WST)。国家标准由标准化主管部门组织制订并发布；卫生行业标准由卫生行政主管部门组织制订、发布；而国家职业卫生标准，依据国家《职业病防治法》由卫生部门组织制订并公布。

四、放射卫生法规与标准对放射防护管理的意义

进入 21 世纪以来，我国核技术与辐射技术应用取得了新的进展，电离辐射在核能、工业、农业、医疗卫生、科研等各个领域获得了更加广泛的应用。新世纪核技术与辐射技术应用及应用中辐射危害的特点主要表现在以下几个方面。

（1）放射诊疗技术快速发展。与计算机技术结合的放射诊疗设备，2000 年以来得到了快速的发展，新的放射诊疗设备与技术层出不穷。放射诊断的 CR、DR、CT、DSA…，放射治疗的质子重离子加速器、精确放疗技术、射波刀、速锋刀…，核医学的粒子治疗、分子影像…，极大地提高了疾病的诊断与治疗效果，许多设备都普及到了最基层的医疗机构。但也因此带来患者和工作人员的高剂量照射，其可能诱发的健康风险不容忽视。

（2）核电事业腾飞。截至 2019 年 9 月，我国是核电产能第三大国家，其中在运核电站 47 座，在建 13 座，已经形成浙江秦山、广东大亚湾、江苏连云港 3 个核电基地，近十年建成广东阳江、浙江三门、山东海阳、辽宁红沿河、福建宁德、福建福清、广西防城港、海南昌江等核电工程。根据我国能源发展计划，核电是我国重点发展的能源领域。目前我国是世界上在建核电站最多的国家，预计 2030 年，运行核电机组数将超过美国，成为世界第一大核电国。核电虽然是清洁、安全的能源，但是核技术历来是国内外关注的敏感领域，核燃料循环中所致人员剂量处于较高水平，特别是切尔诺贝利、日本福岛核电厂事故后，核电安全及其对公众和工作人员的健康影响已成为社会普遍关注的热点问题之一。

（3）工业应用广泛。大型辐照加工装置、工业探伤装置和放射治疗装置等使用强放射源的装置数量逐年增加，源活度也在不断增长。大量高活度放射源的使用，增加了人们受到潜在照射的可能性。核技术与辐射技术与计算机、影像技术相结合开发出的高科技产品陆续涌现，如工业 CT、集装箱检测装置等。这些高科技产品的问世与应用促进了经济发展，提高了人民的生活质量，但是其卫生防护和质量控制问题并未完全解决，部分产品存在着较大的防护安全隐患。放射性同位素和射线装置应用范围日益扩大，部分应用单位防护设施简陋，自主管理能力薄弱，放射源丢失、被盗事故多发。如料位计、厚度计、密度计、水分测定仪等放射性计量仪表在中小企业普遍应用，体制改革中企业关停并转，易造成放射源失控，导致放射事故。

上面仅列出了目前核与辐射技术应用中应当重视的辐射危害的主要表现。控制辐射危害、预防放射事故，防止人员受到超剂量照射并保护他们的健康是卫生行政部门、相关部门和放射卫生防护技术机构共同的职责。

建设项目职业病危害评价是国家预防为主、防治结合职业病防治工作方针的体现，也是从源头预防和控制职业危害的一项重要管理措施。职业病危害（放射防护）预评价的目

的意义在于，通过对建设项目可能产生的辐射危害因素、辐射强度，拟采取的防护措施，工作人员可能受到的照射和健康影响进行预测性分析、评估，论证建设项目的可行性，为卫生行政部门的防护设施设计审查提供依据，为建设单位改进防护设施设计和完善职业卫生管理提供指导性意见。职业病危害控制效果放射防护评价的意义在于，确认放射防护设施的防护效果和采取的防护措施是否符合法律、法规的规定与相关标准的要求，保证正常运行时工作场所的辐射水平、工作人员的受照剂量不超过标准规定的限值，降低发生潜在照射的可能性，保障工作人员的健康与安全。

第二节 放射卫生标准

放射卫生防护标准是卫生行政执法的技术依据。我国的放射卫生防护标准采用了国际放射防护委员会、国际原子能机构等国际组织发行的有关出版物中的管理方式及要求，结合我国国情和具体情况制定的。

一、我国放射卫生标准的发展过程

我国的放射卫生标准建设起始于 20 世纪 60 年代。当时的技术标准是和行政法规融为一体并以法规或技术文件的形式发布实施。1960 年国务院发布了《放射性工作卫生防护暂行规定》，卫生部与国家科委组织根据该规定同时制定并发布了《电离辐射的最大容许量标准》《放射性同位素工作的卫生防护细则》和《放射性工作人员的健康检查须知》等三个技术文件。1974 年由国家计划委员会、国家基本建设委员会、国防科学技术委员会和卫生部联合发布的《放射防护规定》（GBJ 8—1974）是我国第一部实行国家标准编号的放射卫生防护标准。1979 年国务院颁布的《中华人民共和国标准化管理条例》推动了卫生标准研制工作的发展，1981 年卫生部成立了第一届全国卫生标准技术委员会。在该委员会和相关单位的组织下，标准研制工作进展迅速，1984 年发布了《放射卫生防护基本标准》（GB 4792—1984）。其后配合《放射性同位素与射线装置放射防护条例》等法规的贯彻实施，围绕《放射卫生防护基本标准》《放射防护规定》等基本标准，我国相继制定并发布了近百部放射防护、辐射源安全、环境保护和辐射计量等方面的标准，形成了较为完整的放射防护标准体系。2001 年《职业病防治法》发布后，卫生部门依法将 43 项涉及职业照射的原放射卫生国家标准及时转化为国家职业卫生标准，并于 2002 年重新发布。我国的放射防护标准采用了国际上先进标准的基本内容，并结合了本国国情，其职业照射的剂量限值与 ICRP 建议书一致。《放射卫生防护基本标准》（GB 4792—1984）主要依据了 ICRP 第 26 号建议书，2003 年 4 月 1 日开始实施的新的基本标准《电离放射防护与辐射源安全基本标准》（GB 18871—2002）等效采用了国际原子能机构安全丛书第 115 号出版物《国际电离放射防护与辐射源安全的基本安全标准》的主要的技术要求。

近 10 年来，放射防护标准加快了研制和修订的步伐。特别是在医用放射防护领域，为适应我国放射诊疗技术快速发展的需要，一大批涉及 X 射线影像诊断、放射治疗与核医学诊疗的放射卫生防护标准相继发布实施。

二、放射卫生防护标准分类

我国放射卫生标准有多种分类方式：按标准发生作用的范围或标准的审批权限，分为国家标准、行业标准、地方标准和企业标准四大类（企业标准规定的技术指标一般较国家标准更为严格）；按标准的约束性分为强制性标准和推荐性标准；按标准的性质分为技术标准、管理标准和工作标准。

不同种类标准的代号分别为：国家标准，GB；推荐性国家标准，GB/T；国家职业卫生标准，GBZ；推荐性国家职业卫生标准，GBZ/T ；卫生行业标准，WS；医药行业标准，YY；核工业行业标准，EJ。

放射卫生标准多为涉及人体健康、安全并在全国强制执行的国家强制性技术标准。截至 2019 年 6 月，我国现行有效的放射卫生防护的标准（含放射病诊断标准）有 159 项。这些标准按其性质和使用范围可以分为 7 类。

（1）基本标准和基础标准：《电离放射防护与辐射源安全基本标准》（GB 18871—2002）是最重要的基本标准，是制定其他相关标准的重要依据。该标准中的剂量限制体系是根据国际放射防护委员会（ICRP）第 60 号报告书制定的。此外，还有为剂量估算、术语定义提供基本参数或基础资料的标准属于放射卫生防护基础标准。

（2）职业照射防护标准：由于放射线同位素和射线装置应用于不同类型的工作场所，不同类型的工作场所其放射源的应用方式不同，防护要求不尽相同，均需有相应的标准保护放射工作人员与公众免受射线的危害，所以职业照射的防护标准是放射卫生标准中数量较多的一类。如核电站、工业探伤、油田测井、放射性发光涂料等应用场所均制定了相应的卫生防护标准。

（3）公众照射防护标准：这部分标准包括食品与水中放射性浓度限制标准、磷肥中放射性镭 – 226 限量标准、建筑材料中放射性限量标准、放射性消费品（如日用陶瓷、牙瓷）中放射性限量标准以及室内氡浓度等有关标准。

（4）医疗照射防护标准：包括放射诊断、放射治疗与核医学方面的卫生防护与质量控制标准。

（5）放射病诊断标准：包括内、外照射急、慢性放射病诊断标准、放射性肿瘤病因判断标准与放射工作人员的健康标准。

（6）核与放射事故应急标准：包括核与放射事故应急计划、应急响应程序、应急情况下的剂量估算、医学应急处理等方面的标准。

（7）监测规范和方法标准：主要有食品与水、空气、土壤、生物样品的 γ 能谱分析标准，放射性核素的 α 能谱分析方法，氡的测量等方法标准和检测规范。一般来说，限量标准和监测规范中所附的测量方法是强制性的，而独立的测量方法标准为推荐性的。

三、强制性标准与推荐性标准

强制性标准是指保障人体健康和人身、财产安全的标准和法律、行政法规规定强制执行的标准。放射卫生防护标准多为强制性标准，地方工业产品的安全、卫生标准，是强制性标准，必须执行。而不涉及人体卫生、健康和人身、财产安全的非强制性标准，鼓励采用推荐性标准。在放射卫生防护标准体系中，主体是针对放射性同位素与射线装置不同应用的各类防护标准，其余就是和防护标准相关的配套检测标准，以及关于事故应急、剂量评价及其参数、防护器材和防护设施等方面的其他标准。由于防护标准是针对各种特定的标准化对象比如某类电离辐射应用而制订的，通常包含有与此应用有关的限值指标、行为规范、检验和评价方法等内容，且是以行为规范为主要内容的行为类标准，直接关系到人员的健康与安全，所以通常是强制性标准；和上述防护标准相配套且内容比较单一的检验和评价方法或其参数之类的标准，一般属于推荐性标准。职业卫生标准的代码分别为 GBZ（强制性标准）和 GBZ/T（推荐性标准）。

第三节　放射卫生监督

放射卫生监督管理的目的是监督放射诊疗机构、放射性厂矿、企事业单位改善作业环境，保护环境，预防放射性危害，保护工作人员及社会公众的健康与安全，促进经济发展，为社会主义现代化建设服务。放射卫生监督管理的依据即我国颁布的以《职业病防治法》《放射性污染防治法》《放射性同位素与射线装置安全和防护条例》和《电离放射防护与辐射安全基本标准》为主的有关法规和标准。因此，进行防护管理的过程，亦即法规与标准贯彻实施的过程。与放射诊疗相关的放射卫生监督内容与要求可分为以下几方面。

一、预防性卫生监督

放射诊疗建设项目开始施工前，卫生审核的主要内容是：1）职业病危害放射防护预评价报告；2）放射防护设施设计文件（职业卫生专篇，限 A 类建设项目）；3）立体定向放射治疗、质子治疗、重离子治疗、带回旋加速器的正电子发射断层扫描诊断等放射诊疗建设项目，还应当审核卫生部指定的放射卫生技术机构出具的预评价报告技术审查意见。

放射诊疗建设项目竣工验收的主要审核内容是：1）职业病危害控制效果放射防护评价报告；2）放射诊疗设备的性能验收检测报告；3）立体定向放射治疗、质子治疗、重离子治疗、带回旋加速器的正电子发射断层扫描诊断等放射诊疗建设项目，还应当审核卫生部指定的放射卫生技术机构出具的职业病危害控制效果评价报告技术评审意见和设备性能检测报告。

二、日常监督工作内容与要求

放射诊疗许可的日常监督重点查验下列内容：1）医疗机构是否经取得卫生行政部门颁发的《放射诊疗许可证》。2）《放射诊疗许可证》与所开展的放射诊疗业务的符合情况。3）取得《放射诊疗许可证》后，是否办理相应诊疗科目登记手续、定期进行校验情况。4）有无放射诊疗项目变更，放射诊疗项目变更是否经过卫生行政部门批准。

放射诊疗工作人员的监督内容：1）放射诊疗工作人员的任职资格是否符合规定；2）有无非专业人员从事放射诊疗工作；3）放射诊疗工作人员持有《放射工作人员证》情

况；4）放射诊疗工作人员佩戴个人剂量计情况，查验其个人剂量监测档案；5）放射诊疗工作人员职业健康检查情况，查验其职业健康监护档案，检查项目、检查周期与法律、标准符合情况；6）放射诊疗工作人员法律知识和放射防护知识培训情况，查验其培训档案；7）医疗机构有无负责放射诊疗质量保证和安全防护的专（兼）职管理人员。

设备与设施的监督内容：1）放射治疗场所是否按照相应标准设置多重安全连锁系统、剂量监测系统、视频监控对讲装置和固定式剂量监测报警装置；2）放射治疗科室是否配备放射治疗剂量仪、剂量扫描装置和个人剂量报警仪；3）核医学科室是否设有专门的放射性同位素分装、注射、储存场所，放射性废物屏蔽设施和存放场所；4）核医学科时是否配备活度计、放射性表面污染监测仪；5）介入放射学与其他 X 射线影像诊断工作场所是否配备和使用工作人员个人防护用品和受检者个人防护用品 6）新安装或大修后的放射诊疗设备，是否经过验收检测，查验其验收检测报告，确认是否验收合格。

放射防护与质量控制的监督内容：1）安全防护、质量保证，有关规章制度的制定与落实情况；2）放射诊疗设备及其相关设备是否按规定进行稳定性检测和状态检测，技术指标和防护性能的检测结果以相关标准的符合情况，查验其检测报告；3）对患者和受检者进行医疗照射时，对邻近照射野的敏感器官和组织是否采取了防护措施，是否履行告知患者和受检者辐射对健康影响的义务；4）有无对婴儿及儿童少年进行核素显像和 X 射线胸部常规检查的情节；5）对育龄妇女，腹部或者骨盆进行核素显像检查和 X 射线检查时是否采取了防护措施；6）因患者病情需要他人陪护时，是否对陪检人员采取防护措施；7）有无使用便携式 X 射线机进行群体透视检查的情况；8）放射治疗过程中，治疗现场至少应有两名放射诊疗工作人员，检查其是否符合规定；9）对接受体内放射性药物核医学诊疗的患者进行控制的情况；10）放射性固体废物、废液及核医学诊疗患者的排泄物处理情况。

电离辐射标志的监督内容：1）装有放射性同位素和放射性废物的设备、容器应张贴电离辐射标志；2）在以下场所应张贴电力辐射警告标志，放射性同位素和放射性废物储存场所，放射诊疗工作场所的入口处，控制区进出口处及其他适当位置；3）放射诊疗工作场所的入口处应有工作状态指示灯。

放射事件应急的监督内容：1）有无处置放射事件的应急预案；2）是否发生过下列放射事件，是否有放射事件记录并及时报告相关部门，诊断放射性药物实际用量偏离处方剂量 50%以上，放射治疗实际照射剂量偏离处方剂量 25%以上，人员误照或误用放射性药物，放射性同位素丢失、被盗和污染，设备故障和人为失误引起的其他放射事件。

三、卫生行政处罚

卫生行政处罚主要包括以下几个方面：1）医疗机构违反放射诊疗的设置与批准规定；2）医疗机构使用不具备相应资质的人员从事放射诊疗工作；3）医疗机构违反放射诊疗安全防护及质量保证；4）医疗机构违反建设项目卫生审查、竣工验收有关规定；5）违反放射工作人员职业健康管理规定。

思考题

1. 我国现行的与放射卫生防护相关的法律法规有哪些？
2. 放射卫生标准如何分类？
3. 放射卫生监督的主要内容有哪些？

本章编者：涂　彧

第十章　放射工作人员管理

2018年新修订的《中华人民共和国职业病防治法》第十九条国家对从事放射性、高毒、高危粉尘等作业实行特殊管理。具体管理办法由国务院制定。第三十六条用人单位应当为劳动者建立职业健康监护档案，并按照规定的期限妥善保存。第三十九条劳动者享有下列职业卫生保护权利：获得职业卫生教育、培训；第二十五条对放射工作场所和放射性同位素的运输、贮存，用人单位必须配置防护设备和报警装置，保证接触放射线的工作人员佩戴个人剂量计。由此指明了，作为放射工作人员应当享有的三项权利：个人剂量监测，以了解受辐射危害水平；职业健康监护，以保证自身健康状态；放射卫生培训，以增加自我防护知识与技能。

第一节　个人剂量监测与评价

所谓剂量监测，即为保证放射防护最优化，保持尽可能低的辐射照射水平而对放射工作人员个人剂量和工作场所剂量进行测量，并对测量结果进行分析和评价。

原则上对所有辐射工作人员都应进行个人剂量监测，但是如果清楚知道所受剂量值始终小于 1 mSv，可不进行监测；对于在监督区或只偶尔进入控制区的工作人员，如果预计其职业照射剂量在1～5 mSv/a 的范围内，则应尽可能进行个人剂量监测；对控制区工作人员，或有时进入控制区并可能受到显著职业照射的工作人员，或其职业照射剂量可能大于5 mSv/a 的工作人员，均应进行个人剂量监测。不过我国在实际操作过程中，往往对所有放射工作人员均进行个人剂量监测。

一、个人剂量监测

利用辐射工作人员个人佩带的剂量计对外照射进行的监测，以其对个人接受的有效剂量或器官当量作出评估称为外照射个人剂量监测。个人剂量监测通常是由个人剂量监测服务机构完成的，个人监测服务机构是指营运个人剂量系统并测读（使用后）个人剂量计的组织。包括向用户提供剂量计，记录测读结果和向用户报告。个人监测服务单位可以是独立法人单位，也可以附属于辐射工作单位，但它必须通过放射防护审管部门的认可后，方可为辐射工作单位提供服务。

监测目的：评估辐射工作人员的有效剂量和主要受照器官的当量剂量——提供工作人员和工作场所辐射剂量变化趋势以及有关防护条件充分性资料，为实现放射防护最优化服务；提供数据以评估异常照射和事故照射剂量情况；也为辐射流行病学研究提供有用资料。

测量方法：根据场所的辐射类型，选用相应的个人剂量计佩戴在职业照射人员身上有代表性的部位处，以记录相应部位受到的外照射累积剂量，将个人剂量计佩带在前胸、背部、腹部或手指等部位。如，在放射性介入程序过程中，通常测量 H_p（10）和 H_p（0.07）用于全身监测和指端监测，眼晶体监测为 H_p（3），因其介于 H_p（10）和 H_p（0.07）之间，一般很少进行监测，这里需要说明的是，很多介入医生因其佩带不方便等原因不习惯带指环剂量计，这对于介入医生来说是一个很不好的习惯，因为对于介入操作者来讲，手部接触到射线的可能性是非常大的，并且手部受到的照射剂量也可能是最大的，如图 10－1 为指环剂量计。

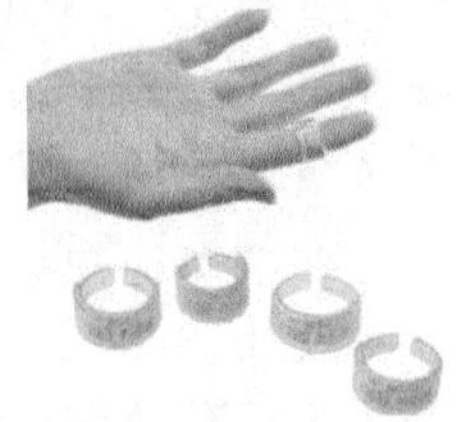
图 10－1　指环剂量计

外照射个人剂量监测周期一般为 30 天，最长不应超过 90 天；内照射个人剂量监测周期按照有关标准执行；特殊监测或事故处理过程的个人剂量是针对某一次操作过程或事故处理进行个人剂量测量。

二、个人剂量的评价

针对于外照射个人剂量测量评价，最简单和最常用的模式是，把个人剂量监测结果与光子致深部组织或器官的有效剂量联系起来。通常，该模式假定以 H_p（10）和 H_p（0.07）的皮下深度刻度的个人剂量计佩戴在工作人员身体的适当部位处，能恰当地给出深部组织或器官有效剂量和皮肤当量剂量。满足上述条件的个人剂量计所记录的结果可以作为相关的防护量被直接记录在案。如果条件差别很大，需要规定并采用复杂的模式进行转换。

当剂量计丢失、损坏和其他各种原因而无法获得读数时，应根据这段时间的工作情况给出名义剂量——不是由佩带的个人剂量计读出的，而是由其他条件评估的个人剂量，通常是用该工作人员前十二个月中受剂量的平均值，或用在同一个监测周期内相同工种同事的剂量或平均值，或用工作场所监测结果进行弥补。但是，这种方法也会使个人所受的剂量明显失真。

三、对个人剂量计的要求

基本性能要求：（1）应只对欲测的一种或几种辐射响应，且其响应应不受诸如温度、湿度、灰尘、风、光和磁场等环境因素，以及诸如电源电压波动和频率涨落等作业因素的重大影响；（2）应具有能覆盖监测范围的宽量程。对于常规监测，量程上限一般应达 1 Sv（剂量当量）；对于特殊监测，量程上限应达 10 Gy（吸收剂量）；（3）监测 H_p（10）时，对于常见的 X 或 γ 射线，测量的能量范围通常应宽至 20 keV～1.5 MeV；对于那些可能产生高能 γ 或 X 射线的场合，能量上限应达 9 MeV。监测 H_p（0.07）时，测量的能量范围应宽至 10 keV～1.5 MeV；（4）应具有足够高的灵敏度，或足够低的探测下限；（5）因能量响应和角响应共同引入的误差应不大于 30%（95%置信度）；（6）在一个监测周期内累积剂量的损失应不大于 10%（95%置信度）；（7）应具有容易识别的标识和编码；（8）剂量计应具有足够好的机械强度，且其大小、形状、结构和重量应不得影响个人的工作。

佩戴要求：（1）对于比较均匀的辐射场，当辐射主要来自前方时，剂量计应佩戴在人体躯干前方中部位置，一般在左胸前；当辐射主要来自人体背面时，剂量计应佩戴在背部中间；（2）对于工作中穿戴铅围裙的场合（如医院放射科），通常应借佩戴在围裙里面躯干上的剂量计估算工作人员的实际有效剂量。当受照剂量可能相当大时（如介入放射学操作），则还需在围裙外面衣领上另外佩戴一个剂量计，以估算人体未被屏蔽部分的剂量。只有当受照剂量很小且个人监测仅是为了获得剂量上限估计值时，剂量计才可佩戴在围裙外面胸前位置；（3）对于短期工作和临时进入放射工作场所的人员（包括参观人员和检修人员等），应佩戴直读式个人剂量计，并按规定记录和保存他们的剂量资料；（4）当上级主管部门开展质量保证活动发放质量控制个人剂量计时，放射工作人员有义务按要求将其与常规监测的个人剂量计同时佩戴在同一位置。

校准：（1）应定期对个人剂量计进行校准；（2）校准时应使用合适的人体模型；（3）校准用的标准源或参考辐射，其标定的发射率量值应能追溯到国家基准或国际标准。

四、对用人单位的要求

（1）建立并终生保存个人剂量监测档案，个人剂量监测档案应当包括：1）常规监测的方法和结果等相关资料；2）应急或者事故中受到照射的剂量和调查报告等相关资料；

（2）允许放射工作人员查阅、复印本人的个人剂量监测档案；

（3）辐射工作单位应当将个人剂量监测结果及时记录存档；

（4）凡接受个人剂量监测的放射工作人员工作期间必须佩戴符合要求的个人剂量计；

（5）辐射工作单位的个人剂量监测由其放射防护部门负责，放射防护部门必须定期向上级有关部门报告监测结果，发现异常情况应随时报告。并且放射防护部门负责发放和定期（或工作完毕后）回收个人剂量计，并及时送个人剂量监测服务单位进行测读，按规定记录和保存监测结果并将监测结果通知本人，同时，对临时工作人员和访问人员也应该进行个人剂量监测。

第二节　职业健康监护

在核与辐射技术的实践应用中，有效保障放射工作人员、患者和公众的健康与安全因其重要性成为放射防护的首要任务，而放射工作人员职业健康监护作为放射防护体系的一个重要组成部分，历来受到人们的关心与重视。放射工作人员（radiation workers）是指在放射工作单位从事放射职业活动中受到电离辐射照射的人员。职业健康监护是以在工作场所中接触职业病危害作业的劳动人群为监护对象，《职业病防治法》及其法律释义将职业健康监护（occupational health surveillance）定义为：根据劳动者的职业接触史，对劳动者进行有针对性的定期或不定期的健康检查和连续的、动态的医学观察，记录职业接触史及健康变化，及时发现劳动者的职业性健康损害，评价劳动者健康变化与职业危害因素的关系。通过职业健康监护及时发现与诊断职业病，及时治疗或安置职业病人，保护劳动者健康及其相关权益，预防、控制和消除职业病危害，促进社会生产力及经济的发展。关于放射工作人员的健康监护，《电离放射防护与辐射源安全基本标准》（GB 18871—2002）对健康监护的定义为：为保证工作人员参加工作时及参加工作后都能适应他们拟承担或所承担的工作而进行的医学监督。

放射工作人员的职业健康监护主要包括职业健康检查和评价以及职业健康监护档案管理等内容。职业健康检查包括上岗前、在岗期间、离岗时、受到应急照射或者事故照射时的健康检查，以及职业性放射性疾病患者和受到过量照射放射工作人员的医学随访观察。放射工作单位应当按照国家有关法规的要求，建立健全本单位放射工作人员的职业健康监护制度，保证职业健康监护工作的实施。

放射工作单位的职业健康监护责任和义务、放射工作人员的职业健康监护权利和义务以及放射工作人员职业健康检查的工作程序还应同时符合GBZ 188—2014职业健康监护技术规范的相关要求。

一、职业健康检查

1. 上岗前的职业健康检查

职业照射人员上岗前的健康检查有两个目的：一是判定拟参加职业照射的人员是否具备所承担的职业照射工作的健康条件；二是为其在就业以后的定期健康监护或事故照射后的医学检查做对照。《中华人民共和国卫生部令第55号：放射工作人员职业健康管理办法》和《GBZ 235—2011：放射工作人员职业健康监护技术规范》都指出“放射工作人员上岗前，应当进行上岗前的职业健康检查，符合放射工作人员健康标准的，方可参加相应的放射工作。放射工作单位不得安排未经职业健康检查或者不符合放射工作人员职业健康标准的人员从事放射工作”。同时，GBZ 235—2011中还指出：上岗前职业健康检查应评价工作人员的健康状况和对预期从事工作的适任性，还应确定哪些工作人员需要在工作过程中采取特别防护措施。应系统、仔细、准确地询问职业史和进行医学检查并详细记录，以便为上岗后定期健康检查或者事故健康检查提供基础信息。上岗前职业健康检查项目如下。

必检项目：医学史、职业史调查；内科、外科、皮肤科常规检查；眼科检查（色觉、视力、晶体裂隙灯检查、玻璃体、眼底）；血常规和白细胞分类；尿常规；血糖；肝功能；肾功能；甲状腺功能；外周血淋巴细胞染色体畸变分析；外周血淋巴细胞微核试验，胸部X射线摄影（在留取细胞遗传学检查所需血样后）；心电图；腹部B超。

补充检查项目：耳鼻喉科、视野（核电厂放射工作人员）；心理测试（如核电厂操纵员和高级操纵员等对心理素质有较高要求岗位人员）；肺功能（放射性矿山工作人员，接受内照射、需要穿戴呼吸防护装置的人员）；其他必要的检查。

同时，《GBZ 98—2017：放射工作人员健康要求》中也规定了放射工作人员健康条件：

（1）人体外形正常，不影响正常操作。

（2）正常的精神状态和稳定的情绪，以及正常的语言表达和书写能力，正常的神经系统功能。

（3）内科、外科和皮肤科检查正常，不影响正常操作。

（4）正常的视力，矫正视力不应低于5.0，无红绿色盲。

（5）正常的造血功能，血细胞分析（静脉血仪器检测）各项指标均在参考区间内（见表10－1）。

表 10－1　放射工作人员血细胞分析参考区间

性别	血红蛋白/（g/L）	红细胞数/（10^{12}/L）	门细胞总数（10^9/L）	血小板数/（10^9/L）
男	120～175	4.0～5.8	4.0～9.5	100～350
女	110～150	3.5～5.1	4.0～9.5	100～350

高原地区应参照当地参考区间。

（6）甲状腺功能正常。

（7）外周血淋巴细胞染色体畸形率和微核率在本实验室正常参考值范围。

GBZ 98—2017 还规定了不应从事放射工作的指征：严重的视觉和听觉障碍，例如伴有明显视力障碍的眼晶体混浊或高度近视，色盲，立体感消失，耳聋等。严重和反复发作的疾病，使之丧失部分工作能力，例如，严重造血器官疾病、失代偿功能的慢性肺部疾病、未能控制的糖尿病、未能控制的癫痫和暴露部位的严重皮肤疾病等。

2. 在岗期间的职业健康监护

在岗期间的职业健康监护目的是保证职业照射工作人员能适应他们所承担的工作任务。放射工作人员职业健康管理办法规定："放射工作单位应当组织上岗后的放射工作人员定期进行职业健康检查，两次检查的时间间隔不应超过 2 年，必要时可增加临时性检查。" GBZ 235—2011 也规定："放射工作单位应当组织上岗后的放射工作人员定期进行职业健康检查。放射工作人员在岗期间职业健康检查的周期为 1～2 年，但不得超过 2 年。检查要求同就业前，检查结果应与就业前进行对照、比较，以便判定是否适应继续放射工作，或需调整做其他工作。

在岗期间定期职业健康检查项目如下。

必检项目：医学史、职业史调查；内科、外科、皮肤科常规检查；眼科检查（色觉、视力、晶体裂隙灯检查、玻璃体、眼底）；血常规和白细胞分类；尿常规；血糖；肝功能；肾功能；外周血淋巴细胞染色体畸变分析或外周血淋巴细胞微核试验；心电图；腹部 B 超。

补充检查项目：胸部 X 射线摄影（在留取细胞遗传学检查所需血样后）；甲状腺功能；血清睾丸酮；痰细胞学检查（放射性矿山工作人员）；肺功能检查（接受内照射、需要穿戴呼吸防护装置的人员）；其他必要的检查。

如发现异常，应根据实际情况，适当增加检查频度和必要的检查项目。需要复查时可根据复查要求增加相应的检查项目。

上岗后定期职业健康检查中，对受检者的放射工作适任性意见，由主检医师提出下列意见之一：（1）可继续原放射工作；（2）在一定限制条件下可从事放射工作（例如，不可从事需采取呼吸防护措施的放射工作，不可从事涉及非密封源操作的放射工作）；（3）暂时脱离放射工作；（4）不宜再做放射工作而调整做其他非放射工作。

对于暂时脱离放射工作的人员，经复查符合放射工作人员健康标准的，主检医师应提出可返回原放射工作岗位的建议。

从事放射工作后的情况，应记录：（1）从事放射工作的工种、起始时间、操作方式和工作量；（2）对放射工作的适任情况；（3）从事放射工作后，患过何种疾病及治疗、转归情况；（4）有无受到医疗照射、过量照射、应急照射、事故照射等情况；（5）上岗后至本次检查期间的累积受照剂量当量。

在岗职业健康检查结束后，应提出对受检者的放射工作适任性意见，根据《GBZ 98—2017：放射工作人员健康要求》的规定，由授权的医疗机构，具有资质的执业医师提出：（1）可以从事放射工作；（2）可继续原放射工作；（3）暂时脱离放射工作；（4）在一定限制条件下可从事放射工作，例如：不可从事需采取呼吸防护措施的放射工作，不可从事涉及非密封源操作的放射工作；（5）不宜从事放射工作而调整做其他非放射工作。

3. 离岗时的职业健康检查

放射工作人员脱离放射工作岗位时，放射工作单位应当对其进行离岗前的职业健康检查，以评价其停止放射工作时的健康状况。离岗时职业健康检查项目如下。

必检项目：医学史、职业史调查；内科、外科、皮肤科常规检查；眼科检查（色觉、视力、晶体裂隙灯检查、玻璃体、眼底）；血常规和白细胞分类；尿常规；血糖；肝功能；肾功能；甲状腺功能；外周血淋巴细胞染色体畸变分析；外周血淋巴细胞微核试验；胸部X射线摄影（在留取细胞遗传学检查所需血样后）；心电图；腹部B超。

补充检查项目：其他必要的检查。

4. 应急照射或事故照射的健康检查

对受到应急照射或事故照射的放射工作人员，放射工作单位应当及时组织健康检查和必要的医学处理。职业健康检查机构可根据受照和损伤的具体情况，参照GBZ 96、GBZ 99、GBZ 100、GBZ 101、GBZ 104、GBZ 106、GBZ 112、GBZ 113、GBZ/T 151、GBZ 215、GBZ/T 216、GB/T 16148、GB/T 18197、GB/T 18199等适用的标准，选择增加必要的检查项目，估算受照剂量，实施适当的医学处理（见表10－2）。

表10－2　放射工作人员职业健康检查项目

上岗前检查项目	在岗期间检查项目	离岗时检查项目	应急或事故照射检查项目
必检项目： 医学史、职业史调查；内科、外科、皮肤科常规检查；眼科检查（色觉、视力、晶体裂隙灯检查、玻璃体、眼底）；血常规和白细胞分类；尿常规；血糖；肝功能；肾功能；甲状腺功能；外周血淋巴细胞染色体畸变分析；外周血淋巴细胞微核试验；胸部X射线摄影（在留取细胞遗传学检查所需血样后）；心电图；腹部B超 补充检查项目[1]： 耳鼻喉科、视野（核电厂放射工作人员）；心理测试（如核电厂操纵员和高级操纵员等对心理素质有较高要求岗位人员）；肺功能（放射性矿山工作人员，接受内照射、需要穿戴呼吸防护装置的人员）；其他必要的检查	必检项目： 医学史、职业史调查；内科、外科、皮肤科常规检查；眼科检查（色觉、视力、晶体裂隙灯检查、玻璃体、眼底）；血常规和白细胞分类；尿常规；血糖；肝功能；肾功能；外周血淋巴细胞染色体畸变分析或外周血淋巴细胞微核试验；心电图；腹部B超 补充检查项目[1]： 胸部X射线摄影[2]（在留取细胞遗传学检查所需血样后）；甲状腺功能；血清睾丸酮；痰细胞学检查（放射性矿山工作人员）；肺功能检查（接受内照射、需要穿戴呼吸防护装置的人员）；其他必要的检查	必检项目： 医学史、职业史调查；内科、外科、皮肤科常规检查；眼科检查（色觉、视力、晶体裂隙灯检查、玻璃体、眼底）；血常规和白细胞分类；尿常规；血糖；肝功能；肾功能；甲状腺功能；外周血淋巴细胞染色体畸变分析；外周血淋巴细胞微核试验；胸部X射线摄影（在留取细胞遗传学检查所需血样后）；心电图；腹部B超 补充检查项目[1]： 其他必要的检查	根据受照和损伤的具体情况，GBZ 96、GBZ 99、GBZ 100、GBZ 101、GBZ 104、GBZ 106、GBZ 112、GBZ 113、GBZ/T 151、GBZ 215、GBZ/T 216、GB/T 16148、GB/T 18197、GB/T 18199等适用的相关标准，有针对性地选择必要的检查项目，估算受照剂量，实施适当的医学处理

注：1）根据职业受照的性质、类型、剂量等和受检者的健康损害状况选检。

2）在岗期间的胸部X射线摄影检查，对铀矿井下工作人员每半年至一年一次；对其他工种，主检医师可根据具体情况确定，但间隔时间不宜过长（不长于2～3年）。对于放射工龄长、年龄大的工作人员，应每年进行胸部X射线摄影检查一次，并进行早期发现癌症的必要检查。

二、职业健康监护档案管理

放射工作单位应当为放射工作人员建立并终生保存职业健康监护档案。放射工作人员职业健康监护档案应有专人负责管理，妥善保存。应采取有效措施维护放射工作人员的职业健康隐私权和保密权。放射工作人员职业健康监护档案应包括以下内容：（1）职业史、既往病史、职业照射接触史、应急照射、事故照射史；（2）历次职业健康检查结果及评价处理意见；（3）职业性放射性疾病诊断与诊断鉴定、治疗、医学随访观察等健康资料；（4）怀孕声明，如有；（5）工伤鉴定意见或结论。

同时，放射工作人员有权查阅、复印本人的职业健康监护档案。放射工作单位不得拒绝或者提供虚假档案材料。放射工作人员在离开放射工作单位时，有权向放射工作单位索取本人的职业健康监护档案的复印件，放射工作单位应当如实、无偿提供，并在所提供的复印件上签章。放射工作单位停止涉及职业照射的活动或发生分立、合并、解散、破产等情形的，应按审管部门的规定，为保存放射工作人员的职业健康监护档案作出妥善安排。

第三节　放射防护培训

目前，使用从事医用电离辐射工作的人员数量正稳步地上升，并且需要更高病人剂量的诊疗活动也正被更频繁地执行。为了提高各类医学放射工作人员对放射安全重要性的认识，增强防护意识，掌握防护技术，最大限度地减少不必要的照射，避免事故发生，保障工作人员、受检者与患者以及公众的健康与安全，确保电离辐射的医学应用获取最佳效益。凡从事电离辐射医学应用工作的一切人员均应进行放射防护培训，但要使放射工作人员均接受培训并使他们意识到辐射危害和他们正在使用的技术的相关风险，放射工作人员不但要进行系统和深入的培训，并且还要进行定期专业的进修，以及安装了新的设备或程序后也要进行相应的学习。然而，在大多数国家，放射防护培训是不足的，特别是医疗专业人员。本节将会详细介绍 ICRP 出版物以及我国目前放射防护教育和培训的情况。

一、ICRP 关于放射工作人员的培训

在一些有着先进的卫生保健系统国家中，使用电离辐射诊断医疗程序的平均数目接近或超过每年人口的数量，而诊断 X 射线检查的病人的辐射剂量也是有很大不同的，这表明目前很需要有一个普遍的放射防护的优化。为了达到这种放射防护的优化，放射工作人员不仅需要放射防护优化方面的相关知识，同时还需要相关的实践技能和经验，这些医疗工作人员的教育和培训计划对确保病人和工作人员的放射防护最优化是非常必要的。

任何医疗照射的基本原则都是：对病人的照射都应当是合理的。医疗行业和其他卫生保健专业人员都要理解到辐射的危害，并且尽可能地避免不必要的危害的发生，这是非常重要的。而知识的缺乏则可能导致在不需要曝光或需要较小的剂量曝光的时候，进行更多

的电离辐射操作，这一点对于相对剂量较高的 CT 来说是非常重要的。辐射暴露最后的责任依赖于实施曝光的医生和其他医疗工作人员，他们必须清楚这些过程中的利益和风险。因此，对于需要使用电离辐射进行放射诊断、介入程序、核医学和放射治疗的放射工作人员，培训被要求是必须进行的。

培训内容：

在辐射危害、风险和应用方面课程的推荐内容给予所有的放射医生，培训的种类和科目对每一组或多或少是重要的，见表 10－3 和表 10－4。

表 10－3　为不同类别的医生和牙医推荐的放射防护培训需求

培训内容	种类							
	放射诊断学医生	核医学医生	介入性心脏病学医生和其他专业岗位的介入医生	其他使用X射线系统的医生	其他使用核医学的医生	其他协助透视程序的医生（如麻醉师和职业卫生医师）	牙医	涉及照射风险的医生和医学生
原子结构，X射线产生和辐射的相互作用	熟悉	掌握	了解	了解	了解	了解	了解	—
原子核结构和放射性	熟悉	掌握	了解	—	熟悉	—	—	—
放射量和单位	熟悉	掌握	熟悉	熟悉	熟悉	了解	了解	了解
X射线机的物理特性	熟悉	了解	熟悉	熟悉	了解	了解	熟悉	—
辐射探测原理	熟悉	掌握	了解	了解	熟悉	—	了解	—
辩护的原理和过程	掌握	掌握	掌握	掌握	掌握	掌握	掌握	熟悉
放射生物学基础，辐射生物学效应	掌握	掌握	熟悉	熟悉	熟悉	了解	了解	了解
癌症和遗传性疾病的风险	掌握	掌握	熟悉	熟悉	熟悉	了解	熟悉	熟悉
确定性效应的风险	掌握	掌握	掌握	熟悉	了解	了解	熟悉	了解
辐射防护的总体原则，包括优化	掌握	掌握	掌握	熟悉	熟悉	熟悉	熟悉	了解
操作的辐射防护	掌握	掌握	掌握	熟悉	掌握	熟悉	熟悉	了解
特定病人的辐射防护方面	掌握	掌握	掌握	掌握	掌握	熟悉	掌握	了解
特定员工的辐射防护方面	掌握	掌握	掌握	掌握	掌握	熟悉	掌握	了解
诊断程序中典型的剂量	掌握	掌握	熟悉	熟悉	熟悉	熟悉	熟悉	熟悉
胎儿时期接触照射的风险	掌握	掌握	了解	熟悉	熟悉	了解	了解	了解
质量控制和质量保证	熟悉	掌握	熟悉	了解	了解	—	了解	—
国家规定和国家标准	熟悉	熟悉	熟悉	熟悉	熟悉	了解	熟悉	了解
建议培训时间（小时数）	30～50	30～50	20～30	15～20	15～20	8～12	10～15	5～10

表 10－4　除了医生或牙医推荐的医疗专业人员的放射防护培训需求类别

培训内容	种类							
	辐射防护中的医学物理师	技师（放射线，核医学）	维护工程师和应用程序专家	直接参与X射线程序的医疗教授	协助X射线或核医学程序的护士	牙科保健人员（保健员，牙科护士和牙科保健助理）	放射性核素实验室工作人员	管理人员
原子结构，X射线产生和辐射的相互作用	熟悉	掌握	了解	了解	了解	了解	了解	—
原子核结构和放射性	熟悉	掌握	了解	—	熟悉	—	—	—
放射量和单位	熟悉	掌握	熟悉	熟悉	熟悉	了解	了解	了解
X射线机的物理特性	熟悉	了解	熟悉	熟悉	了解	了解	熟悉	—
辐射探测原理	熟悉	掌握	了解	了解	熟悉	—	了解	—
辩护的原理和过程	掌握	掌握	掌握	掌握	掌握	掌握	掌握	熟悉
放射生物学基础，辐射生物学效应	掌握	掌握	熟悉	熟悉	熟悉	了解	了解	了解
癌症和遗传性疾病的风险	掌握	掌握	熟悉	熟悉	熟悉	了解	熟悉	熟悉
确定性效应的风险	掌握	掌握	掌握	熟悉	了解	了解	熟悉	了解
辐射防护的总体原则，包括优化	掌握	掌握	掌握	熟悉	熟悉	熟悉	熟悉	了解
操作的辐射防护	掌握	掌握	掌握	熟悉	掌握	熟悉	熟悉	了解
特定病人的辐射防护方面	掌握	掌握	掌握	掌握	掌握	熟悉	掌握	了解
特定员工的辐射防护方面	掌握	掌握	掌握	掌握	掌握	熟悉	掌握	了解
诊断程序中典型的剂量	掌握	掌握	熟悉	熟悉	熟悉	熟悉	熟悉	熟悉
胎儿时期接触照射的风险	掌握	掌握	了解	熟悉	熟悉	了解	了解	了解
质量控制和质量保证	熟悉	掌握	熟悉	了解	了解	—	了解	—
国家规定和国家标准	熟悉	熟悉	熟悉	熟悉	熟悉	了解	熟悉	了解

根据从事放射工作的类型、风险水平、程序的频率和病人或工作人员发生过量曝光的概率的不同，培训内容侧重点也应该有所不同。例如，介入程序经常多次照射病人的皮肤，CT 检查对病人的辐射剂量是相对较高的，所以对放射防护的需要也相应的更大。由于介入程序包括高剂量辐射，并且需要考虑特殊的辐射风险——是否皮肤的确定性效应是可以避免的。在第 85 号出版物（ICRP，2000）中，ICRP 提出了另一个介入放射科医生和心脏病医生的放射防护培训的水平。

培训要求：在放射工作人员上岗前都应该进行相应的放射工作人员培训，且在岗期间也应该定期进行培训或进修，培训时间间隔不超过 36 个月，并且，当有重要的放射学技术或辐射风险改变时，放射防护培训应该更新，最后，放射工作人员培训后还应该进行考核。

提供放射防护培训的培训机构条件如下。

（1）最低要求：一个培训机构认证的最低要求应该考虑涉及的所有方面。这些应该包括足够的行政支持；保证存档文件，文凭等的最少年限；足够的说教支持（教室，视听支持等）；教师资格和在医院医疗物理学，实际练习的仪器仪表和临床设施的实用性方面的教学经验。实践培训应在医疗设施室中被提供，而不是实验室——或计算机模拟练习。

（2）教师的经验：在放射防护方面，一定要有能够胜任的讲师，这也是培训机构认证最好的证明，同时，这些讲师对医学设备和临床实践工作也必须有一定的经验。通常，医学物理师接受这方面的培训，但其他没有物理师的工作人员（如放射科医生，放射线技师和其他临床医生）也需要得到这些方面的指导。培训教师还应该满足当地相关部门的要求，并且在放射工作人员的培训中，有足够的放射防护方面知识（例如，心血管医生放射防护培训，培训人员应该证明心脏实验室中在放射防护方面先前的实践经验，这个经验可以是通过医学工作者对辐射剂量的观察得到的）。同时，对放射工作人员进行讲座并且在课程期间进行讨论，对受培训人员的知识和技能的增长也是很有帮助的。

（3）培训人员的反馈：待培训完成后，还应该对培训机构进行评估，后续的工作应该对培训人员培训后对培训课程和培训活动的意见进行调查分析，这个调查应该包含多方面的：包括教育的内容，方法、培训材料，实践工作，培训的时间以及在特定的主题下对讲师的适应性。

二、我国放射工作人员培训

我国《放射工作人员职业健康管理办法》（卫生部 55 号令）明确指出：放射工作人员上岗前应当接受放射防护和有关法律知识培训，考核合格方可参加相应的工作。培训时间不少于 4 天。放射工作单位应当定期组织本单位的放射工作人员接受放射防护和有关法律知识培训。放射工作人员两次培训的时间间隔不超过 2 年，每次培训时间不少于 2 天。放射工作单位应当建立并按照规定的期限妥善保存培训档案。培训档案应当包括每次培训的课程名称、培训时间、考试或考核成绩等资料。放射防护及有关法律知识培训应当由符合省级卫生行政部门规定条件的单位承担，培训单位可会同放射工作单位共同制定培训计划，并按照培训计划和有关规范、标准实施和考核。

为了细化培训工作，根据卫生部 55 号令精神出台的《医学放射工作人员的卫生防护培训规范 GBZ/T 149—2015》，对放射工作人员培训要求进行详细地阐述。

培训对象：凡从事电离辐射医学应用工作的一切人员均为放射防护培训对象；除医用诊断 X 射线工作者、核医学工作者、放射治疗工作者等职业性放射工作人员必须具备放射防护知识之外，凡从事电离辐射医学应用工作的医疗、科研、教学单位的相关专业人员、见习人员及有关管理人员等，也必须接受放射防护基本知识的一般培训。

防护培训的基本要求：对电离辐射医学应用的利与害有正确的认识，防止麻痹思想和恐惧心理；了解有关放射防护法规和标准的主要内容，掌握放射防护基本原则；了解、掌握减少工作人员和受检者所受照射剂量的原理和方法，以及有关防护设施与防护用品的正确使用方法；了解可能发生的异常照射及其应急措施。

防护培训方式：1）防护培训应根据培训对象的具体情况及其工作性质采取相应方式，例如课堂教学、现场实习和个人学习等。并注意充分利用各种声像教材。培训时间长短视实际情况酌定。2）课堂教学可以基础知识为主，较系统讲授共同性内容；也可以某方面专题为内容举办培训班。3）现场实习以实际操作为主，侧重培养学员掌握防护技能。4）个人学习应由所在单位负责组织并选择合适教材，提出统一要求，各人自行安排。

培训内容：防护培训内容和深度应根据培训对象、工作性质和条件确定。

（1）放射防护培训内容提纲：1）原子核结构和放射性衰变；2）电离辐射的特点及其与物质的相互作用；3）电离辐射量与单位；4）天然与人工电离辐射源；5）放射生物效应；6）放射性物质的摄入、代谢与促排；7）放射防护的目的和任务；8）放射防护标准；9）放射防护法规；10）职业照射与工作人员防护；11）医疗照射的质量保证与患者防护；12）外照射的防护；13）内照射的防护；14）安全操作技术；15）放射防护设施和辅助防护用品；16）个人剂量监测；17）场所与环境防护监测；18）放射事故及其处理；19）放射损伤防治；20）放射性废物处理；21）物体表面放射性污染的清除；22）放射工作人员的健康管理。

（2）专题培训课程

1）医用X射线诊断工作人员的放射防护培训课程：医用X射线诊断设备工作原理，X射线诊断技术的发展，X射线诊断设备的防护性能及其监测方法，医用X射线诊断放射卫生防护标准及有关防护管理法规，附加防护设备与辅助防护用品，工作人员的防护，受检者的防护，X射线诊断的质量保证，特殊类型X射线检查的防护，事故预防及处理。

2）操作开放型放射源工作人员防护培训课程：放射性药物，放射性核素发生器，放射性物质的开瓶与分装，放射性物质的运输和保存，放射性废物处理，内照射防护，外照射防护，工作人员和受检者与患者的防护，防护监测，内照射剂量估算，核医学的质量保证，防护设备和防护用品，有关防护标准与防护管理法规，污染的预防和清除，事故预防及处理。

3）放射治疗工作人员的放射防护培训课程：放射治疗源，放射治疗设备工作原理，放射治疗设备的防护性能及其监测方法，放射治疗的物理基础和放射生物学基础，肿瘤放疗定位技术，肿瘤放射治疗剂量，放射治疗的质量保证，有关防护标准与防护管理法规，工作人员的防护，患者的防护，事故预防及处理。

思考题

1. 放射工作人员应当享有哪些权利？
2. 职业健康监护通常包括哪些内容？
3. 外照射个人剂量计佩戴的要求是什么？
4. 放射工作人员防护培训的基本要求是什么？

本章编者：涂　彧

第十一章　放射事故及其应急与管理

无论从哪方面来说，事故的发生都是我们不愿意见到的场景。因为事故往往意味着放射诊疗设备、场所、诊疗过程管理以及制度和规章等方面出现了一种或多种问题。这些问题可能对应着职业人员、患者或受检者、公众遭受一定程度的辐射危害风险。然而，为了尽量降低事故概率和事故风险，我们很有必要从事故预防、事故分析、事故应急和内部管理等角度来对放射事故进行描述。

基于术语的应用惯例，“放射事故”的称谓多用于医学放射防护领域，而“辐射事故”则常见于环境保护领域，在本章所限语境和专业理解的范畴内两者有类似含义。

第一节　放射事故概述

医学放射诊疗实践在我国国民经济活动中占有重要地位。与交通事故类似，医学放射事故的防范重点也是重要预防和科学处置相结合。首先，我们来了解放射/辐射事故的定义。

一、放射事故的定义

根据 GB 18871—2002 和《辐射事故管理规定》的相关描述，所谓“辐射事故”，是指放射性同位素丢失、被盗、失控及其引起的放射性污染事故，或者射线装置、放射性同位素失控而导致工作人员或者公众受到意外的、非自愿的异常照射。这里的“放射性同位素”是指不包括作为核燃料、核原料、核材料的其他放射性物质，包括密封放射源和非密封放射性物质。这里所称的“射线装置”是指 X 射线机、加速器、中子发生器。含源的射线装置视为放射性同位素。

二、放射源和射线装置的分类

1. 放射源的分类

放射源分类是实现放射源科学管理的重要理论基础，也会对事故管理更科学、更合理化。IAEA 的《放射源分类》是作为放射源安全和保安等许多相关活动的一个基础，这些活动包括：制定或修订国家（国际）安全标准；建立或调整国家监管措施；对管理进行优化决策；进出口控制；应急计划和响应；制订无人看管源恢复控制的优先次序。

其次当放射源处在事故、恶意使用或无人看管时，将导致程度不同的确定性健康效应，出现严重的放射病、皮肤损伤、截肢、甚至是死亡。因此，IAEA 的《放射源分类》主要考虑的是潜在危害和风险，其中包括人体健康和安全。

潜在的确定性健康效应主要取决于源的物理性质（射线种类、活度大小等）、源的使用方式、实际实践等其他因素。但在分类中不考虑辐射事故和恶意使用放射源导致的社会经济后果。也不考虑辐射的随机效应和医疗原因的故意照射。

结合放射源的使用特征，我们把放射源分为密封源和非密封源。所谓密封源是指密封在包壳里的或紧密地固结在覆盖层里并呈固体形态的放射性物质。密封源的包壳或覆盖层应具有足够的强度，使源在设计使用条件和磨损条件下，以及在预计的事件条件下，均能保持密封性能，不会有放射性物质泄漏出来。

根据密封放射源对人体可能的伤害程度，将密封放射源分为5类。

Ⅰ类放射源为极高危险源。此类源如果在密封状态不被安全管理或采取可靠的防护，将很可能对处理这类放射源、或接触它超过几分钟的人员造成永久性损伤。如果接近这类无屏蔽放射源几分钟至1小时，伤害将可能是致命的。这类源如果是散开的放射性材料，虽然几乎不可能将公共补给水源污染到危险水平（即使放射性材料高度可溶），但如果由于火灾或爆炸而散开，这类放射性材料有可能、但不大会对直接接近的人员造成永久性损伤或生命威胁。对几百米以外的人员仅具有极小或没有导致立即健康效应的风险。Ⅰ类放射源有放射性同位素热电发生器（RTGs）、辐照装置、远距放射治疗仪和固定多束远距放射治疗仪（伽马刀）等。

Ⅱ类放射源为高危险源。此类源如果在密封状态不被安全管理或采取可靠的防护，可能对处理这类放射源或在短时间（几分钟至几小时）内接触它的人员造成永久性损伤。如果接近这类无屏蔽源几小时至几天，伤害将可能是致命的。这类源即使是散开的高度可溶的放射性材料，也根本不可能将公共补给水源污染到危险水平。但是，如果由于火灾或爆炸而散开，这一数量的放射性材料有可能、但非常不大可能对直接接近的人员造成永久性损伤或生命威胁。对100米以外或更远的人员仅具有极小的或没有导致立即健康效应的风险。Ⅱ类放射源主要有工业γ照相和高/中剂量率近距放射治疗仪等。

Ⅲ类放射源为危险源。此类源如果在密封状态不被安全管理或采取可靠的保护，可能对处理类放射源、或接触它数小时的人员造成永久性损伤。如果接近这类无屏蔽源几天至几周，伤害可能是致命的（一般不大可能）。Ⅲ类源若是散开的高度可溶的放射性材料也根本不可能将公共补给水源污染到危险水平。但是，如果由于火灾或爆炸而散开，这类放射性材料，有可能、但极度不大可能对直接接近的人员造成永久性损伤或生命威胁。对几米外的人员仅具有极小、或没有导致立即健康效应的风险。Ⅲ类放射源主要有固定工业测量仪、强源料位计挖泥机测量仪、核子秤和螺旋管道测量仪和测井测量仪等。

Ⅳ类放射源为低危险源。这类放射性材料非常不大可能对任何人员造成永久性损伤。然而，如果不被安全管理或可靠保护，可能（尽管不大可能）对处理这类无屏蔽放射性材料或接触它或接近它长达许多周的人员造成临时性损伤。如果由于火灾或爆炸而散开，这一数量的放射性材料不可能对人员造成永久性损伤。Ⅳ类放射源主要有低剂量率近距放射治疗仪（治眼源与永久植入源除外）、厚度计、料位计、湿度计、密度计、骨密度测量仪和静电消除器等。

Ⅴ类放射源为极低危险源。即没有人能被这类放射源造成永久性损伤。如果由于火灾或爆炸而散开，这类放射性材料也不可能对人员造成永久性损伤，如低剂量率近距放射治疗仪（如治眼源与永久植入源）和 X 射线荧光分析仪等。

常用密封放射源分类见表 11 – 1。

表 11 – 1　常用放射源分类

核素名称	Ⅰ类源/Bq	Ⅱ类源/Bq	Ⅲ类源/Bq	Ⅳ类源/Bq	Ⅴ类源/Bq
^{241}Am	$\geqslant 6\times10^{13}$	$\geqslant 6\times10^{11}$	$\geqslant 6\times10^{10}$	$\geqslant 6\times10^{8}$	$\geqslant 1\times10^{4}$
$^{241}Am/Be$	$\geqslant 6\times10^{13}$	$\geqslant 6\times10^{11}$	$\geqslant 6\times10^{10}$	$\geqslant 6\times10^{8}$	—
^{198}Au	$\geqslant 2\times10^{14}$	$\geqslant 2\times10^{12}$	$\geqslant 2\times10^{11}$	$\geqslant 2\times10^{9}$	$\geqslant 1\times10^{6}$
^{109}Cd	$\geqslant 2\times10^{16}$	$\geqslant 2\times10^{14}$	$\geqslant 2\times10^{13}$	$\geqslant 2\times10^{11}$	$\geqslant 1\times10^{6}$
^{252}Cf	$\geqslant 2\times10^{13}$	$\geqslant 2\times10^{11}$	$\geqslant 2\times10^{10}$	$\geqslant 2\times10^{8}$	$\geqslant 1\times10^{4}$
^{244}Cm	$\geqslant 5\times10^{13}$	$\geqslant 5\times10^{11}$	$\geqslant 5\times10^{10}$	$\geqslant 5\times10^{8}$	$\geqslant 1\times10^{4}$
^{57}Co	$\geqslant 7\times10^{14}$	$\geqslant 7\times10^{12}$	$\geqslant 7\times10^{11}$	$\geqslant 7\times10^{9}$	$\geqslant 1\times10^{6}$
^{60}Co	$\geqslant 3\times10^{13}$	$\geqslant 3\times10^{11}$	$\geqslant 3\times10^{10}$	$\geqslant 3\times10^{8}$	$\geqslant 1\times10^{5}$
^{137}Cs	$\geqslant 1\times10^{14}$	$\geqslant 1\times10^{12}$	$\geqslant 1\times10^{11}$	$\geqslant 1\times10^{9}$	$\geqslant 1\times10^{4}$
^{55}Fe	$\geqslant 8\times10^{17}$	$\geqslant 8\times10^{15}$	$\geqslant 8\times10^{14}$	$\geqslant 8\times10^{12}$	$\geqslant 1\times10^{6}$
^{153}Gd	$\geqslant 1\times10^{15}$	$\geqslant 1\times10^{13}$	$\geqslant 1\times10^{12}$	$\geqslant 1\times10^{10}$	$\geqslant 1\times10^{7}$
^{68}Ge	$\geqslant 7\times10^{14}$	$\geqslant 7\times10^{12}$	$\geqslant 7\times10^{11}$	$\geqslant 7\times10^{9}$	—
^{3}H	$\geqslant 2\times10^{18}$	$\geqslant 2\times10^{16}$	$\geqslant 2\times10^{15}$	$\geqslant 2\times10^{13}$	$\geqslant 1\times10^{9}$
^{125}I	$\geqslant 2\times10^{14}$	$\geqslant 2\times10^{12}$	$\geqslant 2\times10^{11}$	$\geqslant 2\times10^{9}$	$\geqslant 1\times10^{6}$
^{131}I	$\geqslant 2\times10^{14}$	$\geqslant 2\times10^{12}$	$\geqslant 2\times10^{11}$	$\geqslant 2\times10^{9}$	$\geqslant 1\times10^{6}$
^{192}Ir	$\geqslant 8\times10^{13}$	$\geqslant 8\times10^{11}$	$\geqslant 8\times10^{10}$	$\geqslant 8\times10^{8}$	$\geqslant 1\times10^{4}$
^{85}Kr	$\geqslant 3\times10^{16}$	$\geqslant 3\times10^{14}$	$\geqslant 3\times10^{13}$	$\geqslant 3\times10^{11}$	$\geqslant 1\times10^{4}$
^{99}Mo	$\geqslant 3\times10^{14}$	$\geqslant 3\times10^{12}$	$\geqslant 3\times10^{11}$	$\geqslant 3\times10^{9}$	$\geqslant 1\times10^{6}$
^{63}Ni	$\geqslant 6\times10^{16}$	$\geqslant 6\times10^{14}$	$\geqslant 6\times10^{13}$	$\geqslant 6\times10^{11}$	$\geqslant 1\times10^{8}$
^{32}P	$\geqslant 1\times10^{16}$	$\geqslant 1\times10^{14}$	$\geqslant 1\times10^{13}$	$\geqslant 1\times10^{11}$	$\geqslant 1\times10^{5}$
^{103}Pd	$\geqslant 9\times10^{16}$	$\geqslant 9\times10^{14}$	$\geqslant 9\times10^{13}$	$\geqslant 9\times10^{11}$	$\geqslant 1\times10^{8}$
^{147}Pm	$\geqslant 4\times10^{16}$	$\geqslant 4\times10^{14}$	$\geqslant 4\times10^{13}$	$\geqslant 4\times10^{11}$	$\geqslant 1\times10^{7}$
^{210}Po	$\geqslant 6\times10^{14}$	$\geqslant 6\times10^{11}$	$\geqslant 6\times10^{10}$	$\geqslant 6\times10^{8}$	$\geqslant 1\times10^{4}$
^{238}Pu	$\geqslant 6\times10^{13}$	$\geqslant 6\times10^{11}$	$\geqslant 6\times10^{10}$	$\geqslant 6\times10^{8}$	$\geqslant 1\times10^{4}$
$^{239d}Pu/Be$	$\geqslant 6\times10^{13}$	$\geqslant 6\times10^{11}$	$\geqslant 6\times10^{10}$	$\geqslant 6\times10^{8}$	—
^{226}Ra	$\geqslant 4\times10^{13}$	$\geqslant 4\times10^{11}$	$\geqslant 4\times10^{10}$	$\geqslant 4\times10^{8}$	$\geqslant 1\times10^{4}$
^{106}Ru（^{106}Rh）	$\geqslant 3\times10^{14}$	$\geqslant 3\times10^{12}$	$\geqslant 3\times10^{11}$	$\geqslant 3\times10^{9}$	$\geqslant 1\times10^{5}$
^{75}Se	$\geqslant 2\times10^{14}$	$\geqslant 2\times10^{12}$	$\geqslant 2\times10^{11}$	$\geqslant 2\times10^{9}$	$\geqslant 1\times10^{6}$
^{90}Sr（Y – 90）	$\geqslant 1\times10^{15}$	$\geqslant 1\times10^{13}$	$\geqslant 1\times10^{12}$	$\geqslant 1\times10^{10}$	$\geqslant 1\times10^{4}$
^{99m}Tc	$\geqslant 7\times10^{14}$	$\geqslant 7\times10^{12}$	$\geqslant 7\times10^{11}$	$\geqslant 7\times10^{9}$	$\geqslant 1\times10^{7}$
^{204}Tl	$\geqslant 2\times10^{16}$	$\geqslant 2\times10^{13}$	$\geqslant 2\times10^{13}$	$\geqslant 2\times10^{11}$	$\geqslant 1\times10^{4}$
^{170}Tm	$\geqslant 2\times10^{16}$	$\geqslant 2\times10^{14}$	$\geqslant 2\times10^{13}$	$\geqslant 2\times10^{11}$	$\geqslant 1\times10^{6}$
^{169}Yb	$\geqslant 3\times10^{14}$	$\geqslant 3\times10^{12}$	$\geqslant 3\times10^{11}$	$\geqslant 3\times10^{9}$	$\geqslant 1\times10^{7}$

对于非密封源，其分类可参照密封放射源的分类准则进行。一般来说，非密封源更关心的是其工作场所，而工作场所按照日等效最大操作量（Bq）进行分级，分级依据和活度请见表 11－2。

表 11－2　非密封源工作场所分级

分级	日等效最大操作量/Bq
甲级	$>4\times10^9$
乙级	$2\times10^7\sim4\times10^9$
丙级	豁免活度值以上$\sim2\times10^7$

从管理层面，甲级非密封源工作场所的安全管理参照Ⅰ类放射源，而乙级和丙级非密封源工作场所的安全管理参照Ⅱ、Ⅲ类放射源。

2. 射线装置的分类

根据射线装置对人体健康和环境可能造成危害的程度，从高到低将射线装置分为Ⅰ类、Ⅱ类、Ⅲ类。按照使用用途分医用射线装置和非医用射线装置。

（1）Ⅰ类为高危险射线装置，事故时可以使短时间受照射人员产生严重放射损伤，甚至死亡，或对环境造成严重影响；

（2）Ⅱ类为中危险射线装置，事故时可以使受照人员产生较严重放射损伤，大剂量照射甚至导致死亡；

（3）Ⅲ类为低危险射线装置，事故时一般不会造成受照人员的放射损伤。

常见的射线装置分类表见表 11－3。

表 11－3　常用射线装置分类表

装置类别	医用射线装置	非医用射线装置
Ⅰ射线装置	能量大于 100 MeV 的	生产放射性同位素的加速器（不含制备 PET 用放射性药物的加速器）
	医用加速器	能量大于 100 MeV 的加速器
Ⅱ类射线装置	放射治疗用 X 射线、电子束加速器	工业探伤加速器
	重离子治疗加速器	安全检查用加速器
	质子治疗装置	辐照装置用加速器
	制备正电子发射计算机断层显像装置（PET）用放射性药物的加速器	其他非医用加速器
	其他医用加速器	中子发生器
	X 射线深部治疗机	工业用 X 射线 CT 机
	数字减影血管造影装置	X 射线探伤机
Ⅲ类射线装置	医用 X 射线 CT 机	X 射线行李包检查装置
	放射诊断用普通 X 射线机	X 射线衍射仪
	X 射线摄影装置	兽医用 X 射线机
	牙科 X 射线机	
	乳腺 X 射线机	
	放射治疗模拟定位机	
	其他高于豁免水平的 X 射线机	

三、放射事故的分级

事故的分级是事故管理中的核心问题，主要考虑了国内事故管理中存在的实际问题并参考了国外的成熟经验。

辐射事故分为四类：特大辐射事故，重大辐射事故，一般辐射事故和辐射事件。

特大辐射事故是指丢失、被盗、失控Ⅰ类放射源；导致1人以上急性死亡或10人以上急性重度放射病。

重大辐射事故是指丢失、被盗、失控Ⅱ、Ⅲ类放射源；导致1人以上急性重度放射病或局部器官残疾（含截肢等）或10人以上急性轻度放射病。

一般辐射事故是指丢失、被盗、失控Ⅳ类放射源；人员接受超过年剂量限值的剂量。

而辐射事件是指丢失、被盗、失控Ⅴ类放射源。

第二节　医用放射事故案例分析

随着医用诊断X射线设备防护性能的不断提高，放射防护意识的普遍不断增强，现在一般X射线诊断引发的事故较少。但相对于X射线诊断，放射治疗和介入放射学引发事故的风险较大。如果相关工作人员缺乏防护知识，操作中控制不恰当，则引发患者和工作人员辐射损伤的概率将大为增加。

一、案例的性质和过程

1. 违规操作医用加速器导致特别重大辐射事故

（1）事故概况

事故性质：责任事故

事故级别：特别重大辐射事故

（2）事故经过

20世纪80年代，南方某肿瘤研究所引进了一台医用直线加速器用于肿瘤治疗。其原理是利用电子线和X射线对肿瘤进行放射治疗。1985年，在一次使用过程中，由于新上岗工作人员违章操作，切断加速器的剂量连锁装置，在手动操作模式下，未对照射剂量进行确认即进行治疗，待当天下午发现操作异常时，已有25名病人局部皮肤均遭受电子束过量照射，导致发生严重的医疗事故。

（3）事故处理

1）当发现超剂量照射事故后，该肿瘤研究所立即停止放射治疗，将事故报告上级主管部门，并组织人员对受照病员进行抢救，邀请国内知名专家对受照病员进行会诊。

2）对责任人进行停职处理并移送司法机关追究其刑事责任，该研究所领导受到行政处理。

3）该研究所专门组织放疗工作人员辐射安全及防护知识培训，修改完善了管理制度。

（4）事故后果

本次受照人员共 25 名，其中 21 名为肿瘤病人，4 名为非肿瘤病人；年龄最小的 17 岁，最大的 70 岁。该 25 名受照人员的剂量为 11.31～42.37 Sv，其中 10 名在 12～58 周内由于放射性烧伤引起器官衰竭等原因死亡，其余 15 名造成严重的放射性疾病。根据《放射性同位素与射线装置安全和防护条例》（国务院第 449 号令）第四十条第二款，这是一起特别重大的辐射事故，给病员及家属身心造成严重伤害，社会影响十分恶劣。

（5）事故原因

1）放射治疗工作人员未经辐射安全知识的培训就仓促上岗，单位领导负有不可推卸的责任。

2）单位管理制度存在漏洞，管理人员安全责任意识淡薄。

3）工作人员缺乏安全防护知识，人为切断加速器自带的安全连锁装置。

4）早期的直线加速器安全联锁装置不完善。

2. 医用放射源破损导致污染事故

（1）事故概况

事故性质：责任事故；

事故级别：较大辐射事故。

（2）事故经过

2005 年 7 月初，重庆市 N 区某医院维修人员对该院后装机进行维护，同时更换铱－192 放射源。在没有任何防护措施及监测手段的情况下，直接在对后装源（铱－192、活度 3.7×10^{11} Bq、10 Ci）进行更换。由于放射源卡在输源管道内，维修人员多次尝试前后移动放射源，试图将放射源移入，未获得成功。维修人员用铁丝等试图疏通输源管道，仍未成功。情急之下，维修人员使用锉刀等工具破坏装有放射源的源辫，并使放射源包壳受损，最终仍未将放射源移入到后装机内，只能将放射源重新移回后装机贮源容器内。该维修人员并未意识到由于放射源包壳受损可能造成放射性物质外泄，穿着倒源现场的衣物按照正常生活方式活动。直到次日，维修人员再次倒源时，打开个人报警仪，发出了报警信号，这时才发觉问题。经过检查，发现放射源包壳受损，放射性物质外泄，已造成放射性污染。

维修人员立即向医院报告，医院立即向重庆市环保部门报告事故情况。重庆市环保部门立即启动辐射事故应急响应，派员前往现场调查处理。环保应急人员到达现场后先封锁现场、详细了解事故情况，然后开展现场监测工作。通过监测发现后装机房及维修室受到放射性污染，并扩散到放射治疗中心走廊地毯。通过调查，该院工作人员陈某曾协助维修源辫，因此环保应急人员对陈某的衣物也进行了监测，发现他的衣物已经受到放射性污染，因此又对陈某的办公室和家里进行了监测。监测发现陈某家里的部分物品也受到放射性污染。

为控制污染的扩散与蔓延，重庆市环保部门立即责成医院将所有被污染的物品放入后装机房内，封锁后装机房及其走廊；对污染较轻的放疗中心走廊、维修室等场所进行清洁去污；通知市卫生部门对受污染人员和可能受污染人员进行体检。

（3）事故处理

1）所有被污染的物品放入后装机房内，封锁后装机房及其走廊；对污染较轻的放疗中心走廊、维修室等场所进行清洁去污，达到国家解控要求。

2）对可能受污染人员进行体检，发现异常，立即进行诊治。

3）对肇事单位及相关人员进行行政处理和经济处罚。

（4）事故后果

1）重庆市环保部门对放射治疗中心污染场所进行了跟踪监测，结果表明，这些场所均处于本底水平，达到了清洁解控要求；

2）重庆市卫生部门对12名受污染人员和可能受污染的人员进行了体检，未发现有异常现象。

（5）事故原因

1）维修人员未遵守辐射安全规章制度，违反安全操作规程。出入辐射工作场所须带剂量仪。

2）维修人员辐射防护知识匮乏，辐射安全管理要求执行不到位。

3）事故单位安全意识淡漠，没有建立辐射安全体系。

3. 居民投诉某医院改建放射诊疗项目影响健康

（1）信访起因

某医院是 1995 年卫生部首批命名的所在省十所三级甲等综合性医院之一，承担着近500万人口的健康保障任务。PET－CT是当今世界最先进的分子水平诊断设备，尤其对早期肿瘤、部分心血管病等疾病的诊断有着极其重要的诊断价值。经市政府、卫生厅、卫生部批准，该医院引进PET－CT项目。

2013年2月底，该医院拟用原ECT机房改建PET－CT机房，并委托环评单位从事该项目的环评工作，但未报相关部门审批。距该建筑不足20米的住户投诉改建的诊疗项目会对其身体造成严重的辐射影响，联名写信给相关管理部门要求保护周围居民身体健康，严格审批该项目。

（2）信访经过

2013年3月1日，省、市环保部门收到该医院改建PET－CT项目周围居民的联名投诉，要求项目停止建设或搬迁其住宅。居民反映：所住宿舍楼是20世纪90年代医院为解决职工住房困难，自筹资金在医院内自行建造的，因同位素室、放射治疗科等辐射影响，周围居民患血液病、流产事件等时有发生。后停用钴－60项目后，情况有所缓解。目前又要安装PET－CT项目，感到十分恐惧，生存环境遭受破坏，健康受到威胁，要求医院立即停止侵害生命权、健康权的行为，并重新搬迁、安置他们的家园。

2013年3月2日，环保部门去现场调查了解情况，发现改建项目未履行环保手续，擅自开工建设，当即要求停止违法行为，尽快履行环保手续，并下达监督意见书。后据调查，该院停止了该项目的建设。为慎重起见，环保部门要求在该项目的环评中，增加公众调查内容。

2013年4月25日，环保部门收到该医院报批的环评文件后，对其公众调查情况进行核实时有人反映，该公众调查存在弄虚作假的行为，要求医院进行进一步核实。

5月6日，经核实过后公众调查情况的环评文件报环保部门审批。5月17日，环保部门接待来访人员，反映如果审批该医院的改建PET–CT项目，他们将进一步上访，直到北京。

（3）信访处理

1）环保部门要求医院进一步做好周围居民的工作，安抚其情绪，并要求环评文件未经审评通过，不得施工建设。

2）开群众座谈会，向投诉群众宣传辐射安全管理的政策。2013年5月23日，该医院组织了改建PET–CT项目环保座谈会，邀请有关专家参加。医院从该项目立项、建成后对医疗水平的提高、项目的审批经过及可能产生的辐射影响等方面进行说明，辐射防护相关专家对辐射安全的相关知识进行介绍，与会代表表示只要项目辐射安全能够达到国家规定的标准，将积极支持该项目建设。

3）4月29日，座谈会结束后，又有居民反映他们没参加座谈会，对该座谈结果不认可，不同意改建PET–CT项目建设。

4）为化解周围居民的纠纷，防止矛盾激化，环保部门要求该医院召开听证会。6月24日，由该医院所在地区政府组织，邀请周围居民15人，区公安、医院，环评机构代表、医院的法律顾问等召开改建PET–CT项目听证会，环保部门派员参加了旁听。

5）为防止矛盾激化，该医院作出让步，按照住户周围的房价收购该居民楼，矛盾得以化解。环保部门审批环评文件，同意建设。

（4）信访启示

从该信访案例中可以看出，该PET–CT改建项目只要按照有关要求，不会对周围居民身体健康产生影响，通过宣传，周围居民亦已知晓，但要求搬迁其住房是主要的焦点；该项目未履行环评手续，就擅自开工建设，存在违法行为；在环评过程中，公众调查时出现疏漏，环评文件中文字表述欠严谨，让群众产生疑虑。

二、经验教训和事故防范

结合以上两个放射技术事故和一个管理案例的例子，不难看出，如果不注意相应设备、管理和规章层面的防护要求就有可能面临发生严重事故或执行障碍方面的风险。这里把经验教训进行总结如下，这些教训同时也是进行事故防范的起点。

（1）辐射工作单位安全负责人必须高度重视辐射安全工作，确保各项安全管理制度健全并得到切实执行。

（2）辐射工作人员必须经过严格培训，考核合格方能上岗，按照操作规程使用设备。

（3）辐射工作单位应制定完善的辐射防护管理相关措施和事故应急方案。

（4）定期检查维护相关设备，并不断提高其安全性能，任何时候不得随意拆除机器自身的安全连锁装置。

（5）监督管理部门要加大监督执法力度，严格依法办事，预防事故发生。

（6）医院应建立健全辐射安全设施维修维护制度和操作规程，在涉及放射源设备的重大维修前后必须进行辐射监测，确保检修活动遵守操作规程与管理办法，以防止放射性污染事故的发生。

（7）医院要加强医疗场所的辐射安全管理，将其作为安全管理的一个方面，发生安全防护设置故障时，应及时报告和检修，不能蛮干。防止辐射事故的发生，最根本的解决途径是要重视辐射安全与防护，建立完善的安全管理体系。

（8）加大辐射安全与防护知识培训力度，凡接触放射工作人员均应参加专门培训，增强辐射安全意识，培育良好的辐射安全文化。

第三节 放射事故的报告、应急与单位内部管理

我国目前辐射事故的管理实行分级管理和报告、立案调查制度，涉及的部门包括环境保护行政主管保部门（核安全主管部门）、公安和卫生等部门。环保部门负责放射性同位素的生产、进出口、销售、使用、运输、贮存和废弃处置安全与射线装置生产、销售、使用安全的统一监管；审批放射性同位素与射线装置辐射工作安全许可证（简称许可证）；负责辐射事故的应急、调查处理和定性定级工作；协助公安部门监控追缴丢失、被盗的放射性同位素。

公安部门负责丢失和被盗放射性同位素的立案、侦查和追缴；参与放射性同位素与射线装置的辐射事故应急工作。

卫生行政主管部门（以下简称卫生部门）负责放射性同位素与射线装置的辐射事故的医疗应急；参与放射性同位素与射线装置的辐射事故应急工作。

环保部门、公安部门、卫生部门应当及时相互通报辐射事故应急、调查处理、定性定级、立案侦查和医疗救治情况。

一、放射事故的报告

发生辐射事故的单位及其上级主管部门必须积极配合环保部门、公安部门、卫生部门对辐射事故的调查，做好善后处理工作。发生辐射事故时，事故单位必须尽快向审批事故单位许可证的环保部门和当地公安部门报告，最迟不得超过 2 小时。任何单位和个人不得隐瞒事故，不得拖延不报或者谎报。

事故单位应在事故发生后 12 小时内填写《辐射事故报告表》，如表 11－4 所示，报送审批事故单位许可证的环保部门和当地公安部门。造成人员超剂量照射的，还应向当地卫生部门报告。

省级环保部门在接到一般事故、重大事故和特大事故报告后，应在 6 小时内报告省级人民政府和国务院环保部门。

市级以下公安部门接到辐射事故报告后，应立即逐级上报到省级公安部门。省级公安部门在接到一般事故、重大事故和特大事故报告后，应在 6 小时内报告省级人民政府和国务院公安部门。

省级人民政府和国务院环保部门、公安部门在接到重大事故、特大事故报告后，应立即报告国务院。

表 11－4　辐射事故报告表

<table>
<tr><td colspan="2">事故单位
名　称</td><td colspan="8">（公章）</td></tr>
<tr><td colspan="2">法定代表人</td><td colspan="8"></td></tr>
<tr><td colspan="2">地　址</td><td colspan="3"></td><td>电话</td><td colspan="2"></td><td>邮编</td><td></td></tr>
<tr><td colspan="2">许可证号</td><td colspan="3"></td><td colspan="2">许可证审批机关</td><td colspan="3"></td></tr>
<tr><td colspan="2">事　故
发生时间</td><td colspan="3"></td><td colspan="2">事　故
发现时间</td><td colspan="3"></td></tr>
<tr><td colspan="2">事　故
发生地点</td><td colspan="8"></td></tr>
<tr><td colspan="2">事　故
类　型</td><td colspan="3">□人员受照
□丢失、被盗、失控
□放射性污染</td><td colspan="2">事　故
级　别</td><td colspan="3">□事件
□一般事故
□重大事故
□特大事故</td></tr>
<tr><td colspan="2" rowspan="4">人员受照
情　况</td><td colspan="2">最大受照剂量/Gy</td><td colspan="2">外照射人数</td><td colspan="2">内照射人数</td><td colspan="2">死亡人数</td></tr>
<tr><td colspan="2"></td><td colspan="2"></td><td colspan="2"></td><td colspan="2"></td></tr>
<tr><td colspan="4">急性重度放射病或局部器官残疾的人数</td><td colspan="2">急性轻度放射病的人数</td><td colspan="2">受超过年剂量限值剂量的人数</td></tr>
<tr><td colspan="4"></td><td colspan="2"></td><td colspan="2"></td></tr>
<tr><td colspan="2">事故源数量</td><td colspan="2"></td><td colspan="2">污染面积/m²</td><td colspan="4"></td></tr>
<tr><td>序号</td><td>身份编码</td><td>核素
名称</td><td>出厂
活度</td><td>事故时
活度</td><td>密封/非密
封源</td><td>用　途</td><td>生产
厂家</td><td>固/液态</td><td>出厂
日期</td></tr>
<tr><td></td><td></td><td></td><td></td><td></td><td></td><td></td><td></td><td></td><td></td></tr>
<tr><td></td><td></td><td></td><td></td><td></td><td></td><td></td><td></td><td></td><td></td></tr>
<tr><td></td><td></td><td></td><td></td><td></td><td></td><td></td><td></td><td></td><td></td></tr>
<tr><td></td><td></td><td></td><td></td><td></td><td></td><td></td><td></td><td></td><td></td></tr>
<tr><td></td><td></td><td></td><td></td><td></td><td></td><td></td><td></td><td></td><td></td></tr>
<tr><td></td><td></td><td></td><td></td><td></td><td></td><td></td><td></td><td></td><td></td></tr>
<tr><td></td><td></td><td></td><td></td><td></td><td></td><td></td><td></td><td></td><td></td></tr>
<tr><td colspan="2">事故经过
及影响情况</td><td colspan="8"></td></tr>
<tr><td colspan="2">报告人
签字</td><td colspan="2"></td><td>报告
时间</td><td colspan="5">年　月　日　时　分</td></tr>
</table>

二、放射事故的应急

《辐射事故管理规定》中明确从事放射性同位素生产、进出口、销售、使用、运输、贮存和处置活动的单位以及从事射线装置生产和使用的单位，应当根据潜在辐射风险制定相应的辐射事故应急方案。发生辐射事故时，事故单位应当启动并组织实施应急方案。

各相关单位应结合自身情况制定本单位应急预案，主要内容应该包括：1）单位应急机构、人员和职责分工；2）组织、培训以及应急和救助的装备、资金、物资准备；3）辐射事故分级与应急响应措施；4）辐射事故调查、报告和处理程序。

发生事故时，事故单位应采取下列部分或全部措施减轻事故危害后果：

（1）立即疏散现场人员，封锁现场；切断一切可能扩大污染范围的环节，迅速开展检测，严防对食物、畜禽及水源的污染；

（2）对可能受放射性污染或者辐射损伤的人员，立即采取暂时隔离和应急救援措施，在采取有效个人安全防护措施的情况下对人员去污并根据需要实施其他医疗救治及处理措施；

（3）迅速确定放射性同位素的种类、活度，确定污染范围和污染程度；

（4）组织专业技术人员清除污染，整治环境；

（5）污染现场未达到安全水平以前，不得解除封锁。

发生放射性同位素丢失和被盗事故时，事故单位应当保护好现场，并认真配合公安部门、环保部门进行调查、侦破。禁止任何单位和个人故意破坏事故现场、毁灭证据。

审批事故单位许可证的环保部门接到辐射事故报告后，应当立即组织或委托下级环保部门组织专业技术人员携带仪器赶赴事故现场，核实事故情况，估算受照剂量，判定事故性质及级别，提出控制措施及救治方案，迅速进行立案调查。

当地公安部门接到放射性同位素丢失和被盗事故报告后，应当立即派人赶赴事故现场，负责事故现场的勘查、收集证据、现场保护和立案侦查，并采取有效措施控制事故的扩大。

对可能造成辐射伤害的人员，事故单位应立即将其送至辐射事故应急定点医院，进行检查和治疗；或者请求辐射事故应急定点医院立即派人赶赴事故现场，采取救治措施。

三、单位的内部管理

为尽量降低放射事故的发生概率，将错误尽可能消灭在萌芽状态，进行长期、有效的单位内部管理是非常重要的工作。从内容上看，单位内部管理分为组织机构、从业人员的防护知识培训要求、个人剂量管理与职业健康档案以及射线装置和放射源的安全管理等方面。考虑到之前有些内容诸如组织机构、人员培训、剂量档案管理已在别的章节有所论述，本节主要从医疗机构射线装置和放射源的安全管理进行描述。

1. 防护管理人员的要求

在单位层面，必须设立一个专职或兼职的安全责任人，负责全院的放射安全工作。该人员对内，必须十分熟悉医院所有放射装置和放射源的数量、活度、源的理化性质、具体位置等，熟悉放射性工作岗位和相关的从业人员；对外，需要了解国家一系列的电离辐射相关法规和强制性标准。

在科室层面，也必须设立一个专职或兼职的安全责任人，该人员必须十分熟悉所有放射装置和放射源的数量、活度、源的理化性质、具体位置等情况，熟悉放射性工作岗位和相关的从业人员；对下可以督促放射工作人员严格按照操作要求进行放射工作，使用个人防护设备，保护各类人员；对上，则配合医院层面责任人，做好全面的防护工作，保证放射装置和放射源时刻处于可控状态，尤其是加强非工作状态的放射源的保管。

2. 医疗机构放射防护的内部管理

按照 GB 18871—2002 要求，放射工作单位应制定和实施安全与防护制度。这些制度应可在单位内部加强防护与安全培训和安全文化素养培植，提高各类人员对规则、程序和防护与安全规定的理解和执行的自觉性，并保管相关培训记录存档。

医疗机构应建立监督制度和按照审管部门的要求聘任辐射防护负责人，对职业照射的工作进行监督，采取合理步骤，保证各种规则、程序、防护与安全规定等得到遵守。

医疗机构应向所有工作人员提供以下重要信息：受职业照射的情况及可能产生的健康影响；适当的防护与安全培训与指导；他们的行动对防护与安全的意义的信息。还应向女职工提供：孕妇受到照射对胚胎和胎儿的危险；女职工怀孕后尽快通知单位的重要性；婴儿经哺乳食入放射性物质的危险。向可能受到应急计划影响的工作人员提供相应的信息、指导和培训。

在个人防护用品方面，医疗机构应督促工作人员自觉使用个人防护用品，包括：铅围裙、铅围脖、铅帽、铅眼镜、铅手套、牙科防护裙等是目前常用防护用品。

在待遇方面，《放射工作人员职业健康管理办法 》明确指出放射工作人员每年可以享受保健休假 2～4 周（享受寒、暑假者不再享受）。放射工作满 20 年的在岗工作人员，可由单位利用休假时间安排健康疗养。工作人员接受健康体检、休假或因患职业性放射病住院检查或治疗期间，保健津贴、医疗费用按国家有关规定执行。在生活方面，所在单位应给予适当照顾。

另外，GB 18871—2002 中规定，用人单位有责任改善职业照射人员中孕妇的工作条件，以保证为胚胎和胎儿提供与公众成员相同的防护水平。孕妇和授乳妇应避免受到内照射。

思考题

1. 简述放射事故的定义。
2. 简述放射源的分类。
3. 简述射线装置的分类。
4. 简述辐射事故分类。
5. 简述辐射应急预案的基本内容。
6. 简述《放射工作人员职业健康管理办法》规定的放射工作人员基本待遇。

本章编者：孙　亮

第十二章　辐射安全文化

安全文化是安全观念和安全行为的总和，体现在个人、单位对于安全的思维态度及采取的行动方式。国际原子能机构（IAEA）的国际核安全咨询组（INSAG）于 1986 年在对前苏联切尔诺贝利事故的总结报告中首次提出了“安全文化（safety culture）”的概念，1988 年，国际原子能机构的国际核安全咨询组（INSAG）在《核电安全的基本原则》中提出将“安全文化”作为一种基本管理原则，1991 年 INSAG 出版了《安全文化》专著，引起了核工业界的普遍重视，使安全文化得到了广泛传播和实践。1994 年 3 月，国务院核应急办公室与中国核能学会联合召开安全文化研讨会，对安全文化进行了深入探讨。此后，安全文化的覆盖和影响已超出了核安全和一般工业或企业安全的范围，得到逐步推广延伸。目前，“以人为本”的安全文化理念得到广泛认同。

联合国辐射效应科学委员会（UNSCEAR）报告揭示：医疗照射是不断增加的最大的人工电离辐射来源，医疗照射防护的重要性与迫切性日益突出地显现出来。医疗照射防护已成为涉及所有公众成员及其后代的重要公共卫生问题。安全文化是人们为了安全生产和稳定发展所创造出的一种观念形态。据统计，医疗照射中的辐射事故多数是由人为因素所导致的，即医疗单位和职业人员缺乏一定的安全文化素养。因此，在医用电离辐射领域中倡导安全文化、坚持培养单位和个人的安全文化素养是提高医疗照射安全的重要措施。

本章主要介绍辐射安全文化的涵义以及在医用辐射领域应用的发展和建设辐射安全文化的必要性。

第一节　核安全文化的由来

切尔诺贝利事故是人类历史上最严重的核事故，国家原子能机构将其定为七级核事故。该事故是发生在核电发展早期的重大灾难性事件，对当时的国家和社会带来了巨大的震动，甚至到今天这起事故仍然是一些民众或组织反核的有力武器。以人类现在的技术水平和发展需求来看，放弃核能是不现实的。因此，加强核能及核技术的安全就显得尤为重要，只有在安全得到保证的前提下，才能促进和平核技术的可持续发展，为人类社会造福。

在此背景下，INSAG 在 1986 年的《切尔诺贝利事故后审评会议总结报告》中首次提出“安全文化”一词。“安全文化”一经提出，就受到核能行业的广泛关注与重视。“安全文化”的思想为解决核电安全中人为因素影响提供了全新的思路。1988 年 INSAG 在《核电安全的基本原则》中进一步的阐明了安全文化的概念，报告中提出“安全文化”应该作为核电站运行管理的准则。这两份报告仅对“安全文化”进行了简单的介绍，但具体的涵义、包括的内容、如何实施与评价都没有涉及。为此 INSAG 在 1991 年出版了《安全文化》（INSAG－4）一书，书中对安全文化的涵义与特征，不同层次的要求，如何衡量安全文化的程度等内容进行了深入的论述。自此，“安全文化”正式在核电站及其他核技术产业中广泛使用，并逐渐成为提升核能相关领域的行业与人员安全的有效保障。2014 年 12 月，我国的国家核安全局、国家能源局和国防科工局共同发布了《核安全文化政策声明》。该声明阐明了我国对核安全文化的态度和实践核安全文化的原则要求，同时声明中首次提出中国化的核安全文化的概念。2017 年 3 月，国家核安全局发表了《核安全文化特征》，该文件对《核安全文化政策声明》进行了细化。该文件的发表意味着日后我国核安全文化的评估有据可依，核安全文化的建设有明确的指南与方向。

第二节　辐射安全文化的涵义

INSAG－4《安全文化》报告中，给出了关于安全文化的经典定义：安全文化是存在于单位和个人中的种种特性和态度的总和，它建立一种超出一切之上的观念，即核安全问题由于它的重要性要保证得到应有的重视。INSAG 认为：安全文化是态度问题，也是体制问题；与单位有关，同时又和个人相关。我国电离辐射防护第四代标准《电离辐射防护与辐射源安全基本标准》GB 18871—2002 中给出的安全文化定义：“存在于单位和人员中的种种特性和态度的总和，它确立安全第一的观念，使防护与安全问题由于其重要性而保证得到应有的重视”。标准中同时鼓励培植和保持良好的安全文化，也规定了主持者、许可证持有者和用人单位应该提供为促进安全文化素养的提高所需的条件。从国际核安全咨询组和我国第四代防护标准对安全文化的阐述，我们能够清楚地发现，安全文化是观念形态的东西，是独立于法律法规和规章制度以外的确保辐射安全应用的单位和员工的意识形态，但它无时无刻不在有形的和具体的事物中表现出来。安全文化是一种超越国家、组织和员工传统的保证核安全的共同价值观和行为方式，是一种在核能与核技术领域必须存在的企业文化。

1. 安全文化特性

提倡安全文化的目的是保持一种超出法规和审管要求的加强安全的自我修养途径。安全文化既是体制问题，又是态度问题，既和单位有关，又和个人有关，同时还牵涉到所有参与处理各种安全问题的组织和人员应该具有的正确理解能力和应该采取的正确行动。安全文化既具有文化的一般特性，又具有如下特性。

（1）安全第一的思想

辐射安全文化指的是从事辐射安全相关活动的全体工作人员的献身精神和责任心，即安全第一的思想。这种思想意味着内在的探索态度、谦逊谨慎、精益求精，以及鼓励辐射安全事务方面的个人责任心和整体自我完善。

（2）主动精神

除严格执行良好的工作方法以外，还要求工作人员具有高度的警惕性、实时的见解、丰富的知识、准确无误的判断能力和强烈的责任感来正确地履行所有安全重要职责。

（3）有形导出

辐射安全文化的特性都是无形的，对其进行评价虽然十分困难，但非常重要。为此，人们认识到无形的特性会自然地导出有形的表现，这些有形导出就成为衡量辐射安全文化作用的指标。

推行辐射安全文化的目的是在立法要求和监管要求之外保持一个增强安全的自我约束的方法。辐射安全文化的特性都是无形的，人们认识到无形的特性会自然地导出有形的表现，而这些有形导出就成为衡量辐射安全文化的指标。辐射安全文化被作为一项基本管理原则加以推广和实施，用以防止和减少人因错误，提高辐射设施的安全性。

2. 安全文化的组成

安全文化是基本的管理原则，就其表现而言，它由两个主要方面组成，第一是单位体制，由单位的政策和管理者的活动所确定；第二是个人的响应，各级人员响应上升体制并从中得益所持态度。换言之，就安全文化领域而言，辐射安全文化的实现取决于两方面的因素，一个是政策和管理方面的承诺与能力，另一个是每个人本身的承诺与能力。

（1）体制

辐射安全文化的提出是针对单位（组织机构）的，涉及单位内部的必要体制问题和各级管理部门的逐级责任制与工作作风问题，因此，单位必须对辐射安全做出具体的承诺。具体来说就是：制定相关政策、明确对应职责、设立监督管理、明确职责分工、建立奖惩制度等。

（2）个人的响应

INSAG－4《安全文化》指出："除了人们往往称之为'上帝的旨意'以外，核电厂发生的任何问题在某种程度上都来源于人为的错误。然而人的才智在查出和消除潜在的问题方面是十分有效的，这一点对安全有着积极影响。"因为人的行为与辐射安全之间有着极为密切的联系。只有当每个人都致力于辐射安全这一共同目标时，一方面减少或防止人为的错误，另一方面充分发挥人的积极影响，才能获得最高水平的辐射安全，因此辐射安全文化强调个人的响应，要求每个人必须对辐射安全做出具体的承诺。

第三节　安全文化发展历程

从 21 世纪 20 年代英国开展的"安全第一运动"，到核电站生产的"安全文化"概念的正式提出，明确针对工业生产过程，特别针对了核电安全生产过程，其主要目的是为了保障工作人员的安全。在核电以外的辐射应用过程中，安全文化素养的思想也必须得到实施，在医疗照射过程中，不论是诊断，还是治疗，都涉及病人，又与诊疗工作人员有关；重要的问题是应该既保证诊疗效果，又要注意人身安全（包括远期辐射效应）。安全文化素养在核能界得到了长足的发展，在医用辐射界安全文化同样得到了重视，取得了一定发展。IAEA 在"发展核活动中的安全文化"中指出了核安全文化的发展进程，即核安全的实现应有三个阶段：从开始的被动接受，到单位的自身要求加以达到，再到人人主动加以完善。因此核安全的实现是一个不应停顿和逐步提高的发展过程。分解各个阶段的依据，也就是各个发展阶段的不同特征，是人们对于"人的行为和态度与核安全的关系"这个核心问题的认识程度和接收程度的差别。

一、基于法规条例的初级探索阶段

在这一阶段，各单位将安全视为外部（国家政府、地方主管机构或监管部门）的要求，而不是视为将有助于该组织取得成功的一个方面。人们对安全绩效（performance）的行为和态度缺乏必要的了解，并且不愿意考虑这类问题。安全在很大程度上被看作是一个技术问题；只遵守规则和条例就被视为是足够的。

在一个主要依赖规则和条例的组织中，人们可以观察到如下一些特征：

（1）不对问题进行预测，只是在问题出现时才对其做出反应。

（2）管理层的作用被认为是制定规则、督促职工遵守规则，因而与职工关系对立。

（3）业务部门与职能部门之间的交流很差，甚至相互竞争，它们之间几乎不进行协作和共同做出决定，即使做出决定也几乎都集中在遵守规则上。

（4）在组织内很少开展交流或学习，组织在受到批评时采取辩解姿态。

（5）犯错误的人只是因为其未能遵守规则而受到责备。

（6）人们因为遵守规则并取得成果而受到奖励，但不考虑长期后果，尽管长期的后果可能是负面的。

（7）安全甚至被看作是一个令人讨厌的要求，监管人员、客户、供应商和承包商受到不适当的或敌对方式的对待，短期利润被视为至关重要的。

（8）人们对工作或业务过程的了解很少或没有。

二、追求安全绩效的实践成长阶段

处于该阶段的组织在没有监管压力的情况下也很重视安全绩效；安全管理方法包括了技术解决方法和程序解决方法，并且从目标的角度处理安全绩效及有关业务的其他方面；组织开始考虑安全绩效停滞不前的原因，并愿意寻求其他组织的建议；然而，尽管对行为问题有越来越多的认识，但还是在很大程度上从安全管理中被忽略掉。其特征表现为：

（1）组织主要集中精力于日常的事务上，很少关心安全问题的战略方面。

（2）决策层鼓励成立跨业务部门和职能部门的小组并进行交流，高级管理人员开始协调业务部门和职能部门的决定，但决定通常集中在费用和职能上。

（3）决策层、管理层对错误的响应是通过程序和再培训实施更多的控制，很少进行责备，但与职工缺乏信任或尊重。

（4）达到或超过短期利润目标是重要的，人们因为超过目标而受到奖励，而不管长期业绩或后果。

（5）在协同工作中是不允许出现冲突的，冲突是不可接受的。

（6）安全、费用和工作效率被视为是相互排斥的，认为加强安全会使费用增加，使工作效率降低。

（7）组织在某种程度上公开向其他医院学习，尤其是学习技术和最佳实践。

（8）组织与监管人员、客户、供应商和承包商缺乏信任感，关系疏远而不密切。

（9）对辐射安全文化的影响有越来越多的了解，但不理解增加的控制在安全绩效方面为什么没有产生预期的成果。

三、完善安全文化的快速发展阶段

处于高级阶段的组织已采用不断改进的方法，并将这一概念应用于安全绩效；它更多地强调交流、培训、管理方式以及提高效率和有效性，而且组织中的每个人都能够为此作出贡献；在组织内存在有助于改进的行为，但也有的成为进一步改进的障碍。因此，人们认识到行为问题对安全的影响。对行为问题和态度问题的了解程度较高，并正在采取改进行为的措施。进展在一步一步地取得，永远没有停息。这是安全意识发展的第三个阶段，是从不自觉到自觉的过程，是安全意识不断深入和完善的过程。

在组织内开展一种学习过程有助于安全文化的发展。图 12－1 展示了基于 Kolb 学习过程的一个简单模型，事实上是一个实践、认识；再实践、再认识；不断提高和完善的过程。个人和组织在继续已有的最佳实践的同时，可以开展这样一种学习过程，即考虑其实践，提出要进行改变的概念和想法。实施这类概念和想法的目的是提高绩效，从而使未来的实践有所改变。在适当的时候可以对这种已发生变化的实践本身进行总结，并吸取教训。当实施进一步的想法时，重复该过程。

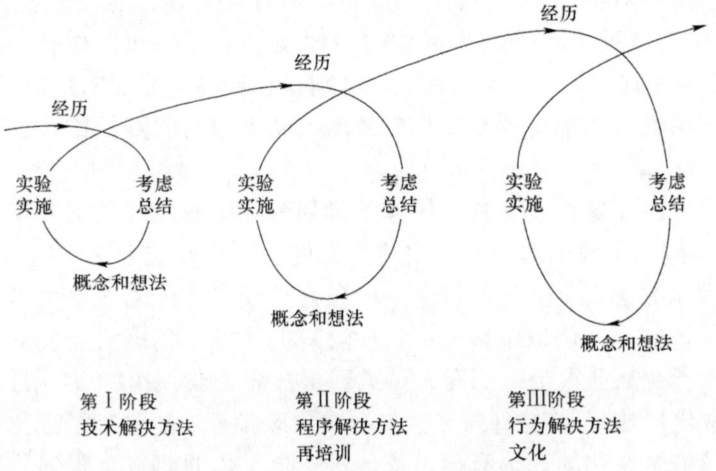

图 12－1　组织的学习过程简单模型

医用辐射安全文化内涵分 3 个层面：核心层面即中心是精神心理层面，位于辐射安全文化的最内层，外层是辐射制度文化和行为文化，最外层是辐射安全物质文化。外面两层含义是有关规定制度具体限定，而又必须执行的，同时是以物质形式客观存在的，是可以度量的，看得见摸得着的。而内层的关于精神心理的文化要素，虽然是客观存在的，但它存在执行主体的内心世界，起着主导和引导主体行为的作用，它支配着员工的行为趋向，是辐射安全文化的核心部分。物质安全文化、制度行为安全文化的状况也会反作用于精神心理安全文化。精神心理安全文化是辐射安全医疗和管理上层建筑，辐射制度文化是辐射安全医疗和管理的支柱，辐射行为安全文化是辐射安全医疗和管理的目标。以医疗应用中的肿瘤放射治疗科为例说明安全文化的应用。肿瘤放射治疗作为一种医疗服务，是医疗照射的重要组成部分，服务对象是病人，而放射治疗工作人员为保证这一安全治疗过程贯穿始终。放射治疗关系到两部分人的核安全问题，即病人和医务人员的安全。要保证两部分人的安全，就必须依靠行政组织与干预，医患双方共同完成。为了这一领域的辐射安全，应当纳入“辐射安全文化素养”去考虑或实践。从放射防护的角度，我国制定的“放射防护规定”等有关规定，各医院执行具体情况拟定的“放疗室工作制度”和“放疗室操作规程”，这些对于医患双方是必要的制度保证，体现了医院的行政、医疗管理，也约束着个人应遵守的自觉行动。既有态度问题，也有组织问题，同时也存在个人问题，这些符合“安全文化”的内涵。ICRP 第 44 号出版物指出“防护患者的任务包括需要合适的医学训练，良好的临床判断，由合格的工作人员正确地设计和应用产生辐射的设备及防护器材……”，这里所强调的人员素质及培训的重要性与辐射安全文化精神一致。放射治疗设备作为一种特殊的辐射源，有着辐射源的特性与具体的防护标准；有着辐射源的运行、维修、保养等方面要求；在卡源、失控情况下，也有着类似的意外应急处理措施。这就要求放射治疗工作人员应具备良好的心理素质、沉着的事变应急能力和良好的技术培训，这些均为“安全文化”的重要内容。在肿瘤放射治疗全部实施过程中，人为偏见、计算误差、设备失调及病人配合欠妥等均在所难免，尽职尽责做好医疗服务。对放疗实践的正当性判断、辐射防护最优化考虑、对潜在照射危害的估计与对策，也可较充分地体现医院决策层的组织管理和监督领导水平，了解放射治疗工作人员的知识与能力、积极性与责任心，这些都与“安全文化”的作用紧密相关。特别是在当前医疗照射广泛发展的新形势下，更有必要将医疗照射纳入“辐射安全文化”领域，从理论与实践的结合上，切实做好治疗安全。

2014 年 12 月，由国家核安全局、国家能源局和国防科工局共同发布了《核安全文化政策声明》。该声明阐明了我国对核安全文化的态度和实践核安全文化的原则要求，同时声明中首次提出中国化的核安全文化的概念。中国化核安全文化的建设主体扩充为政府、企业以及社会三方，核安全文化也由核电厂、核燃料循环推广到核安全设备、核技术应用领域，影响对象也由行业从业人员、研究人员扩展至社会公众。2017 年 3 月，国家核安全局发表了《核安全文化特征》，该文件对《核安全文化政策声明》进行了细化。该文件的发表意味着日后我国核安全文化的评估有据可依，核安全文化的建设有明确的指南与方向。由此可见，目前我国核安全文化紧随国际发展水平，同时我们还创建出一套具有中国特色同时又符合中国国情的核安全文化的要求。

第四节　安全文化在医疗照射领域的开展

一、建立医疗照射辐射安全文化的必要性

电离辐射在各行各业的广泛应用中，以其医学应用历史最久，应用最广，影响最大。X 射线诊断、临床核医学和放射源治疗等医疗照射因直接施用于人而使其辐射防护和安全颇具特殊性。医疗照射工作人员是最大的放射性职业照射群体；医疗照射的施用对象几乎涉及所有公众成员，受检者和患者所受医疗照射是最大的人工电离辐射来源；提供医疗照

射服务的医疗机构遍及城乡各地，保障周围环境的安全也是辐射防护不可忽视的环节。此外，医疗照射防护不仅要解决实际存在的照射实践的防护，而且必须关注潜在照射的防护问题，注意防范事故性医疗照射。因此，医疗照射防护和安全已成为辐射防护领域影响面最广的重要课题。放射防护和实现高标准的安全，关键取决于人们的行为表现。制度安排能对人们的行为表现产生巨大影响。操作规程、规章文件和其他的行政手段虽然都是很重要的，但为达到适当的放射防护或安全标准，其本身又是不够的。在执行中，每一个人都要将防护和事故预防作为其日常职能的不可缺少的组成部分来对待。这种态度作为安全文化已逐渐为人们所熟悉。安全文化不会自然产生和存在，如果审管部门不采取推动革新的行动，安全文化就不会再有效。在医用辐射实践中，安全文化可能会由于某些传统观念而受到潜在的损害。

国际放射防护委员会（ICRP）第 60 号出版物明确指出："实施委员会建议的第一步，在许多方面也是最重要的一步，就是使涉及（放射源）从设计到退役的所有操作的每个人均建立一个'立足于安全'的态度。这只能通过花相当大力量的培训，使人们意识到安全是每个人的职责并且是高层管理者所至为关心的问题才能达到。管理者与劳动者代表的密切联系可起很大作用。"

ICRP 第 64 号出版物要求，辐射安全文化素养要求辐射工作人员及管理人员应具有正确的思维、丰富的知识、准确的判断和强烈的责任心，严格完成与安全有关的任务，此外，它还包含所有相关组织的学习态度，同时考虑所有相应的运行经验和作为改善安全和重新评价基础的新研究成果。

ICRP 第 73 号出版物明确提出，安全文化素养应通过发布明确的操作规程和设立处理放射防护的正式管理机构来加强。应考虑这些规程能适用于设备和设施总体设计中的任何要求。如果可能，管理机构中应设立：① 辐射安全委员会，就放射防护的安排提出意见；② 专业性防护和保健服务部门，就防护的问题提供专家咨询并安排必需的监测保障，提供常规的职业保健监护。应作好准备为那些因其从事工作的辐射安全而受到关注的工作人员提供医学建议，还应准备在患者接受核医学处置后出院时给其家属必要的建议。

《国际电离辐射防护与辐射源安全基本标准》（BSS）明确要求"应当反复灌输用以支配所有与辐射源有关的个人和组织机构对防护与安全的态度和行为的安全文化素养"。

我国有关国家标准和法规中也从不同层面表达了辐射安全文化素养的理念，如《电离辐射防护与辐射源安全基本标准》《放射性污染防治法》《放射性同位素与射线装置安全和防护条例》等均有对辐射安全文化素养的表述和要求。

截至 2019 年 10 月，我国已发布与医用辐射有关的卫生防护国家和行业标准 164 项，但是许多标准没有得到有效地宣贯执行，相当一部分从事放射防护管理和医疗照射的工作人员对其缺乏必要了解、标准和法规建设存在重制定轻落实、不能及时吸纳基础研究成果、与国际标准和导则接轨相对滞后等问题。国家对医学领域的辐射安全文化软科学研究关注和支持力度不够。放射卫生防护的有关标准阐明了在医疗照射防护中医疗单位、请求进行放射学医疗过程的医师和承担执行该项医疗过程的放射工作者各自的职责。大多数医师未经过系统的放射卫生防护培训，对放射卫生防护基本原则、放射学医疗程序的适应症和禁忌症缺乏必要地认识，放射学医疗程序滥用颇为普遍；介入放射学和整骨复位等实践中由于缺乏必要地防护而导致医务人员放射性损伤时有报道。放射工作人员安全防护培训率和个人剂量检测率较低，有的新从业者上岗多年也未受到培训；某些工作人员防护意识淡薄，让受检者在机房内排队候诊，而不采取任何防护措施，对受检者放射敏感器官未提供必要地屏蔽。有些医院无辐射警示标识，安全制度不健全，放射安全委员会未能有效行使监督检查职能。给患者、公众和工作人员的防护造成安全隐患，医用辐射事故频频发生，潜在照射产生的群体危害亦令人担忧。

总之，把安全文化素养作为管理要求，获得了某种程度的强制性，即在自觉中包含强制。这就必须保证：制定把公众和工作人员的辐射防护与安全视为高于一切的政策和程序；及时查清和纠正影响辐射防护与安全的问题，采用的方法视其重要性而定；明确规定每个人对防护与安全的职责，并且每个人都要接受适当培训和具备相应资格；明确规定对防护与安全决策的权限；从组织上建立通讯渠道，使得能在注册者或许可证持有者的各级组织中和各组织之间相应地交流防护与安全方面的信息。

二、辐射安全文化在医疗照射中存在的问题

（1）法律法规、标准的宣贯不到位

目前我国已颁布的与医疗照射有关的国家和行业标准有 49 个，其中有些是近些年刚刚进行修订的。但是有相当一部分医疗机构的管理者和医疗照射的从业者对这些标准缺乏必要的了解，这使得许多标准没有得到及时的宣贯和有效的执行。这些标准最后就处于了重制定轻实施的尴尬境地，而一些基础研究的新成果与新技术都无法被采纳。最终我国辐射安全文化的建设将会止步不前，增加行业的安全隐患和人员的健康风险。

（2）管理体制不完善

医院应设立专门的辐射安全管理机构，且有专人负责辐射安全工作。但实际情况是部分医院机构设置不合理不科学；负责辐射安全工作的专职人员缺乏必要的辐射安全与防护的知识。甚至有些单位的管理层本身对于辐射安全的态度就不正确，致使该单位辐射安全文化建设不全面，人员安全意识较差。

（3）人员培训完善率低

《电离辐射防护与辐射源安全基本标准》中规定从事电离辐射相关工作的职业人员上岗前、在岗期间须定期接受辐射安全与防护培训，且考核合格才允许上岗。但目前很多从事医疗照射的医务工作人员由于自身和外在种种原因，参加专业辐射安全培训的情况远低于国家标准的要求。即使有些人参加了培训，但仍存在“走过场、应付考核”的现象，并未真正接受了正规专业的安全知识的培训。

（4）不重视辐射安全文化的教育

现行的医学教育系统为充分意识到辐射安全与防护教育的重要性，许多医学院校甚至没有针对临床医学生开设独立的放射卫生或辐射防护的课程。这就导致了日后这些临床一线工作者缺乏对辐射安全必要的了解，造成医疗行业医务工作人员辐射安全意识淡薄、辐射安全文化素养差。

三、建设医疗照射领域中的安全文化

国际经验表明，良好的辐射安全文化素养对保证医用电离辐射的健康发展和减少事故的发生起着极其重要的作用。但是，安全文化不是与生俱来的，健康的安全文化素养建设需要一个长期的不断培育过程。因此，核安全文化建设在医疗照射中有着极其重要且不可替代的作用。目前国内大多数单位辐射安全管理的最高目标是应付监管，辐射安全防护也多集中在防护设备的配置上。这些都只能满足低层次的安全要求，但要从根本上确保安全则必须要依靠辐射安全文化的建设。在这种现状下，就如何在医用电离辐射领域培育安全文化素养提出如下建议。

（1）管理层面

重视将辐射安全文化渗透到日常监督管理工作之中。国家通过发布相关法律、法规和标准等来倡导和促进核安全文化的建设。审管部门加强对医疗单位核安全文化建设的监管力度：对不重视安全文化建设的单位进行严厉惩处；奖赏安全文化建设突出的单位。通过各种措施加强日常监督管理，以此促进（即以强制促自觉）辐射安全文化素养的建设。我们应该明确辐射安全文化的监管不是日复一日重复同样的内容，我们要不断提高监管的能力、监管的方法、监管的效率，确保辐射安全监管工作规范有序地开展。

（2）医疗单位层面

现阶段我国医疗行业的辐射安全文化素养总体情况尚可，但仍需进一步完善。医疗单位应在辐射安全文化的指导下建立健全的辐射安全管理体系，落实日常辐射安全工作的管理职责，通过科学且合理的决策确保辐射安全文化的全面实施。医院管理层作为医疗照射过程中辐射安全文化顺利实施的重要推动者。当医院管理层将医疗照射安全放在首要位置才能真正保护患者、医务人员及公众的安全，从而实现优秀的安全绩效。各医疗单位应在把握住辐射安全文化素养内涵的基础上，结合本单位的实际情况，建设有本单位特色的辐射安全文化素养。

（3）个人培养层面

培育健康的辐射安全文化素养需要经历一个长期的培育过程。培育健康的辐射安全文化素养不仅要依靠国家发布各类法律、法规、标准来积极倡导辐射安全文化素养建设，同时国家财政应该增加对辐射安全教育和培训的投资力度，鼓励和资助辐射安全文化素养软科学研究项目，同时采取有效措施使放射防护安全法规、标准落到实处。还要利用各种媒体提高公众对安全文化素养的认识，在全社会培育一个优良的作风，建立人人重视安全的风气和习惯。

（4）学生教育层面

医学生是医院未来开展诊疗活动的主体，将不同程度地涉及医疗照射的各个环节。因此，作为辐射安全文化建设的一个重要策源地，医药院校应尽量创造条件开设辐射安全相关课程，使学生及早接触安全文化知识，为培养安全文化素养打下良好基础。

（5）考核与培训层面

在医疗行业的相关资格考试和定期考核中，将辐射安全基本知识、辐射防护基本要求和相关法律法规作为重要且必不可少的考察内容。同时结合各类继续教育项目开展辐射安全文化素养教育，对放射卫生管理人员、技术人员定期培训辐射防护与安全知识、基本技能和相关法规，并定期进行资质考核和认证，做到持证上岗。

思考题

1. 辐射安全文化的涵义是什么？
2. 安全文化的组成是什么？
3. 医疗照射中建设辐射安全文化的必要性是什么？
4. 医疗照射中辐射安全文化存在的主要问题有哪些？
5. 如何做好辐射安全文化建设？

本章编者： 陈　娜

参考文献

［1］赵兰才，林志凯，金辉，等. 放射防护简史与剂量限值的变迁［J］. 中国辐射卫生，1997（1）.

［2］国际原子能机构《安全标准丛书》第 GSR Part 3 号，国际辐射防护和辐射源安全基本安全标准，一般安全要求，2014，维也纳.

［3］郑钧正. 放射防护领域的新进展［J］. 辐射防护，2016，36（6）.

［4］郑钧正. 刍论我国的放射防护学科建设［M］. 北京：中国原子能出版社，2016.

［5］卢希庭.原子核物理（修订版）［M］. 北京：中国原子能出版社，2010.

［6］E B Podgorsak. Radiation Physics for Medical Physicists［M］. 3rd edition. Springer，2016.

［7］孙亮，李士骏. 电离辐射剂量学基础［M］. 3 版. 北京：中国原子能出版社，2014.

［8］夏寿萱. 放射生物学［M］. 北京：军事医学科学出版社，1998.

［9］刘树铮. 医学放射生物学［M］. 北京：原子能出版社，2006.

［10］涂彧. 放射卫生学［M］. 北京：中国原子能出版社，2014.

［11］联合国原子辐射效应委员会. UNSCEAR 2017 Report："Sources，effects and risks of ionizing radiation"，联合国，纽约，2018.

［12］国际放射防护委员会（ICRP）. 国际放射防护委员会第 103 号出版物，国际放射防护委员会 2007 年建议书［M］. 潘自强，周永增，等译.北京：原子能出版社，2008.

［13］国际放射防护委员会（ICRP），ICRP Publication 126：Radiological Protection against Radon Exposure，Ann. ICRP 43（3），2014.

［14］潘自强，程建平. 电离辐射防护和辐射源安全［M］. 北京：原子能出版社，2007.

［15］ICRP Publication 103. The 2007 Recommendations of the International Commission on Radiological Protection.

［16］IAEA SAFETY STANDARDS SERIES No. GSR Part 3（Interim）. Radiation Protection and Safety of Radiation Sources：International Basic Safety Standards.

［17］ICRP. Proceedings of the First ICRP Symposium on the International System of Radiological Protection. ICRP，Vol 41 No.3－4 2012.

［18］ICRP Publication 113. 关于组织反应的声明及正常组织器官的早期和晚期辐射效应—辐射防护中的组织反应阈剂量［M］. 北京：中国原子能出版社，2014.

［19］GBZ 130—2013 医用 X 射线诊断放射防护要求［S］. 国家卫健委，2013.

［20］ICRP publication 121. Radiological protection in paediatric diagnostic and interventional radiology，ICRP，2013.

［21］ICRP Publication 93. Managing Patient Dose in Digital Radiology，ICRP，2004.